Menopausia
Una Etapa Vital

Aguilar es un sello editorial del Grupo Santillana
www.alfaguara.com

Argentina
Av. Leandro N. Alem 720.
C1001AAP, Buenos Aires.
Tel. (54 114) 119 50 00
Fax (54 114) 912 74 40

Bolivia
Av. Arce 2333.
La Paz.
Tel. (591 2) 44 11 22
Fax (591 2) 44 22 08

Colombia
Calle 80, 10-23.
Bogotá.
Tel. (57 1) 635 12 00
Fax (57 1) 236 93 82

Costa Rica
La Uruca,
Edificio de Aviación Civil,
200 m al Oeste
San José de Costa Rica.
Tel. (506) 220 42 42 y 220 47 70
Fax (506) 220 13 20

Chile
Dr. Aníbal Ariztía 1444.
Providencia.
Santiago de Chile.
Telf (56 2) 384 30 00
Fax (56 2) 384 30 60

Ecuador
Av. Eloy Alfaro N33-347
y Av. 6 de Diciembre.
Quito.
Tel. (593 2) 244 66 56
y 244 21 54
Fax (593 2) 244 87 91

El Salvador
Siemens 51.
Zona Industrial Santa Elena.
Antiguo Cuscatlan
La Libertad.
Tel. (503) 2 505 89 y 2 289 89 20

Fax (503) 2 278 60 66
España
Torrelaguna 60.
28043 Madrid.
Tel. (34 91) 744 90 60
Fax (34 91) 744 92 24

Estados Unidos
2105 NW 86th Avenue.
Doral, FL 33122.
Tel. (1 305) 591 95 22 y 591 22 32
Fax (1 305) 591 91 45

Guatemala
7ª avenida 11-11.
Zona nº 9.
Guatemala CA.
Tel. (502) 24 29 43 00
Fax (502) 24 29 43 43

Honduras
Boulevard Juan Pablo,
casa 1626.
Colonia Tepeyac.
Tegucigalpa.
Tel. (504) 239 98 84

México
Av. Universidad, 767.
Colonia del Valle.
03100, México D.F.
Tel. (52 5) 554 20 75 30
Fax (52 5) 556 01 10 67

Panamá
Av. Juan Pablo II, 15.
Apartado Postal 863199, zona 7.
Urbanización Industrial
La Locería.
Ciudad de Panamá
Tel. (507) 260 09 45

Paraguay
Av. Venezuela 276.
Entre Mariscal López y
España.

Asunción.
Tel. y fax (595 21) 213 294 y 214 983

Perú
Av. San Felipe 731.
Jesús María.
Lima.
Tel. (51 1) 218 10 14
Fax. (51 1) 463 39 86

Puerto Rico
Av. Rooselvelt 1506.
Guaynabo 00968.
Puerto Rico.
Tel. (1 787) 781 98 00
Fax (1 787) 782 61 49

República Dominicana
Juan Sánchez Ramírez 9.
Gazcue.
Santo Domingo RD.
Tel. (1809) 682 13 82 y 221 08 70
Fax (1809) 689 10 22

Uruguay
Constitución 1889.
11800.
Montevideo.
Tel. (598 2) 402 73 42 y 402 72 71
Fax (598 2) 401 51 86

Venezuela
Av. Rómulo Gallegos.
Edificio Zulia, 1º.
Sector Monte Cristo.
Boleita Norte.
Caracas.
Tel. (58 212) 235 30 33
Fax (58 212) 239 10 51

Menopausia
Una Etapa Vital

Sonia Blasco, M. D.

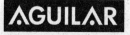

AGUILAR

© Sonia Blasco
© 2008, *Menopausia. Una etapa vital*

© De esta edición:
2008, Santillana USA Publishing Company, Inc.
2105 NW 86th Avenue
Doral, FL 33122
(305) 591-9522
www.alfaguara.net

Primera edición: mayo de 2008

Dibujos de las páginas 62 a 64 y 152 a 153: Aníbal Garfunkel
Diseño de cubierta: Raymundo Montoya Aguilar en La Buena Estrella Ediciones
Diseño de interiores: La Buena Estrella Ediciones

ISBN-10: 1-59820-882-9
ISBN-13: 978-1-59820-882-5

Printed in the United States by HCI Printing
Impreso en los Estados Unidos por HCI Printing

ÍNDICE

A Miguel

Reconocimientos

A las mujeres que me han consultado en CIESS (Centro de Investigación y Educación en Salud Sexual), el centro que he dirigido a lo largo de tantos años. Sin su valiosa participación este libro no hubiera sido posible.

A sus compañeros, que impacientes llegaron al consultorio para averiguar acerca de su propia "menopausia".

A la generación que conforma el fenómeno baby boomers, que modificará por siempre la identidad de la mujer en la menopausia. Casi un tercio de las mujeres de los Estados Unidos tiene entre 40 y 60 años; una significativa mayoría decidida a vivir con placer esta etapa.

A las mujeres lectoras de la revista Woman, que me plantearon valerosamente sus inquietudes más íntimas a través del Consultorio Sexológico.

A la Women's Health Initiative (WHI) y a la Million Women Study, por luchar tan eficazmente por la salud de las mujeres.

A Diane Stockwell, dotada y creativa agente literaria que me guió a Santillana US, una editorial donde me siento como en casa.

A Arnoldo Langner, entusiasta y activo editor general; a Silvia Matute, amigable y respetuosa directora de Ediciones Generales de Santillana USA, a Antonio Hernández Estrella, por sus correcciones. A Santillana USA en general, gracias por su colaboración para el éxito de este libro.

A la desaparecida doctora Helen Kaplan, pionera absoluta en el campo de la sexología; ella me invitó a compartir una reunión de equipo donde desarrolló conceptos que utilizo desde entonces en mi clínica sexológica.

A Shere Hite, una sexóloga que me honra conocer; ella es y siempre será la autora del revolucionario Informe Hite sobre la sexualidad femenina.

Al Dr. Raúl Schiavi, ex director del servicio de Sexología del Hospital Mount Sinay de Nueva York y uno de los investigadores más reconocidos en su especialidad, quien me dijo enfático: "Por favor, doctora, siga investigando acerca de la menopausia, continúe su labor con los grupos y escriba ese libro acerca de sus experiencias".

Un agradecimiento especial al Dr. William A. Granzig, Ph.D, MPH, FAACS, por su gran apoyo y reconocimiento constantes.

A la doctora Susana Leiderman, médico jurado de la Asociación Médica Argentina, profesora de la Sociedad Argentina de

Endocrinología y Metabolismo, quien aportó valiosas sugerencias.
Al doctor Jorge E. Hevia, gran médico clínico, él
me facilitó material fresco y valioso.
A la doctora Marta Kapustin, amiga casi hermana,
valiosa consejera siempre oportuna.
A la doctora Anagloria Mora, LMHC, terapeuta apasionada con su trabajo.
A Juan Carlos Kreimer, que prestó su visión
masculina, respetuosa e inteligente.
Al doctor Carlos Garfunkel, traumatólogo eficaz
y amigo, por sus útiles sugerencias.
Al querido grupo de amigas de Miami, mujeres de todas las edades y de
todos los orígenes cuya amistad sazona esta nueva etapa de mi vida.
A las insustituibles amigas de tantos años; ellas me cuentan y
consultan mientras aguardan la aparición de este libro.
A mis amigos varones que observan entre turbados
y comprensivos este destape de las mujeres.
¿Cómo agradecer a mi familia? A Carlos Rajlin, compañero
de tantos años, por su amor constante, sus opiniones valiosas
y sus cuidados para garantizar la escritura de este libro. A
nuestro hijo Miguel, afectuoso interlocutor siempre dispuesto
a aportar una reflexión profunda a mis interrogantes.
A Max y Noah, con los que descubro el enorme placer
de ser abuela. A Serena, pequeña amiga. Deseando para
ellos un futuro de ecuanimidad entre los sexos.
A Julieta y Tom, a Juan y Bart, por su amorosa presencia.
A todos aquellos que sería imposible mencionar individualmente,
pero que colaboraron en la elaboración y las vivencias
que originan este libro. A todos ellos, gracias.
Siempre se vuelve al primer amor. Tal vez sea el saber que acompaña a
la madurez la que me permitió volver a la escritura para comunicarme
con tantas mujeres que desean saber más sobre sí mismas.

Qué maravilla que a esta edad todavía continúe desarrollándome, llegando más allá de los límites de mi propio ser para volverme más conocedora. En mis veintes, pensaba que llegaría a una edad mágica (los 35, tal vez), en que mi adultez sería completa. Es gracioso cómo ese número fue cambiando a través de los años, incluso a los 40, rotulados como la edad madura por la sociedad, aún sentía que no era la adulta que sabía que podría ser. Ahora que las experiencias de mi vida han sobrepasado todos los sueños y expectativas que jamás hubiera imaginado, estoy segura que debemos seguir transformándonos para convertirnos en la persona que debemos ser.

O The Oprah Magazine

Para ser fuerte es necesario amarse a uno mismo; para amarse a uno mismo es necesario conocerse en profundidad, saber todo de uno, incluso las cosas más escondidas, las más difíciles de aceptar. ¿Cómo se hace para cumplir un proceso de esa clase mientras la vida con su ruido te empuja hacia adelante?

Susana Tamaro, *Donde el corazón te lleve*

Prólogo

"¿Qué me está pasando?" La mujer se interroga frente al espejo. Sus hijos han crecido; unos estudian, otros trabajan. Su menstruación viene y va y los sofocos que la despiertan de noche la dejan exhausta. Está algo cansada y en ocasiones insomne. A la vez, su familia ya no la precisa como antes y reconoce en su interior un impulso nuevo: quiere ocuparse más de su persona.

"¿Será la menopausia?" Esta es una pregunta que requiere respuestas claras.

Entre los 49 y 53 años la mayoría de las mujeres llega a la menopausia.

La menopausia, que es la última menstruación, indica que no ovulará más. A partir de entonces no podrá parir hijos. El hecho, único, nos ocurre a todas en esa etapa de la vida. Aunque la menopausia es un hecho puntual, a su alrededor se producen cambios. A este periodo de cambios se lo llama climaterio o perimenopausia.

En la perimenopausia, algunas mujeres se quejan de sofocos, palpitaciones, irritabilidad y olvidos. Otras de dolor de cabeza, ansiedad, sequedad de la piel. Algunas manifiestan que ya no se excitan; acaso confundiendo la disminución de la lubricación vaginal con la falta de deseo. Aunque molestos, estos signos —los manifiestos— son los más conocidos y afortunadamente no producen verdaderas complicaciones de salud.

Pero, como consecuencia de la menopausia, suelen presentarse otros cambios que no producen malestar ni llevan a la consulta médica. Son cambios *mudos* porque pasan inadvertidos, a menos que el diagnóstico médico los ponga en evidencia. Pero si estos síntomas mudos no son correctamente tratados, pueden afectar la salud de la mujer de manera irreversible y poner en riesgo su vida.

¿Por qué las mujeres nos ocupamos de la menopausia cuando nos llega, y no antes?

¿Por qué nos creemos amenazadas con la pérdida del atractivo erótico y la incapacidad sexual?

¿Por qué nos desconcierta tanto el enterarnos de los riesgos de los tratamientos hormonales?

¿Por qué los hombres creen que a ellos esta etapa no les sucede?

Plenamente consciente que el desconocimiento fomenta el temor y el prejuicio, desde hace años escribo, sin rodeos, acerca de la menopausia. El objeto de mis escritos es combatir los prejuicios que descalifican a la mujer en este periodo, informarla acerca de los cambios naturales que ocurren en su cuerpo y ayudarla a cuidarse y a vivir bien.

"¿La menopausia es el final de la vida activa?", se pregunta en algún momento toda mujer al borde de los cincuenta. Hace cálculos. Descubre que todavía tiene por delante otros treinta años, quizá más. Casi la mitad de la vida. Un tiempo equiparable a los años transcurridos desde su primera menstruación.

¿Será esos próximos años la continuación de su vida anterior, o se trata de una nueva etapa?

Por primera vez, como si toda la dedicación brindada al cuidado de los otros le sirviera para justificarse, descubre que ella quiere vivir su vida, aprovechar los años que tiene por delante.

Este cambio, entendido hasta ahora como un momento de desarrollo psicológico, también se produce por una nueva realidad biológica: el cerebro femenino inaugura su gran cambio hormonal. La acostumbrada secuencia de estrógenos y progesterona de los ciclos menstruales, es reemplazada por la constancia. Su cerebro ahora está dispuesto a otra empresa: ella misma.

Coordino grupos desde hace más de 20 años. Este libro muestra mi práctica como médica, sexóloga y psicoanalista al frente de un grupo de mujeres reunidas con el objetivo de lograr una menopausia vital.

Por esta razón, cada capítulo está dividido en tres partes.

La primera brinda una información actualizada acerca de la menopausia y el climaterio, expresada de manera sencilla y comprensible. ¿Qué aportan las nuevas investigaciones médicas? ¿Qué verdades se descubren acerca de nuestra sexualidad en esta etapa? ¿Qué terapéuticas proponen? ¿Qué posibilidades y qué riesgos pueden producir?

En la segunda parte de cada capítulo narro la reunión de un grupo de mujeres desde el primero hasta el último encuentro. Allí verás reflejadas sus dudas, sus esperanzas, sus temores, sus deseos, sus expectativas. Y su necesidad de compartir lo que les está pasando. He escrito este libro mostrando el camino recorrido por las participantes hacia una menopausia vital, con la esperanza de que tú puedas compartir sus vivencias... y crecer con ellas. Un crecimiento que no se reduce a la etapa de la menopausia sino que comprometerá la totalidad de tu vida futura.

En la tercera parte de cada capítulo, propongo los ejercicios que te ayudarán a utilizar tu energía, a cuidar tu cuerpo adulto, disfrutando en plenitud de tu capacidad femenina.

La menopausia es un tema cuya naturaleza se desdibuja detrás del controvertido beneficio de los tratamientos hormonales. Las últimas investigaciones acerca de la terapias de reemplazo hormonal ponen en evidencia el riesgo de las mismas. Y establecen un antes y un después en la reflexión y la escritura acerca de la menopausia. Hoy existen nuevas alternativas y variados tratamientos, sin y con hormonas, que brindan alivio a los síntomas de la menopausia. La investigación de los diferentes abordajes terapéuticos te permitirán obtener la información necesaria acerca de cómo actúa cada uno de los tratamientos. Así podrás evaluarlos junto con tu médico y sacar tus propias conclusiones. Nada mejor que una elcción activa y responsable para prepararte a vivir una menopausia vital.

Para completar, he escrito un apéndice con las historias de cada una de las participantes que asisten a los encuentros narrados en este libro.

La sólida trama afectiva que se entreteje entre las mujeres de los grupos, sus estrategias para afrontar el climaterio, el descubrimiento de sus capacidades y sus logros, me resultan tan gratificantes como el primer día.

Capítulo 1

. . . .

LA MENOPAUSIA,
¿ENFERMEDAD O CAMBIO VITAL?

> En términos generales podemos pensar que el climaterio
> dura desde los 45 a los 55 años. La mayoría de las
> mujeres transitan en esta etapa de la condición de
> animal reproductora a la de animal reflexivo. Casi la
> mitad de la vida de una mujer moderna transcurre
> después de esta transición, sin embargo ni su educación
> ni su condicionamiento la ha preparado en absoluto
> para este nuevo papel... No es una etapa que deba vivirse
> apresuradamente procurando dejarla atrás cuanto antes,
> y menos aún ocultarla o negarla. De esos años depende el
> resto de tu vida, una vida tal vez tan larga como la que ya
> has tenido.
>
> Germaine Greer

¿Qué mujer, alrededor de los cincuenta años, no siente la necesidad de satisfacer deseos postergados: terminar viejos proyectos, comenzar nuevos, cumplir aspiraciones, disfrutar más con su compañero y sus amistades?

Ahora que tiene más tiempo para ella, quiere intentar una nueva vida, descubre, espantada, que ha llegado a la menopausia. "¿Será cierto que no gozaré como antes? ¿Qué va a ser de mí ahora? ¿Será de veras la menopausia?"

Ella lo sospecha porque sus ciclos son irregulares y de pronto siente un calor intenso, sin sentido. Otra, porque sus periodos son más abundantes, más frecuentes; a veces tiene hemorragias intensas. Una tercera, cuando su menstruación se interrumpe durante tanto tiempo que llega a pensar que esta embarazada. Sea cual fuere la manera en que la menopausia se presenta, resulta difícil pensar en ella sin toparse con poderosos prejuicios. Ya el mismo término "menopausia" (en realidad significa *meno* = mes lunar, y *pausis* = detención) arrastra connotaciones despectivas. Sumemos a esto los prejuicios propios y los culturales que homologan la menopausia con el fin de una vida activa, y obtendremos el origen del rechazo.

Nadie nos dice que la menopausia es un ciclo más en la vida de toda mujer. Un cambio en el que su capacidad reproductiva y las hormonas que la organizan se detienen. Me gusta el término "cambio vital" que usa Gail Sheehy —la exitosa escritora estadounidense que escribió sobre el tema—. Ella equipara la menopausia a otros dos grandes momentos de la "sangre": la primera menstruación y el embarazo. Como ellos, ésta provoca una modificación intensa en la vida de cada mujer.

La Organización Mundial de la Salud (OMS) define a la *menopausia* "...como el cese permanente de la menstruación producido por la detención de la actividad ovárica". Es la fecha de la última regla y ocurre aproximadamente a los 51 años. Se reconoce tras 12 meses consecutivos sin menstruación, no habiendo ninguna otra causa patológica o fisiológica.

La OMS la distingue del climaterio o perimenopausia. La menopausia es un día; la fecha de la última menstruación.

La perimenopausia o climaterio (de *klimkter*, es decir "escalón" o "peldaño", que es también el origen del término "clímax"), es una etapa amplia que abarca el tiempo de la reducción hormonal y los signos previos y posteriores a la última menstruación. Los cambios que habitualmente atribuimos a la menopausia comienzan mucho antes de ésta (hasta 10 años antes). Difícilmente relacionamos esos cambios con fluctuaciones hormonales.

Cuanto más nos acercamos a la última menstruación, más fluctúan las hormonas y más nos afectan esos cambios. Aun antes de que comiencen los sofocos ya aparecen la ansiedad, el insomnio y la sequedad vaginal.

"Los mayores cambios en el comportamiento de las mujeres ocurren durante la perimenopausia, cuando estrógenos y progesterona fluctúan enormemente en el cerebro femenino", afirma la neuropsiquiatra Louann Brizendine, fundadora de la Clínica de Hormonas y Estado de Ánimo para Mujeres de la Universidad de California. "Es entonces cuando el diálogo entre el cerebro y los ovarios empieza a perder combustible y eso puede cambiar nuestra realidad".

CLIMATERIO O PERIMENOPAUSIA

PREMENOPAUSIA	PERIMENOPAUSIA	POSTMENOPAUSIA
Acortamiento de los ciclos menstruales	Sofocos	Sofocos
Sofocos	Sudores nocturnos	Sequedad vaginal
Sudores nocturnos	Insomnio	Osteoporosis
Alteraciones del ciclo menstrual	Sequedad vaginal	Trastornos cardiovasculares
Insomnio	Adelgazamiento de la pared vaginal	Dolor coital
Fatiga	Dolor coital	Infección vaginal o urinaria
Ansiedad	Disminución del deseo sexual	Obesidad
Cambios de humor		Sedentarismo
Sequedad vaginal		
Desesperación por dulces		

40 años   MENOPAUSIA 51 años   65 años

Se ha observado reiteradamente que la manera de concebir la menopausia como un "alivio" o como un "problema", marca el modo y la susceptibilidad con que las mujeres enfrentarán los cambios. El tipo y la severidad de los síntomas experimentados en la menopausia guardan una estrecha relación con sus expectativas o sus temores.

De acuerdo con la Sociedad Internacional de Menopausia, ésta es una elaboración social y no una enfermedad. Las mujeres precisan estar informadas de cómo se desarrolla una menopausia normal, saber identificar si la suya lo es y conocer la ayuda que puede ofrecerles la profesión médica para aliviar sus síntomas.

Cuando los signos más distintivos de la perimenopausia se atenúan, se establece la postmenopausia. La premenopausia corresponde a los primeros años del climaterio, cuando los periodos menstruales se tornan irregulares.

A pesar de la distinción, suelen usarse de manera indistinta los términos premenopausia, perimenopausia, menopausia y climaterio.

"¿Y si fuera sólo eso, por qué existe tanta condena en torno de la menopausia?", suelen preguntarme las mujeres.

Las razones son múltiples.

LA MATERNIDAD, EL PAPEL VALORADO EN LA MUJER

La mujer cumple dos papeles culturalmente muy valorados: la procreación y el cuidado de los hijos. Al llegar la menopausia, la procreación termina.

Históricamente, hasta la mitad del siglo xx, la mujer sólo podía dedicarse plenamente a la maternidad. Aquella que quería destacarse en otros aspectos —profesional, laboral, político— debía renunciar a la maternidad y era defenestrada de su condición femenina. Aunque ahora el panorama parece haber cambiado, persiste el tinte prejuicioso en la condena a la mujer que ya no gesta hijos.

La condena está ligada con prejuicios de la cultura machista que comparten hombres y mujeres. El desconocimiento de los cambios que vive la mujer y el papel protagónico de la voz masculina en la ciencia médica colaboran para que el tabú acerca de la menopausia se mantenga. Cuando el profesional observa a su paciente, con ojos teñidos de prejuicios en contra de la menopausia, achacará a la disminución hormonal dolores, penas e insatisfacciones.

Los hombres desconocen las sensaciones que acompañan las funciones orgánicas femeninas. Menstruación, embarazo, parto, lactancia, menopausia, son experiencias tabúes para ellos. ¿Cómo comprender entonces lo que la mujer vive alrededor de su menopausia?

La menopausia coincide con una etapa de cambio. Con un momento en que la mujer se pregunta acerca del paso del tiempo, su futura vejez o el ocaso y la muerte de los padres. También la inquietan la difícil etapa de la adolescencia de los hijos, el incierto futuro laboral, la jubilación, etcétera.

En la consulta médica la inquietud femenina —o tal vez su depresión— puede disparar en el profesional sentimientos repetidamente ocultos y obligarlo a enfrentar sus propios temores a la vejez y al deterioro. Si el médico "construye una menopausia" que no obedece a la realidad sino a sus propios temores aumentará la inquietud y los riesgos de su paciente. La incapacidad del médico más la insistente publicidad de los laboratorios para vender la terapia de reemplazo hormonal fomentan la idea de que esta etapa es un déficit. Entonces la *amenofobia* echa a andar.

AMENOFOBIA. Rechazo a la ausencia de menstruación. Es un término creado por mí que resume los prejuicios acumulados acerca de un cambio corporal: el cese de la función ovárica.

La creencia de que todos los cambios que vive una mujer que bordea los cincuenta años se deben a la disminución de las hormonas, el convertir el climaterio en un semáforo vergonzante del paso del tiempo, el crédito exclusivo y excluyente para la mujer como objeto reproductor, son algunos de los elementos que fomentan la amenofobia. La idea de que esta etapa está plagada de desventuras que sólo desaparecen con la administración de hormonas es un grave error, el cual puede enmascarar las necesidades, las preocupaciones o los estados anímicos que requieran una atención específica.

¿Qué mejor momento para las fobias que la menopausia? La paciente que acude a la consulta médica ha perdido la estabilidad habitual y busca al profesional que le ayude a reencontrarla. La desprotección de la paciente, las exigencias a las que el médico también está sometido, pueden trocar la actitud profesional —palabra informada y actitud cálida— en gélida incomprensión. La impotencia médica se pone de manifiesto en las frecuentes indicaciones "terapéuticas" que además de innecesarias resultan iatrogénicas (enfermedades provocadas por el médico).

La condena a la menopausia se ha visto reflejada en los libros que hacen hincapié en sus aspectos negativos: el nido vacío, la intolerancia ante los cambios, la pérdida del atractivo femenino, la "fealdad" de esta etapa. En medio de esta visión tan desprestigiada, no es raro que el profesional eche mano apresuradamente de la terapia de reemplazo hormonal para "tapar" los cambios. Aún hoy, después de que las investigaciones de la Women's Health Initiative (WHI) demostraron que la terapia de reemplazo hormonal aumenta el riesgo de padecer cáncer de mama, accidente cardio y cerebro vascular y embolia pulmonar, los médicos siguen indicando hormonas, aunque en dosis y periodos menores, ante la impotencia que les despierta el cambio. De lo ineficaz de esta medida dan cuenta las estadísticas, a las que se suma la dificultad de establecer un diálogo médico-paciente claro y productivo. Esto se pone de relieve en las cifras: sólo el 30% de las mujeres sigue el tratamiento indicado en la consulta.

Todos estos aspectos negativos colaboran para que se fortalezca el prejuicio. En una investigación realizada por la doctora Georgia Witkin entre 18 mil personas en Estados Unidos acerca de adultos en la mitad de la vida y la menopausia, la mayoría de los hombres estimó que la vida de la mujer debe de ser más difícil en esa etapa. Sin embargo, la mayoría de las mujeres afirmó que se encontraba mejor que antes. Sólo las viudas se mostraron disconformes con esa edad. Resulta lamentable que existan tantos prejuicios ya que los estudios prospectivos sugieren que aquellas mujeres que tienen una imagen más negativa de la menopausia son las que padecerán mayor número de síntomas (Avis, N.E.; Kaufert, P.A.; Mckinlay, S.A. & Vass, K., 1993).

Libre de prejuicios, la menopausia puede representar un incentivo en el ciclo vital femenino que lleve a la reflexión, a la reafirmación de roles, y a la búsqueda de mejor salud y mayor bienestar. Si el profesional tiene una visión clara de la menopausia puede ayudar a su paciente a considerar esta etapa dentro de un contexto psicosocial más amplio relacionado también con la edad adulta, con la segunda mitad de la vida.

CESE DE LA FUNCIÓN OVÁRICA + PREJUICIOS = AMENOFOBIA

Cuando la mujer tiene otros intereses o valora adecuadamente su papel de ama de casa, le resulta más fácil liberarse de esos prejuicios. Si le gusta su ocupación, si la pasión acompaña a su trabajo, si puede continuar desplegando su energía en una profesión o si ha criado ya a sus hijos, sentirá menos dolor, y su capacidad gestante será reemplazada por nuevas actividades o por una mayor dedicación a las actuales. Las mujeres que han logrado un crecimiento personal desarrollando una capacidad laboral, profesional o artística, las que han acompañando el crecimiento de sus hijos sin perder de vista sus propios objetivos, pueden sentirse más resguardadas frente a los prejuicios que se presentan durante esta etapa.

PODEROSA MENOPAUSIA

No siempre la menopausia es sinónimo de descrédito.

Mae West, la diva del cine de la década de los 30, firmó contratos para papeles protagónicos cuando tenía 40, 50 y 60 años. Aun a los 80 se atrevió a representar a una joven de 20, gracias a que su sentido del humor y su picardía gozaron siempre de buena salud. En una época pacata y de enorme restricción sexual, ella fue una diva incuestionada: exigió escribir sus propios libretos que desafiaban la cualidad "platónica" y melancólica de la época. Invitaba abiertamente a sus compañeros de escena a compartir sus aposentos, con una clara promesa de diversión erótica. Mae fue un verdadero paladín de un sexo desprejuiciado y divertido. Durante varias décadas se ganó la libertad de mostrar con desenfado su papel sexual activo —más allá de adiposidades y arrugas— mientras sus congéneres languidecían frígidamente detrás de los visillos.

La escritora Colette había cumplido ya el medio siglo cuando conoció a Maurice Goudeket, dieciséis años menor que ella. A pesar de los prejuicios de su época, ambos mantuvieron una relación plena durante tres décadas.

Y George Sand, la escritora erótica que ganó con su pasión indómita más de un corazón, supo complacer sus deseos eróticos en brazos de George Marchal, un pintor veintidós años más joven que ella.

No sólo pasiones sexuales se pueden descubrir en esta etapa. Karen Blixen, que adoraba inventar historias para entretener a sus amigos, reveló al mundo su asombrosa imaginación cuando se aproximaba su cumpleaños número cincuenta. Luego de perderlo todo en África (salud, dinero y amor) volvió a su Dinamarca natal y adoptó, para firmar sus escritos, su nombre de soltera, Isak Dinesen. La autora de la famosa novela autobiográfica que daría origen al film *Out of Africa (África mía)*, describe la etapa de su menopausia como un periodo lleno de incertidumbre, energía y alegrías. Aun a pesar del forzado exilio, de la añoranza de su África amada y de los intensos sufrimientos a que la sometía la sífilis que le había contagiado su marido, Isak Dinesen encontró una nueva manera de seducir y mantener a su alrededor una corte de amantes jóvenes e inteligentes a lo largo de su extensa e intensa vida. Y qué decir de las magníficas Merryl Streep, Helen Mirren, Diane Keaton, Judi Dench, actrices que ganan fuerza con el paso del tiempo.

¿Se imaginan el potencial de esta etapa en la que 30 millones de mujeres están en la menopausia en Estados Unidos y otros tantos millones de *baby boomers* se encaminan a ella? ¿Quién se atreverá a decirle a esa gigantesca población femenina que ya no sirve? Sus voces, nuestras voces, se oyen más allá de los prejuicios instalados y legitiman esta nueva etapa de la vida.

La mujer que se ha dedicado por entero al cuidado de la familia deberá redefinir su existencia hasta encontrar nuevos intereses. Para algunas mujeres, la pérdida de la capacidad procreadora puede ser muy dolorosa, principalmente para las que no han tenido hijos. Otras, encuentran en esta situación límite la fuerza necesaria para dar cuerpo a su convicción: adoptan un hijo y satisfacen su capacidad maternal. Para todas este periodo puede resultar laborioso y complejo, dificultado por la condena y el silencio. El miedo a reconocer en público que se sienten cambios y que se está en la menopausia crea una conspiración que conduce al silencio. Romperlo evitará que la menopausia se oculte como un tema socialmente vergonzante. Poco a poco comienzan a apreciarse cambios. Últimamente los medios se están ocupando del tema. Algunos, con seriedad y respeto, informan y educan acerca de cómo cuidarse en esta etapa; otros, con mayor ligereza y encubrimiento, señalan que la terapia de reemplazo hormonal es la única manera de salir adelante. Por buena o mala que sea la información difundida, se pone el tema "sobre el tapete" y se colabora para que la menopausia deje de ser tabú y se convierta en la puerta que lleve al surgimiento de una mujer nueva.

La patología cultural que rehúsa la realidad del paso del tiempo, obliga a disimular las marcas que la vida naturalmente va dejando en nuestro cuerpo; la menopausia aparece como la marca del paso del tiempo que culturalmente se niega a aceptar.

En el intento por ocultar el paso de los años, borrar las señales de nuestro cuerpo y minimizar la importancia de los cambios, todo se reduce al debate entre la necesidad o no de una terapia de reemplazo hormonal, esto es administrar mensualmente las hormonas semejantes a las que el ovario producía antes del cese de la menstruación. Se oculta así una etapa de la vida en la que la mujer quiere y precisa saber más acerca de ella misma. Debido a que la menopausia se presenta en un momento crucial cercano a la crisis de la mitad de la vida —momento en que cuestionamos nuestros más caros soportes vitales—, y a que provoca una conciencia de la **naturaleza limitada** de nuestra vida, la mujer necesita encontrar un nuevo sentido que hilvane su existencia.

Los cambios del cuerpo, las diferentes necesidades de su ser erótico, el crecimiento de los hijos, la vejez de los padres, la pérdida de viejas ilusiones, las nuevas expectativas, no sólo están relacionados con el descenso hormonal, ni son exclusivos de la menopausia ni le ocurren únicamente a las mujeres. También son el producto de la edad que nos obliga a hacer un balance. Ya no podemos engañarnos más con aquellas situaciones que nos desagradan. Es conveniente tenerlo en claro para prepararnos mejor para la segunda mitad de la vida.

Discriminar entre los planteamientos existenciales y los síntomas propios de la menopausia, nos ayudará a ser tolerantes, a no condenar esta etapa y a aceptar que los cambios profundos que nos ocurren requieren tiempo, pero también una actitud de reflexión y de permiso para adaptarnos a ella. Antes de la menopausia la mujer tenía un deber primordial, que era cuidar a su familia. Para ocuparse de otros intereses tuvo que luchar contra prejuicios poderosos (la mujer que trabaja es una mala madre, una mala esposa, etcétera) y cumplir con la doble jornada de trabajo, es decir, el trabajo afuera y adentro de la casa. Ya no le interesa tanto el papel maternal pues ahora quiere otra cosa: ser dueña de su propio destino.

¿Por qué ahora? Los cambios que se producen en la mujer con el descenso de los estrógenos y la progesterona son decisivos. La nueva etapa está caracterizada por la estabilidad hormonal. Ya no dependemos de los vaivenes hormonales; ahora, en nuestro cerebro reina la estabilidad. Una estabilidad que nos permite enfocarnos en nuestros objetivos y dedicarnos plenamente a lograrlos.

No sabe cómo ni cuándo comenzó a cambiar. Se dice, sin vacilaciones, que los suyos ya no la precisan. No se queja. Todo lo contrario: siente alivio. Ahora tiene la oportunidad de dedicarse plenamente a inquietudes largamente guardadas.

Para la mujer éste puede ser un periodo muy positivo de la vida.

Relato del primer encuentro

Aún no son las nueve. Mientras preparo el café y acomodo las galletas integrales escucho sus voces en el vestíbulo. El timbre suena insistente. Cuando abro entran decididas; Isabel, Amalia, Clara y Viviana son las primeras en llegar.

Isabel, sin señales de maquillaje, luce más joven que cuando acudió a la entrevista previa. Está, a pesar de la hora tan temprana, elegantemente enfundada en un jogging color maíz que hace juego con sus zapatillas; ha cuidado hasta el mínimo detalle. Amalia parece disfrutar la licencia del hospital para venir al grupo; al entrar alaba gozosa el perfume del ambiente.

—Acá estoy –dice Viviana—. ¡Por fin!

Viviana atrae mi atención. Su ropa de bellos colores —¿hindú, tal vez?— me recuerda que vivió muchos años en el extranjero. Todo en ella refleja armonía.

Clara me da un beso sonoro y, sin más, se adueña del lugar más cómodo del sofá. Ella parece haber roto el fuego, las demás la siguen.

Malena llega a las nueve en punto. Su magnífica figura, el pelo rizado y rojo, y esos ojos que parecen mirar desde el escenario, tiran por tierra los prejuicios acerca de los 52 años.

Silvia entra y nos saluda con un beso a cada una. La última es Beatriz. Sé, por lo que me contó en la entrevista previa, que su vida es muy ajetreada y le deja poco tiempo para sus necesidades privadas. Cuando la miro pienso: "Qué bueno sería que Beatriz les pudiese dar a estos encuentros la importancia que le da a su trabajo".

Desde el principio percibo entre nosotras un clima diferente del que se da en los grupos de preorgasmia:[1] aquí las mujeres son más decididas, aplomadas, pero se miran con mayor desconfianza.

Mientras observo una a una a las siete me digo: —Ya otras veces he descubierto en las mujeres de esta edad una gran necesidad de compartir y un disimulado temor a ser enjuiciadas por lo que les está pasando. Parecería que desprecian su interés por sentirse bien, que minimizan la importancia de su malestar, y que imaginan que deben arreglárselas solas.

Les explico a continuación la dinámica de cada reunión en la que habrá un tiempo de trabajo corporal, que servirá para sentirse más cómodas

---

[1] *Camino al orgasmo* (Simon & Schuster), de la autora, narra su experiencia en el tema y relata las vivencias de un grupo de mujeres (nota del editor).

y conectadas con el cuerpo. Jugar con el cuerpo, perder el temor al ridículo, genera alegría y bienestar. Otro tiempo, informativo, en el que profundizaremos el tema desarrollado en cada capítulo. Y un tercer momento en el que les sugiero las tareas que les permitirán vivir mejor esta etapa.

Les propongo soltar los bolsos, librarse de los abrigos, los zapatos y quedarse con aquella ropa que les facilite el movimiento libre, cómodo.
—Levántense y comiencen a desperezarse. Estírense e inhalen, y al exhalar háganlo con sonido.

Respirar profundamente ayuda a aflojar el cuerpo, a desarmarlo de sus rigideces, mientras brinda el adecuado flujo de oxígeno. Les llevará un tiempo observarse con confianza, abandonar el prejuicio de la "belleza" y comenzar a apreciar la armonía de esta casa íntima que es nuestro cuerpo y que nos pertenece.

Busco un juego sencillo, compartido, forzando una integración que pasa por el cuerpo, que elude la mente: les propongo ubicarse en fila india, a un brazo de distancia una de la otra.
—Apoyen las manos sobre los hombros de la compañera que está delante. Perciban el toque en sus manos y registren el ser tocadas por otras manos. Cada una a su tiempo comience un masaje suave sobre esa zona. Recorran el cuello de la compañera, suban a la cabeza, metan los dedos en el pelo, deslicen las manos por la espalda, por los brazos.

Me integro al masaje. Amalia, la última de la fila, tiene los hombros tensos. Insisto en la respiración profunda —todavía me sorprende que un ejercicio sencillo pueda resultar tan efectivo para relajar las tensiones.
—Abandonen ese contacto, giren media vuelta y devuelvan el masaje.
—Ahora ubíquense en círculo. Separen las piernas el ancho de las caderas. Flexionen las rodillas... Aflojen las nalgas, la pelvis, las caderas... Dejen caer el tronco hacia adelante, como si el suelo lo atrajera... La cabeza pesa mucho. Dejen caer los brazos... Exageren ahora la curvatura de la espalda... Que las vértebras se despeguen... Hagan consciente la respiración, que pueda circular... Así, con cada exhalación, comiencen a enderezarse, vértebra por vértebra, hasta recuperar la vertical.

Cuando nos sentamos para la presentación la piel está más colorida, más oxigenada; la sonrisa es menos forzada. Nuestras miradas reflejan que a todas nos está pasando algo. Estamos entrando en confianza.

Mientras nos ubicamos en ronda para la presentación, me digo en silencio: *Intentaré olvidar todo lo que sé acerca de las mujeres en la me-*

nopausia; quiero escuchar lo que cada una dice de sí misma sin interrum-pirlas.

Ninguna quiere ser la primera.

—*Bueno, empiezo yo* —*Beatriz se yergue juntando fuerzas*—. *Tengo 49 años y, por suerte, todavía conservo el periodo. Con la menopausia hasta hace sólo unos meses, ningún problema. Pero mientras hablaba en el último acto político, adelante de la mirada de todos, comencé a transpirar como si estuviera en un baño de vapor. Empecé por quitarme el chal, el saco, hasta me desabroché algunos botones de la blusa. Pero nada era suficiente; seguía hirviendo. Estaba parada ahí, frente a todos, descubierta.*

El relato de Beatriz nos pone en tema. El silencio la invita a seguir:

—*Hace un tiempo leí un artículo de Sonia en el que decía que la etapa de la menopausia tiene muchos cambios y que es importante tener una buena conexión con el cuerpo y saber qué ocurre para vivirla mejor. Entonces llamé y aquí estoy...*

—*Me llamo Amalia. Tengo 52 años y hace un año que estoy en la meno-pausia. Salvo la ausencia de menstruación no siento ningún cambio...*

—*Pero entonces, no necesitas estar aquí* —*la interrumpe, sonriente, Beatriz.*

—*Tengo dos amigas que pasaron por estos grupos y vi los resultados. Es-toy aquí porque necesito el diálogo con otras mujeres. Soy médica y estoy siempre rodeada de varones...*

—*¿Tampoco los típicos sofocos?* —*desconfía Beatriz.*

—*Tampoco.*

—*¡Cómo quisiera poder decir lo mismo! Soy Malena. Tengo 52 años. Bai-lo, profesionalmente quiero decir. No se imaginan el ritmo que tengo durante el día. Por la noche, caigo agotada. Pero no duermo bien. Hace un tiempo seguí un tratamiento con hormonas. Al principio mejoré, pero después, como si me hubiese acostumbrado, volví al insomnio. Cuando abandoné las hor-monas empecé a probar con tés de hierbas. Ahora duermo mucho mejor, aunque, alguna noche, por algún motivo desconocido, me despierto y... ya no hay nada que hacer. La falta de sueño me deprime* —*Malena se queda absor-ta*—. *Me pasan cosas y quiero repensar mi vida. Siento que lo que necesito no es una terapia psicológica y la consulta médica no alcanza para lo mío. Por eso estoy aquí: quiero reunirme con otras mujeres, contar lo que me pasa y escuchar a cada una.*

Clara se remueve inquieta en el sillón, está apurada para hablar.

—*Yo me siento una marciana. No tengo insomnio ni sudores. Lo que me pasa es como un castigo; como si se me hubiera clausurado la capacidad de...*

—titubea y finalmente se anima— ...de la penetración. Y no es que me falten ganas; todo lo contrario: ahora tengo más ganas que antes.

Me pregunto: ¿Comprenderán todas a qué se refiere Clara cuando dice que no puede?

—¡Ah! Me olvidaba. Soy Clara. Tengo 51 años; hace tres que dejé de menstruar. Nunca sentí ninguna molestia. Hasta que apareció esta dificultad. Enorme. Los ginecólogos parecen ignorar, o hacerse los distraídos, cuando una mujer divorciada los consulta. Cuando pregunté qué me estaba pasando mi ginecólogo me miró condenatoriamente, como diciendo: "Pero abuela, usted ya no está para esos trotes".

¿Se lo habrá dicho o será un reflejo de su propio prejuicio?

—Cuando me di cuenta de lo que pasaba vine a hablar con Sonia, a la que ya había consultado antes. Ella me dio un consejo simple y sano: "Cambia de médico". Ahora estoy usando hormonas vía vaginal y estoy bastante satisfecha. Estoy aquí porque ya en otra oportunidad hice un grupo con Sonia y me ayudó en varios aspectos además de lograr el orgasmo. Ahora necesito este grupo y mujeres como vosotras, de esta edad, para hablar sin escollos.

Algunas se presentaron en el primer encuentro, otras lo harán en el próximo al cabo de una semana... A lo largo de siete encuentros iremos explorando juntas todas las instancias que se despiertan en torno de esta etapa de transición.

La menopausia es un momento de cambios físicos y mentales que nos obligan a un balance; ser conscientes de ello nos permitirá ser maleables frente a nuestros nuevos deseos y expectativas y crecer con ellos.

Para ayudarlas a meditar acerca de lo que les está pasando les entrego un cuestionario para contestar en la casa. Y les sugiero que actualicen la consulta con el especialista.

También a ti, lectora, te será útil tomarte un tiempo, en un lugar de tranquilidad que te permita reflexionar sin interrupciones y responder a este cuestionario tratando de dejar afuera los prejuicios.

Práctica del capítulo 1

Indagación personal

¿Cómo te sientes con respecto a la menopausia?

Por favor toma un tiempo para responder a cada pregunta y explicar tu respuesta

- ¿Te atreves a hablar francamente de la menopausia con tu marido, tu compañero, tu amante, tus amigos?
- ¿Has averiguado acerca de los cambios manifiestos y los cambios mudos de la menopausia?
- ¿Sabes cómo se modifican las hormonas en la menopausia?
- ¿Qué cambios tienes?
- ¿Qué sentimientos te despiertan esos cambios?
- **¿Notas** cambios en tu deseo sexual?
- **¿Tu lubricación vaginal ¿ha disminuido?**
- ¿Tienes molestia o dolor en la penetración?
- ¿Ha disminuido la sensibilidad de tu clítoris?
- ¿Has notado alguna **alteración** en el logro de tu orgasmo?
- ¿Si **percibes** alguna **variación** en tu sexualidad, puedes hablarla con tu pareja?
- ¿Tienes un compañero **saludable**?
- ¿Puedes tratar ampliamente el tema de la menopausia con tu ginecólogo/a?
- ¿Sabes que existen diversas terapias para la menopausia?
- ¿Qué sabes acerca de la terapia hormonal?

¿Dónde estoy ahora?

Pide una consulta a tu ginecólogo habitual o a algún otro profesional recomendable.

Cuéntale todo lo que te está pasando incluyendo aquellos cambios de los que desconoces el origen. Sé curiosa: la menopausia puede traerte más sensaciones nuevas de las que tú imaginas. Escucha la información del profesional. Pregunta exhaustivamente, no temas ser fastidiosa: él está para ayudarte.

Examen físico: control de la presión arterial, peso y altura.
Examen ginecológico: palpación de las mamas y un Papanicolau (PAP), que da cuenta del estado celular del cuello de tu matriz.

El profesional recomendará algunos estudios complementarios que revisaremos más adelante; como análisis de sangre, mamografía, ecografía ginecológica y densitometría ósea. No te alarmes, estos estudios sirven para poner al día tu salud.

Test de papanicolau o pap

El estudio microscópico del moco del cuello uterino, recogido a través del espéculo durante la revisión ginecológica, es un método formidable de diagnóstico precoz del cáncer de cuello uterino. Y ahora, el nuevo test del HPV mejora el diagnóstico. Festeja la vida y tu derecho a la salud sexual haciéndote un estudio de PAP o uno del virus del papiloma humano (VPH) o (HPV).

El cuaderno

Prepara un cuaderno que funcione como compañero de tus experiencias. Simplemente empieza escribiendo tus pensamientos, sensaciones y vivencias. Al principio , tal vez no sepas cómo expresarte.

Escribe a mano en un cuaderno o en tu computadora tus pensamientos, así como van fluyendo. Puedes escribir lo que quieras y como lo quieras. Al principio, tal vez no sepas qué escribir o cómo expresarte. Tómate el tiempo y escribe sin censura. Te sorprenderás cuántas cosas desconoces de ti misma y descubrirás deseos guardados y expectativas para llevar a cabo.

Resérvate, cada día, un rato y un espacio privado para conectarte y "hablar" contigo, escribiéndote. Al releer lo escrito en los días precedentes, verás que tu vida es un proceso en perpetuo cambio. De este modo ganarás en tu autovaloración, en la comprensión acerca de tus actitudes y tendrás una apreciación mayor de esta etapa de tu vida.

Garantiza la privacidad de lo que escribes guardando bien el cuaderno o la página electrónica; así podrás volcar en ella todo lo que quieras libremente.

Capítulo 2

. . . .

LOS PRIMEROS CAMBIOS NO ASUSTAN A LAS GRANDES MUJERES

> *En Estados Unidos, 30 millones de mujeres están en la etapa de la menopausia y unas 20 millones de "baby boomers" se están sumando al grupo. Es un número tan significativo que representa un cambio social.*

Hillary Rodham-Clinton se convirtió en senadora a la edad de 53 años. Por primera vez, una primera dama fue elegida en el Senado de los Estados Unidos. Y no se quedó ahí, es la primera mujer en ser una seria postulante demócrata para la presidencia de los Estados Unidos.

¿La imaginarían yendo a trabajar acompañada de sus más importantes colaboradores ordenándoles abrir la ventanilla del automóvil en una helada mañana capitalina para vencer los sofocos que la distraen de sus ocupaciones?

En esa edad, que nosotras y tantas otras mujeres estamos viviendo con preocupación preguntándonos si esto significa que estamos frente a la puerta de la vejez, Ms. Clinton accedió a un cargo extraordinario en el que incluso fue reelecta gracias a que se manejó con eficacia.

Hillary no está sola. Nancy Pelosi es la primera mujer líder de un partido en el Congreso de los Estados Unidos. En el 2007, a los 56 años y madre de cinco, la señora Pelosi es la vocera del Senado.

Ellas no son una excepción.

En el 2005, a los 51 años, Ángela Merkel se convirtió en canciller de Alemania y actualmente encabeza la Unión Europea. Ángela es mujer, protestante y proviene de Alemania del Este; es decir, ha roto todos los moldes del poderoso Partido Demócrata Cristiano; un partido que tradicionalmente ha sido dirigido por hombres católicos de la Alemania Occidental.

También Chile, considerado el país más conservador de Sudamérica, presenció la ocupación del sillón presidencial por la doctora Michelle Bachelet, madre soltera que se hizo cargo de ese bello país a la edad de 51 años.

¿Cuántas como ellas alcanzamos el puesto más jerárquico o el nivel más alto de nuestra carrera a una edad que coincide con la menopausia? ¿Cuántas disfrutamos por primera vez de un reconocimiento por el que hemos luchado durante toda la vida?

En Estados Unidos las empresarias más importantes del país promedian los 55 años. Cada vez más las mujeres de nuestra edad estamos siendo reconocidas por nuestros valores no tradicionales y seguimos conquistando lugares jamás pensados hace sólo algunas décadas. Y a medida que pase el tiempo nuestra participación en puestos de trascendencia se incrementará.

La población mundial está creciendo aceleradamente, pues no sólo la gente vive más tiempo sino que también goza de mejor salud. Gracias a la medicina moderna, en las dos últimas décadas ha aumentado considerablemente el nivel de vida de los hombres y, sobre todo, de las mujeres. En contraste, el hombre prehistórico tenía una expectativa de vida estimada de dieciocho años; mientras que entre los antiguos griegos y romanos el promedio de vida era de treinta y tres. Al comienzo del siglo XX la edad promedio de vida era de cuarenta y siete años; y para comienzos del XXI la expectativa de vida sobrepasa los ochenta años.

¿Es acaso la mujer la única hembra que vive la menopausia? No. Recientes estudios han demostrado que varias hembras animales como las gorilas, las perdices japonesas, unos peces llamados *guppies* y las ratas y ratones de laboratorio experimentan la menopausia tanto como las hembras humanas.

Varios antropólogos coinciden en que la menopausia habría evolucionado en las mujeres primitivas como una estrategia de adaptación destinada a favorecer la supervivencia de las crías y garantizar los largos años de cuidados que requiere el inmaduro hijo humano. Me pregunto si la menopausia no apareció en la evolución del ser humano como una manera de reducir el tiempo de exposición de la mujer a las hormonas ováricas, evitar el riesgo del cáncer ginecológico o mamario y, como consecuencia, permitir una larga vida.

¿POR QUÉ SE PRODUCE LA MENOPAUSIA?

Hasta hace muy poco se creía que la menopausia era provocada por un agotamiento de los folículos del ovario, lo que progresivamente producía una deficiencia en la producción de hormonas, en particular de estrógenos. Sin embargo, nuevas investigaciones muestran que la menopausia se desencadena por el cambio de la sensibilidad al estrógeno en el cerebro. Allí, en el **hipotálamo**, aparecen las primeras modificaciones del proceso. La **premenopausia,** que precede a la menopausia, anuncia el comienzo de los cambios caracterizados por una disminución progresiva de la función de los ovarios que se manifiesta en las alteraciones menstruales con ciclos cortos y largos, algunos con ovulación y otros sin ovulación (anovulatorios). Poco a poco los ovarios se vuelven menos sensibles a la estimulación hormonal; el organismo produce más de estas hormonas estimulantes de los ovarios durante un periodo, pero su nivel disminuye finalmente.

El cese de la maduración folicular implica que el ovario ya no producirá más estradiol, que es el estrógeno de mayor potencia. Tampoco elaborará más progesterona. El estrógeno y la progesterona son las hormonas del ciclo ovárico y desde la menarca —la primera menstruación— han acompañado nuestros ciclos menstruales. Las hemos reconocido en los cambios corporales que acompañan a la pubertad, en cada ovulación, en cada menstruación, en la tensión de los pechos, en los estados de ánimo cambiantes... El estrógeno y la progesterona comienzan a disminuir mucho antes de la última menstruación. Aunque todavía no lo percibimos, a partir de los cuarenta ya comienzan los cambios en el nivel de las hormonas reproductivas. Poco a poco los cambios se hacen más evidentes. La mayoría los percibe con una tolerancia variable. Un 30 % de las mujeres no los detectan o les resultan tan leves que les cuesta trabajo incluso reconocerlos.

Cada mujer vive la menopausia de forma diferente.

La menopausia —la última menstruación— es un cambio universal por el que pasan todas las mujeres que alcanzan los cincuenta y un años. Aunque no hayas alcanzado esa edad, aunque recién estés entrando en los cuarenta, no desdeñes este libro con el grito engañoso "¡esto no es para mí!".

Nada prepara a la mujer para este cambio. Como en la menarca, la mujer carece de recursos (información y educación) al ingresar en esta etapa. Su dificultad surge más del prejuicio cultural que de los cambios físicos; el gran desafío que enfrenta en esta etapa es sobreponerse a una cultura de toda la vida. Nuestra cultura señala que la mujer femenina es fecunda. Al perder los atributos de la fecundidad, lo que queda comprometido es su feminidad.

Desde esa óptica pasa a ser un "saldo". Uno tiene que ser rentable, si no pierde espacio. Durante tantos años la rentabilidad de la mujer ha estado al servicio de la maternidad que ahora, con los hijos ya grandes, aun cuando es eficiente en lo que hace, debe pelear para considerarse útil.

La sociedad exige: tú no puedes ser tiempo, debes ser eficacia. El desafío de la mujer en la menopausia está vinculado con el derecho a vivir, sin vergüenza, su propia temporalidad. Un desafío difícil porque la sociedad nos obliga a ser jóvenes, a esconder las canas y aparentar ser eternamente atractivas.

El aumento de la expectativa de vida es relativamente reciente y no ha permitido —sobre todo en los países subdesarrollados— que se instrumenten las medidas de atención y cuidado para garantizar una longevidad saludable. Debido a que la sobrevida del ser humano se ha prolongado extraordinariamente, el incremento del número de mujeres mayores de cincuenta años es muy significativo.

Para el año 2030, la Organización Mundial de la Salud estima que 1.2 billones de mujeres llegarán a los 50 años. Esta cifra triplica, aproximadamente, el número de mujeres de esta edad en el año 1990. Cada vez mayor número de mujeres vivirán muchos años después de la menopausia. Pero la longevidad también trae aparejados dramáticos aumentos de incidencia de enfermedades asociadas con la disminución de los estrógenos en la mitad de la vida. La Sociedad Internacional de Menopausia (IMS) urge a las naciones a tomar medidas muy activas para educar a las mujeres acerca de cómo mantener la salud en la menopausia.

Para lograr un conocimiento profundo —y sin intereses comerciales— de lo que sucede en la menopausia, es necesario que trabajen conjuntamente las distintas disciplinas médicas, psicológicas y socioculturales. Así la mujer podrá disfrutar de una mejor calidad de vida durante la menopausia, y a partir de ella.

La información correcta acerca de los cambios que se producen en este periodo le permitirá reconocer qué pasa y cómo cuidarse adecuadamente. El conocimiento de que cada mujer vive una menopausia diferente la ayudará a adueñarse de su realidad.

La creencia de que la menopausia es una "falla deficitaria" y que las mujeres en esta etapa están enfermas o son incompletas salvo que sigan un tratamiento hormonal, impide la visión auténtica y natural de la evolución femenina y reaviva la desesperanza que rodea ese momento.

Otro —el médico, una amiga— se apodera de su cuerpo y decide acallar su duda angustiosa con la imposición de una terapia muy comprometida. O con la ausencia de terapia. Los especialistas suelen tener opiniones rígidas: o aman o denuestan la terapia de reemplazo hormonal. Entre estas posturas extremas, la menopausia se desdibuja; como si en la TRH estuviera el nudo de la situación, reforzando viejos tabúes en vez de aclarar la problemática.

En el camino la mujer queda confundida, desinformada, preocupada. No sabe qué le pasa, por qué le sucede y cómo actúan las hormonas en su organismo. Ella quiere estar segura de lo que le conviene: si tomar alguna medicación, cuál y qué consecuencias puede producirle.

Sobre todo actualmente, cuando las pacientes se sienten confundidas y los médicos buscan afanosamente una terapia que les permita aliviar a las mujeres en la menopausia. A partir del 2002 y las primeras conclusiones de la *Women's Health Initiative* acerca del riesgo del tratamiento hormonal, la que había sido la "solución mágica" ya no existe. La terapia de reemplazo hormonal ya no resulta segura. Por primera vez, profesionales y pacientes tendrán la necesidad de inaugurar una consulta detallada, en la que el profesional tratará de comprender a la persona total antes de encontrar una receta para aliviar sus molestias. Y la paciente reconocerá sus cambios y los detallará para lograr la eficaz ayuda profesional. El conjunto de cambios del climaterio precisa de un enfoque médico integral y de la colaboración activa de la paciente en el compromiso de cuidar su salud presente y futura.

"Me vine abajo sola y no me daba cuenta... Yo tuve la menopausia a los 42 (años)", confesó recientemente Evangelina Salazar, conocida actriz argentina.

La menopausia ocurre entre los 47 y los 56 años; con una edad media de 51 y medio. La edad media de la menopausia no ha variado en los últimos 100 años, a pesar de la notable mejoría en la calidad de vida que ha ocurrido en los países desarrollados, en donde se ha hecho la mayoría de estos estudios.

Dos factores rompen esta constancia adelantando la edad media de la menopausia natural: el hábito de fumar y la vida en la altura. ¿Tienen algún factor en común el cigarrillo y la altura? Sí: la hipoxia o disminución de oxígeno. El cigarrillo es un factor relevante; los estudios muestran que la mujer fumadora entra dos años antes en la menopausia.

Se conoce como "menopausia temprana" cuando ocurre antes de los cuarenta años, y menopausia tardía cuando ocurre después de los cincuenta y seis años.

MENOPAUSIA TEMPRANA

La menopausia natural que se produce antes de los cuarenta años es poco frecuente aunque está aumentando últimamente. En Estados Unidos se ha comprobado que las mujeres entran en la menopausia cuatro o cinco años más precozmente que antes; 8 de cada 100 mujeres llegan a la menopausia sin haber cumplido los cuarenta.

La menopausia puede presentarse antes espontáneamente, como consecuencia de la falla ovárica. Puede ser el resultado de la extirpación quirúrgica del útero o del útero y los ovarios, o puede ser causada químicamente por un tratamiento de quimioterapia.

Cuando se practica una histerectomía se produce una **menopausia artificial**; solo se extirpa el útero mientras que los ovarios siguen ovulando y no se acompaña de una disminución funcional de las hormonas; aunque los periodos se interrumpen. Sin embargo, algunos estudios han encontrado que la menopausia se presenta dos o tres años antes en la mujer que ha tenido una histerectomía y se cree que se debe a que la cirugía probablemente reduce el flujo de sangre a los ovarios, disminuyendo su capacidad de respuesta.

Cuando se extirpan también los ovarios, el nivel de las hormonas desciende bruscamente y estamos ante una **menopausia quirúrgica** (ver capítulo 5). En esta circunstancia es necesario proteger a la mujer de una posible osteoporosis temprana con gimnasia, calcio y vitamina D.

En algunas mujeres la menopausia temprana ocurre espontáneamente.

La detención natural de la menstruación antes de los cuarenta puede obedecer a distintos orígenes y es preciso realizar un diagnóstico preciso para diferenciarlos. Existen familias cuyas mujeres presentan menopausias tempranas; en ese caso es necesario detectar si no existe un determinante genético. También la tiroiditis —inflamación de la glándula tiroides— es la causa del 20 % de las menopausias precoces. Entre otras causas, es decir las que no se deben a la detención definitiva de la ovulación, están la disminución violenta de peso (anorexia), el ejercicio físico intenso, la medicación con Clorpromazina, la depresión intensa. En aquellas mujeres que no han tenido hijos la menopausia precoz puede resultar muy traumática. Es preciso hacer un diagnóstico certero ya que en algunos casos este cuadro es reversible. Un dosaje sanguíneo de las hormonas folículo estimulante (FSH) y luteinizante (LH) permitirán determinar la causa: en la menopausia temprana el nivel de estas hormonas está muy elevado. Con la ayuda de la terapia hormonal, se ha logrado en ciertos cuadros restablecer los periodos menstruales y se han conseguido embarazos a término.

Se la llama **menopausia tardía** cuando la mujer sigue menstruando después de los 56 años. Es conveniente hacer una consulta médica para descartar el riesgo de que la continuidad de estrógenos produzcan cáncer de mama o de útero.

Cambios manifiestos

"Sofocos" o "Calores"

Siento como si una capa gruesa de nylon me envolviera sin dejarme respirar.

Me falta el aire. Tengo un calor intenso y la desesperación por asomarme a la ventana. Transpiro y transpiro...

La mía duró poco más de un año. Sentía una quemazón en la piel, un tremendo desasosiego. Ahora que pasó, casi lo he olvidado.

Cada una describe sus sensaciones de distinta manera. Pero la mayoría estima que sus síntomas son "exagerados", que tienen origen psicológico, que deberían saber dominarlos. Se sienten culpables de esas molestias y de las molestias que causan. Cuando me consultan, me cuesta convencerlas de que se trata de una respuesta neurofisiológica absolutamente involuntaria.

La falta de concienciación acerca de esta etapa, la ausencia de un programa coordinado de educación y atención de la mujer en la menopausia, la discriminación, el descrédito, las lleva a adjudicarse la génesis de lo que les sucede. Buscan en algún aburrimiento, en alguna insatisfacción, una justificación y una condena para ese sufrimiento.

La crítica impide descubrir la realidad de lo que está pasando. Se mantienen el silencio y la negación: si es psicológico no se trata de la menopausia. Aceptar el cambio nos enfrenta con el temido descrédito pero es la única vía para reconocer que estamos entrando en una nueva etapa.

Nuestro cuerpo ya no es el mismo. Nos pide nuevos cuidados.

Cuántas veces he escuchado la protesta femenina: "¿Por qué siento estos sofocos si aún conservo la menstruación?" Mucho antes de que se retire para siempre la menstruación, ya comienzan los cambios. Las crisis vasomotoras, conocidas como sofocos o bochornos, son la "marca registrada" de la menopausia. Los sofocos pueden presentarse cuando la menstruación continúa y todavía falta mucho para que se instale la menopausia. Puede ser una de las primeras evidencias del climaterio. Más de 75% de las mujeres estadounidenses los padecen, sobre todo en los dos primeros años de la menopausia, y sólo en un 25 % de las mujeres persisten por un periodo de hasta cinco años.

La sensación de rubor y de calor, de quemazón intolerante, la transpiración en la parte superior del cuerpo y en la cara son tan típicas del climaterio que resulta difícil ocultarlas. Ante una misma y ante los demás.

Esas oleadas de calor súbito, habitualmente acompañadas de enrojecimiento y sudor, comienzan en la cara y pueden involucrar el torso y hasta el cuerpo entero. Pueden acompañarse de taquicardia y son comunes los escalofríos luego del sofoco.

El cuerpo parece entrar en llamas y al momento siguiente el calor se disipa; los sofocos duran de 30 segundos a cinco minutos, aunque pueden ser más breves o durar más de media hora. La frecuencia y la intensidad también son variables. Algunas perciben sólo breves episodios de calor en la semana. Otras, llegan a más de cien.

Suelen producirse durante la noche, cuando despiertan a la durmiente y le ocasionan trastornos en el descanso ya que no es fácil conciliar nuevamente el sueño. Algunas los soportan sin mucha molestia, otras no pueden tolerarlos, quedan extenuadas, sin aliento y empapadas en sudor. Un grupo reducido no los experimenta nunca. Aparecen de manera espontánea o motivada por una emoción, nerviosismo, la ingesta de café o alcohol. Molestos pero no peligrosos, es la realidad de los sofocos. Así como aparecen, luego de un periodo que oscila de uno a tres años, desaparecen.

¿Por qué se producen? Aunque no se conoce acabadamente su origen, sí se sabe que están relacionados con los cambios hormonales. Una explicación es que la disminución hormonal afecta las células del hipotálamo —en la base del cerebro— encargadas de controlar la temperatura del cuerpo, lo que hace que la mujer se sienta repentinamente acalorada aun a temperaturas normales.[1] Otra postula que al elevarse la temperatura corporal

---

[1] Lobo, R, (2000) *Menopause*, Academia Press, citado por L. Brizndine, *The Female Brain*.

se desencadenan los sofocos; cuando desciende la temperatura central se disipa calor por la piel, lo que produce la sensación de frío posterior.

Lo que sí está comprobado es que las comidas ligeras, la ingesta abundante de agua fría, los ambientes ventilados, el aire acondicionado, y el uso de un abanico, los alivian. Por el contrario, los estimulantes como el café y el alcohol elevan el nivel de norepinefrina y pueden empeorar el síntoma.

Otro factor que predispone a los sofocos es el aumento de peso. El riesgo de padecerlos aumenta con el volumen de grasa corporal. También el cigarrillo incrementa la posibilidad de sufrir sofocos. A mayor número de cigarrillos, mayor probabilidad de padecerlos.

Un ensayo clínico ha evaluado el posible beneficio del ejercicio físico en la reducción de los síntomas vasomotores y muestra que las mujeres que hacen ejercicio regularmente presentan, con respecto a las mujeres sedentarias, una menor probabilidad de padecer sofocos.

Pero no son sólo los sofocos. Otros signos del cambio climatérico pueden aparecer y llenarnos de aprensión.

Metrorragia

Grandes variaciones en el ciclo menstrual prenuncian una etapa que, sin ser la menopausia, está íntimamente vinculada a ella: *la premenopausia*.

Algunas mujeres se sorprenden cuando la menstruación vuelve a presentarse apenas a los catorce días; cuando dura más tiempo, cuando es más o menos abundante. Otras imaginan un embarazo cuando su ciclo no se repite con el ritmo acostumbrado. El desconcierto las invade cuando dura quince días, o cuando el siguiente aparece a los dos meses.

Cortas, largas, escasas, abundantes, caprichosas; lo cierto es que las variaciones reemplazan a la regularidad en esta etapa.

Estos cambios indican que la transición ha comenzado.

Tenlo en cuenta si te estás aproximando a los cincuenta: si no te viene la menstruación —amenorrea— durante un lapso de seis meses, tira las toallitas. La posibilidad de que se reinicien los ciclos es rara; igualmente debes protegerte con métodos anticonceptivos hasta que haya transcurrido un año desde la última menstruación.

A veces las menstruaciones son muy abundantes y descontroladas. Hay meses en los que el ovario ovula, y otros en que no. Cuando no hay ovulación, y los niveles de estrógenos son elevados mientras que los de progesterona son escasos, el endometrio (la capa interna del útero) crece excesivamente; cuando se desprende, la hemorragia resultante es muy copiosa y se conoce como metrorragia. Esta aparente anarquía reclama una consulta ginecológica que explore exhaustivamente los síntomas y descarte cualquier complicación orgánica.

Apareció todo al mismo tiempo: la pérdida de la memoria, el insomnio y la depresión. Debo estar en la menopausia

IRRITABILIDAD, MAL HUMOR

¿Será el insomnio o el descenso hormonal, la adolescencia de los hijos o la insatisfacción laboral? Cualquier motivo puede desencadenar una insatisfacción.

Los cambios anímicos de esta etapa recuerdan la adolescencia. Una teme convertirse en una bruja si atiende sus inquietudes, otra atisba la sombra de la locura detrás de esos sentimientos encontrados, alguna intenta calmar su ansiedad comiendo desenfrenadamente, otra reacciona frente a los hijos con una violencia desacostumbrada, una más se niega a abandonar la cama, otra se refugia en el alcohol…, ninguna sabe qué le ocurre ni por qué.

Los cambios emocionales pueden aparecer en la menopausia. El síndrome premenstrual (PMS), que aqueja a un gran porcentaje de mujeres —caracterizado por irritabilidad, cambios de ánimo y depresión— puede repetirse en la menopausia. Estos cambios se deben al aumento de la progesterona o a la disminución de los estrógenos, que caracterizan la última parte del ciclo menstrual.

Algunas mujeres desacostumbradas a sufrir sus ciclos menstruales comienzan a padecerlos en la perimenopausia. Aunque pueden no estar relacionados, las mujeres con PMS son más sensibles a los cambios de la menopausia.

Los estrógenos influyen en la bioquímica del cerebro actuando sobre los transmisores nerviosos facilitando una respuesta eficaz de todo el cuerpo. Aumentan el nivel de serotonina mejorando la depresión, una enfermedad debida en gran medida al déficit de esta sustancia. Los estrógenos también activan las endorfinas, esas hormonas tan de moda, parientes cercanas de la morfina, que estimulan y brindan una formidable sensación de bienestar. Las endorfinas (morfinas endógenas) son liberadas durante el ejercicio físico; ellas son las que producen la satisfacción que acompaña a los deportistas. Por eso, nada mejor que incluir la actividad física en su rutina diaria.

Los cambios anímicos también pueden surgir como consecuencia del temor a estar enferma, tan común en esta etapa caracterizada por el desconocimiento, por la insatisfacción marital que puede ponerse de relieve ante la independencia de los hijos, por los requerimientos de los familiares ancianos, por el duelo de personas queridas o por la vergüenza y la molestia ante los cambios corporales (sofocos, sudores, sequedad vaginal).[2]

La alusión al nido vacío, que tanto se menciona como causa de depresión en la menopausia, es actualmente más un prejuicio que una realidad. De hecho, muchas mujeres se sienten por primera vez libres para disponer de su tiempo. En cuanto al cese de la menstruación, es una de las manifestaciones de alivio que la mayoría atribuye a la menopausia.

Aunque cada mujer responde anímicamente a la menopausia de una manera diferente, en un gran porcentaje de los estudios actuales no se reportó el aumento de los estados depresivos vinculado al descenso de las hormonas.

Pero tal vez no sea todo causa de las hormonas. La menopausia significa un cambio que moviliza preguntas, busca definiciones y precisa respuestas. También puede generar angustias y malestares que deben ser comprendidos de manera amplia. La condición económica, la situación conyugal y laboral, son algunos de los pilares en que se sustenta su bienestar. Las estadísticas señalan el menor impacto de la menopausia en el estado anímico de las solteras; se incrementa en las casadas y más aún en las divorciadas y viudas.

El profesional que atiende a una mujer que presenta estas inquietudes tiene la oportunidad de comprenderla como un ser total y no como un solitario conjunto de glándulas que segregan —o no— hormonas. Brindar un oído abierto, comprensivo y sin prejuicios permitirá dar a su paciente una respuesta acorde con sus preocupaciones.

---

[2] Ante un marcado cambio anímico es necesario descartar la influencia de la disminución estrogénica tanto como otras variables posibles.

Si el profesional sólo refiere estos cambios como producto del descenso hormonal, si la terapia de reemplazo hormonal es, en su creencia, la única solución, está colaborando con los prejuicios ciegos que rodean la menopausia. Asistir a un grupo de reflexión de mujeres —incluso de amigas que hayan pasado por la experiencia de la menopausia— puede ser de gran ayuda. Cuando las amigas no alcanzan, el apoyo profesional con orientación psicológico-sexológica colabora a atravesar con calma esta etapa y enriquecerla.

Ya no tengo paciencia. Me peleo con toda mi familia, después me encierro en mi dormitorio y lloro angustiosamente. Estoy desconcertada.

Antes trabajaba afuera y cuando llegaba a casa me ocupaba de toda la familia. Desde hace unos meses siento un cansancio tan tremendo que… no sé que me pasa.

Estaba haciendo mis compras en el supermercado. De pronto sentí que mi cerebro se disolvía. Un vahído, una desagradable impresión de no estar ahí. Lloré segura de que me quedaba poco tiempo de vida.

¿Qué es eso que aletea en mi pecho? ¡Nunca había tenido palpitaciones!

Jamás había sufrido cefaleas. Cuando comenzaron las relacioné con las comidas, con la mudanza, con el calor, con el frío. El médico a quien consulté palmeó mi hombro y me despidió con un intolerante: "Tranquilícese señora, es la edad", pero no me dio más explicación. Sólo ahora sé qué las origina: la menopausia.

INSOMNIO

Una de las quejas más habituales en la consulta es la de no lograr el sueño o la de despertarse a media noche y no volver a conciliarlo. Esa capacidad de descanso que todos necesitamos puede alterarse por unos pocos días, algunas semanas, meses, años.

Todos conocemos la importancia del buen descanso y del sueño profundo y prolongado no menos de ocho horas. Pero pocos lo logramos.

Para las mujeres en la peri y postmenopausia, la falta del buen dormir es uno de los cambios más perjudiciales y un 65% la padece.

El insomnio puede ser uno de los primeros síntomas de la premenopausia. Aunque no se ha encontrado una relación directa entre menopausia e insomnio, la disminución de la melatonina, encargada del sueño, es un factor que provoca un retraso en la conciliación del sueño y una fragmentación del dormir. Las variaciones de la temperatura corporal durante la noche, disparadas por los bruscos cambios hormonales, también pueden afectar el sueño.

Nuestro mapa vital y del dormir responde al ritmo circadiano; un reloj íntimo que se guía por la salida y la puesta del sol. Cuando oscurece, y no hay luz artificial, la temperatura corporal desciende y las funciones biológicas se calman preparándose para el reposo.

Cuando se enciende una lámpara, o la pantalla del televisor, o de la computadora, el estímulo desarma el reposo y el cuerpo se pone en alerta; aumentan la temperatura y el cortisol —la hormona del alerta y del estrés—. Este despertar lumínico también disminuye la secreción de melatonina y aparece el insomnio. Repetidos episodios de insomnio pueden alterar la norma de nuestro reloj cerebral, acostumbrándolo a un dormir de menos horas. Si es ése el caso, para recuperar las horas de sueño necesarias, debemos reeducar a nuestro reloj interior.

Diversos factores fisiológicos pueden alterar el sueño: preocupaciones, estrés, sofocos, sudoración nocturna, urgencia de orinar, cambios bruscos hormonales o sin un motivo conocido. El resultado es el cansancio, la pérdida de memoria, la incapacidad de concentración, la dificultad de vincularse con nuevos intereses. También afecta una variedad de actividades biológicas como el metabolismo, el balance hormonal, las funciones del conocimiento, la inmunidad, los neurotransmisores.

La dificultad para dormir origina uno de los negocios farmacológicos más florecientes. Sin embargo está demostrado que a largo plazo los medicamentos para dormir producen el efecto contrario: la falta de sueño.

La *pérdida de la memoria* y *alteración en la capacidad de concentración* originan en la mujer un intenso temor al deterioro. "¡Estoy arteriosclerótica!" es una afirmación que intenta burlar la preocupación por el daño invalidante. La inquietud y la depresión que puede originar este síntoma acrecientan la dificultad. Más adelante veremos cómo es preciso "ejercitar" el cerebro para restablecer la salud de las conexiones nerviosas e incrementar la memoria con ejercicios aeróbicos.

Estrógenos y Memoria: El estudio "Women's Health Initiative Memory Study" (WHIMS) mostró claramente que la terapia de reemplazo hormonal no ayuda a mejorar la memoria en la menopausia. Un total de 4 500 mujeres fueron evaluadas. Las mujeres que recibieron terapia de reemplazo hormonal (TRH) no reflejaron evidencia de beneficio alguno. Más aún el riesgo a desarrollar demencia se duplicó en aquellas mujeres que la recibieron. Estos estudios se refieren a mujeres de 65 años o más. No está claro si estos estudios reflejan también la realidad de aquellas mujeres menores de esa edad.

También el estrés —que incrementa la secreción de adrenalina y de norepinefrina y parece disminuir los niveles de estrógenos— dificulta la concentración y la memoria. Qué mejor remedio, entonces, que la relajación y la ejercitación de la atención y la memoria. Aprender un nuevo idioma o interesarse en ese estudio que siempre ha quedado relegado, jugar al bridge, al ajedrez o al sudoku, hacer palabras cruzadas, son actividades que desarrollan nuestra memoria y atención.

¿Qué es el tan mentado estrés?

El *estrés* es una respuesta defensiva de todo el cuerpo frente a cualquier estímulo exigente o peligro. El estímulo puede ser físico o psicológico y despierta todos los mecanismos de defensa para preparar la huida o el ataque. Pero no huimos. Nuestro cuerpo está quieto. Y el conjunto de acciones biológicas que el cuerpo ha llevado a cabo para disponerse a la huida queda inadecuada e insalubremente contenido.

El estrés viene a ser un mecanismo vital beneficioso y útil ya que nos impulsa a luchar para lograr un objetivo o para defender nuestros intereses. Pero muchas veces nos supera; la respuesta sobrepasa el estímulo o el riesgo de la situación que tenemos delante de nosotros.

Cuando nos presentamos ante el jefe y las manos nos transpiran, cuando frente a una situación largamente deseada el corazón parece desbocarse, enloquecido, cuando en el examen el estómago aparenta darse vuelta, cuando nos martiriza la tensión de los músculos cervicales, estamos bajo los efectos de una respuesta defensiva exagerada. Cuando tenemos cambios hormonales bruscos, cuando nos embarazamos, cuando llegamos a la menopausia estamos en situaciones nuevas que despiertan mecanismos de defensa. Cuando nos alimentamos mal, cuando fumamos, cuando bebemos en exceso, cuando tomamos drogas y medicamentos sin el debido cuidado, sometemos a nuestro cuerpo a una exigencia que nos obliga a defendernos. Todo ello genera estrés. Estamos habituados a vivir sumergidos en él.

El estrés es un gatillo que predispone a la aparición de ciertas enfermedades. Las enfermedades cardiacas, la hipertensión, el cáncer, la úlcera gastroduodenal, las enfermedades degenerativas, reconocen una relación directa con los estados de estrés.

La educación acerca de la menopausia, la información correcta de los cambios que pueden ocurrir son una manera eficaz de evitar la angustia y de actuar contra el estrés durante esta etapa.

Actualmente la mujer está sometida a un estrés desacostumbrado y constante. Por primera vez, en las últimas décadas ella se ve obligada a compatibilizar las tareas hogareñas, el trabajo fuera de casa, los requerimientos de los hijos, del marido y de los padres mayores. Las intensas y mal remuneradas tareas —laborales y hogareñas— son, sin duda, un factor desencadenante. Las nuevas propuestas laborales para la mujer, la dificultad para hacerlas compatibles con su relación familiar, la rivalidad y competencia que se establecen con el marido, son nuevos generadores de estrés. ¡Cuántas mujeres sabotean diariamente sus carreras y profesiones en el intento de conservar el amor de su compañero!

Defender las ambiciones, aceptar los propios límites sin culpa, otorgarle un lugar de importancia a la satisfacción personal, son desafíos difíciles pero necesarios. Para lograrlo hay que cuestionar los mandatos que nos han repetido reiteradamente: la mujer que piensa en sí misma es egoísta, poco femenina, solterona, agria... Muchas alcanzan esa libertad gracias al desafío que impone la crisis de la menopausia.

Pero el estrés no es sólo negativo. El estado de euforia que lo acompaña se produce como consecuencia de la mayor producción de adrenalina —que aumenta el metabolismo de los azúcares, las proteínas y las grasas aunque disminuye el potasio, el calcio y la vitamina C.

Reconocer el estrés y utilizar técnicas de relajación y gimnasia son maneras de cuidarse.

Estrés, prejuicios, miedos se complementan con la menor concentración de endorfinas en la sangre y pueden ser la causa de la *depresión* que experimentan algunas mujeres en esta etapa.

Recientemente, según una investigación llevada a cabo por el premio Nobel Paul Greengard de la Universidad Rockefeller y el Instituto Karolinska de Suecia, se ha descubierto una proteína —llamada p11— que facilitaría la manera en que las células del cerebro responden a la serotonina y jugaría, entonces, un papel crucial en la cura de la depresión. En un país con 18 millones de personas aquejadas de esta enfermedad, la posibilidad de cura significaría un logro magnífico.[3]

La endorfina es una hormona euforizante. Aparece naturalmente en el organismo como resultado del ejercicio físico. El ejercicio ayuda asimismo a metabolizar la adrenalina y el cortisol que aparecen con el estrés y son perjudiciales al organismo.

El ejercicio físico colabora, también, a disminuir la sensación de *cansancio* que suele preceder a la menopausia. La comprensión de que el cansancio obedece a la necesidad de adaptarse a los innumerables cambios hormonales ayuda a cuidar la calidad de la dieta y a respetar las horas de descanso. Veinte minutos de ejercicios por día producen una rápida sensación de bienestar. Si la pereza o la depresión te dificultan salir de la cama, no cedas. Haz el esfuerzo y pronto te encontrarás plena de nuevas energías.

Algunas mujeres muestran un aumento de las *cefaleas* durante la menopausia, por el contrario, en otras, el descenso hormonal termina con ellas. En aquellas mujeres jaquecosas, los dolores suelen estar relacionados con la menarca, la menstruación, el embarazo y la menopausia. Algunos disparadores de la migraña serían: el estrés, el hambre, el insomnio, estímulos como la luz, los sonidos y también los movimientos de la cabeza. Aquellas mujeres que sufren de cefaleas relacionadas con la menstruación son las más proclives a empeorar su cefalea en la menopausia y la postmenopausia. Alrededor de 15% de mujeres tienen cefaleas en la postmenopausia y posiblemente la proporción aumenta durante la perimenopausia. Se encuentra un componente hereditario familiar sugiriendo que los genes jugarían una importante función en la migraña.

Uno de los síntomas más alarmantes del climaterio es, sin duda, la sensación de *descarga estática cerebral.* Puede aparecer acompañada de vértigo y, aunque no guarda riesgo alguno, representa una de las "confesiones" más angustiosas en el consultorio. El desconocimiento de su existencia, lo inusual de la sensación, llevan a la mujer a imaginar que padece una enfermedad cerebral de importancia. Una vez aclarado, cuando pierde su falsa apariencia de amenaza, deja de tener importancia. Las descargas eléctricas desaparecen luego de un tiempo.

Problemas digestivos, pesadez después de las comidas, gases, constipación..., el intestino delgado y el estómago responden a las hormonas. La progesterona

---

paraliza el intestino produciendo constipación y gases, la disminución de los estrógenos estimula la secreción de ácido clorhídrico en el estómago.

La aparición de arrugas, el aumento de peso, la sequedad o la caída del cabello, la aparición de vellos indeseables, son también preocupaciones de la mujer durante y antes de la menopausia.

Las fibras elásticas de la piel disminuyen con la edad. Durante la menopausia se produce una *disminución de la hidratación de la piel* que es necesario compensar por medio de cremas humectantes, ingesta de abundante agua, protección frente al sol y disminución del consumo de tabaco. La mayor sequedad afecta también a las mucosas; aquellas mujeres que usan lentes de contacto pueden precisar una humectación adicional para evitar molestias.

La *caída del cabello* es común en la menopausia. La disminución de estrógenos a nivel de los folículos pilosos produce una merma en el número y el espesor de los cabellos y también pequeñas "entradas" que agrandan la frente. El *vello* también se afina y disminuye. Aunque en algunas mujeres, el aumento relativo de los andrógenos —hormonas masculinas— puede incrementar el vello en el mentón y sobre el labio. Masajes capilares, buenos productos sin detergentes, cepillados, por un lado; ceras depilatorias, depilación eléctrica, pinzas, por el otro, son posibles soluciones a estos problemas.

En algunas aparece, por primera vez, la *dificultad de controlar el peso corporal.* Las hormonas sexuales son las encargadas del metabolismo de los lípidos y de las lipoproteínas, de distribuir el tejido adiposo y también de regular la proporción de grasa y masa muscular corporal. Cuando las hormonas disminuyen, aumenta el índice de masa corporal y de grasa total; una combinación que dificulta el cuidado de la estética y de la salud. Ya a partir de los 30 años aumenta la tendencia a engordar porque disminuyen el metabolismo basal y el tejido muscular. Entendemos por metabolismo basal la energía que utiliza normalmente el organismo en estado de reposo; la respiración, el ritmo cardiaco y la actividad del cerebro y del resto de los órganos utiliza la energía basal para sus funciones básicas. Al disminuir el metabolismo basal disminuye el consumo de energía que, entonces, se deposita en forma de grasa. Por eso debemos controlar el peso con un aumento de actividad física y una disminución de la ingesta diaria si fuera necesario.

Ni la extrema delgadez —tan de moda— ni la gordura resultan saludables. Hablamos de obesidad cuando se ha superado en un 20% el peso indicado para una talla y una edad determinadas.

Los regímenes extremos, que producen una insatisfacción enfermiza no son beneficiosos; al contrario, producen desequilibrio físico y emocional. Representan un sacrificio considerable, no se pueden sostener durante mucho tiempo ni alcanzan los objetivos buscados, ya que rápidamente se recupera el peso perdido. Irremediablemente llevan al sentimiento de fracaso con respecto al manejo del propio cuerpo.

Sin embargo, sí es posible elaborar una dieta balanceada cuando se tiene en claro qué y cómo comer y se adopta una actitud cuidadosa hacia los alimentos. También colaboran la regularidad y el mayor número de ingestas; se ha comprobado que a igual cantidad de calorías ingeridas por día, se deposita más grasa cuanto menor es la frecuencia de las comidas.

Una dieta rica en granos integrales y verduras, con algunas carnes blancas —pescado y pollo— y con pocas grasas, permite alimentarse bien sin ganar peso y ayuda a la actividad intestinal. Aunque la propuesta parezca difícil o poco atractiva es paulatinamente aceptada cuando se comprueban los beneficios estéticos y energéticos que depara.

En algunos casos la menopausia se acompaña de dolor e inflamación de las pequeñas articulaciones: *artritis*. Muchos especialistas descuidan la relación de la menopausia en la génesis de estas molestias aunque no se ha encontrado una relación de ésta con la disminución hormonal.

Insomnio, sequedad de la piel, irritación, tristeza, cansancio, palpitaciones, mareos, sensaciones kinestésicas son síntomas que pueden aparecer en el climaterio. Si bien no son exclusivos de este periodo, suelen caracterizarlo y dejan una mezcla de desasosiego, impotencia y rabia.

No hay que asustarse ante esas alteraciones: aunque la secreta amargura parece ser eterna, los síntomas que la ocasionan se van diluyendo y dejan lugar a una nueva vitalidad.

Relato del segundo encuentro

—¿*Todo eso lo producen las hormonas?* —se escandaliza Beatriz.

—*Sí y no. La reacción de la mujer frente a la menopausia también está condicionada por su historia individual, por sus creencias, por la sociedad en la que vive. Nuestro contexto cultural influye asimismo en la reacción frente a la menopausia y al envejecimiento. En otras culturas, a diferencia de la nuestra, se le otorga mucha importancia a la mujer mayor que ya está libre de sus compromisos maternales. Las mujeres de países donde se venera la edad sufren menos la menopausia. Y en algunas sociedades, debido a las garantías de no reproducción, las mujeres adquieren una libertad sexual inimaginable. En todos esos casos, los cambios "típicos" de la menopausia existen pero la mujer no se siente avergonzada y es menos vulnerable. Las investigaciones recientes señalan que cada día menos mujeres mencionan la depresión entre sus síntomas de la menopausia. Este cambio posiblemente se deba a que cada vez más mujeres se realizan en nuevos aspectos a partir de esta etapa de la vida.*

Con este diálogo entramos directamente en tema. Ha pasado una semana, han leído el material que les repartí (capítulo 1) y respondido el cuestionario. ¿Cuántas habrán acudido a la consulta ginecológica?

Las observo: ellas son y no son las mismas. Las reconozco, pero sus expresiones no pueden disimular que algo ha ocurrido en su interior. Hay más confianza para mostrarse. Menos "maquillaje".

Desde que llegó Silvia quiere contarnos algo. La escucho sin olvidar que faltan además las presentaciones de Viviana, de Isabel y la mía.

—*No sé si me voy a animar a moverme con vosotras. Es que estos días pasados he tenido unas enormes hemorragias. Hacía meses que no me venía... y de pronto, eso.*

Desconcierto, alarma; Silvia tiene 48 años y desconoce los cambios de su cuerpo.

—¿*Y ahora, cómo te sientes?*

—*Hoy ya como si estuviera terminando.*

—*Los vaivenes del ciclo son frecuentes antes de la menopausia. Ése suele ser uno de los signos que anuncian la disminución hormonal. La* **metrorragia***, así se llama a las menstruaciones copiosas, no indica, necesariamente, un daño. Las hormonas —estrógeno y progesterona— no disminuyen de un* día para otro. Sucede lentamente, pero a empellones. Los estrógenos producen la proliferación —el aumento— del endometrio: cuando el ciclo no es regular y pasa mucho tiempo entre una menstruación y la siguiente, el endometrio crece más de lo habitual. Al descender las hormonas el endometrio se desprende y sangra: cuanto más ha crecido, más sangra. Y agrego:

—No le temas a tu cuerpo. Los movimientos armoniosos que haremos ahora te van a ayudar a relajar el área pélvica y disminuirán tus molestias.

Les propongo el primer ejercicio: es excelente para relajar la tensión muscular.

—Háganlo lentamente, con suavidad, sin forzar el cuerpo, sin acusar dolor. Arrodíllense en la colchoneta. Siéntense sobre los talones. Vuelquen el torso hacia adelante hasta tocar el piso con la frente , estirando la columna todo lo posible (en la posición de rezo mahometano). Cierren los ojos, relajen el cuello, la espalda, la cintura, las caderas. Suelten las nalgas. Relajen el ano... Con cada expiración aflojen más y más el cuerpo...

Una a una, presiono sus espaldas suavemente tratando de acercarlas aún más al suelo. Escucho la respiración de Clara, los suspiros de Silvia.

—Levanten el torso lentamente, arqueándolo vértebra por vértebra; la cabeza es la última en erguirse. Sigan la extensión hasta ponerse de pie, extiendan las rodillas en último término. Observe cada una cómo percibe su musculatura posterior. ¿Está más relajada? ¿Conserva alguna tensión? ¿Siente alivio?

Pongo una música de ritmo alegre.

—Mantengan las piernas separadas y las rodillas levemente flexionadas. Inicien un movimiento de vaivén suave con las caderas. A la derecha, a la izquierda. A la derecha, a la izquierda...

Clara es la primera en dejarse llevar por el ritmo. Incorpora los hombros, los brazos al movimiento.

—Ahora las caderas hacia adelante, ahora hacia atrás. Otra vez, y otra... Describan un círculo: lleven la cadera tan lejos como puedan. Marquen bien el movimiento. Exagérenlo. Ahora giren para el otro lado... Ahora repitan el movimiento circular pero con la cintura... Para la derecha... Para la izquierda... El movimiento se desplaza hacia arriba. Ahora con los hombros... A un lado... Al otro.

Silvia parece haber olvidado su preocupación anterior. Aumento el volumen de la música para acompañar sus movimientos, más libres... Beatriz se quita el suéter. Isabel, la imita, observo cómo su cuerpo va perdiendo el encorsetamiento.

—Ahí donde están, déjense caer. Acuéstense y relajen la espalda sobre la colchoneta. Sientan cómo apoyan cada una de las vértebras. Respiren profundamente y lleven el aire a cada parte del cuerpo. Inspiren profundamente; imaginen que el aire les está llenando el cuerpo de vigor. Sientan cómo el abdomen se distiende como un globo. Exhalen profundamente expulsando todas las tensiones que encuentren. Ahhh...

Esto las ayudará a relajarse y a aprovechar mejor su energía.

Luego de varias respiraciones profundas, las invito a sentarse en ronda sin romper el clima que cada una ha logrado consigo misma. Ahora están más dispuestas para hablar de sus cambios.

—Ya me olvidé de los calores —expresa Isabel—. De lo que no puedo evadirme es de la pérdida paulatina de la memoria que me acosa desde hace unos años. Jorge también la padece. No se imaginan lo que significa en su caso porque él se ocupa de todas las cuentas de nuestra maison de modas. A veces tenemos que salir corriendo a tapar imprevistos originados por sus olvidos.

—Yo estoy como tu marido —interviene Malena—. La pérdida de memoria es mi punto débil. Me deprime, me hace sentir senil —horrorizada—. ¡Qué imagen!

—El insomnio puede influir en la capacidad de concentración y afectar momentáneamente la memoria —las tranquilizo.

Isabel retoma la palabra:

—Estoy desorientada... dime, Sonia, la pérdida de la memoria ¿está también relacionada con la falta de estrógenos?

—Tienes razón, porque las opiniones estaban divididas hasta hace poco. Pero las dudas desaparecieron con el estudio acerca de la memoria que realizó la Women's Health Initiative (WHIMS), la misma que hizo los últimos aportes acerca de la terapia hormonal. Pues bien, los resultados señalaron claramente que ni los estrógenos ni la terapia de reemplazo hormonal ayudan a mejorar la memoria en la menopausia. Las mujeres que recibieron terapia de reemplazo hormonal (TRH) no mostraron beneficio alguno; peor aún, duplicaron el riesgo de desarrollar demencia. Como este estudio abarcó a 4 500 mujeres y por un tiempo considerable, hay que tomarlo bien en cuenta. Pero no se preocupen, porque las investigaciones sobre la memoria están aportando muchos datos que nos ayudarán a mantener y mejorar la memoria.

—¿Cómo se logra?

—Con ejercicio físico. Recién sacada del horno, la información acerca de que el ejercicio aeróbico (aquel que eleva la frecuencia cardiaca y demanda un alto consumo de oxígeno) mejora las conexiones neuronales del cerebro y estimula la formación de nuevas neuronas, es una noticia extraordinaria. Se cree que el ejercicio físico puede incluso ayudar en casos de Alzheimer a pacientes que no tienen gran deterioro. De modo que 30 minutos de caminata, además de mejorar tanto el sistema cardiovascular como el estado general y ayudar a mantener el peso, nos dará más y mejores neuronas. Y eso es un signo de juventud.

—Y entonces ¿con qué nos quedamos? —insiste Isabel—. Ya tomé y ya abandoné las hormonas. No quisiera retomarlas pero tengo que hacer una evaluación muy sincera e inteligente. Tuve dos fracturas en dos años. Siento la fragilidad de mi cuerpo. Primero me rompí la muñeca. Y después la clavícula... ¡En sólo dos años!

—La terapia de reemplazo hormonal hay que tomarla por corto tiempo para evitar los riesgos. Aquellas mujeres que toman estrógenos para mantener la densidad ósea deben continuar tomándolos por muchos años ya que cuando se interrumpen su beneficio desaparece. Entonces, el riesgo de un ataque vascular cerebral, de enfermedad coronaria, de coágulos sanguíneos y de cáncer de mama, aumenta dramáticamente. Por consiguiente, la TRH sirve de poco para evitar las fracturas a los 70 años o más, que es cuando la amenaza de una osteoporosis se torna más invalidante. Isabel —agrego—, necesitas consultar con tu médico: existen otras terapias muy efectivas y sin riesgo. ¿Te has hecho una densitometría ósea últimamente?

—Sí. Tengo una pérdida mínima de hueso, pero igual estoy preocupada; a los 53 años, me siento frágil.

—Sería prudente cuidar tu dieta y consumir alimentos ricos en calcio y agregar 1 500 mg de calcio y 400 UI de vitamina D en forma de suplemento, y sol.

—Me apena lo que te pasa —interviene Silvia—. Yo me siento mejor ahora que unos años atrás. Tengo 48 años y hasta hace poco era ama de casa; por necesidad empecé a trabajar... No se dan una idea cuánto mejoró mi vida —Silvia tiene un gesto de niña—. Yo era aplomada pero desde hace un tiempo me siento insegura y eso me irrita. Imagínense: necesito trabajar; lo necesito por lo económico y por lo anímico —añade con ojos vidriosos—. Antes dependía mucho de mi marido y de mis hijos. El trabajo me cambió: me independicé. No quiero volver atrás.

Viviana las mira con expresión de compartir su preocupación. Dirigiéndose a Silvia:

—Te entiendo porque pasé por las que tú estás pasando. Pero no te desanimes: al final se sale de ésa. Te puedo asegurar que ahora, a los 52 años, en muchos aspectos, me siento mejor que nunca.

A pesar del interrogante que aparece en varios rostros nadie la interrumpe. La voz de Viviana, su placidez, produce un encantamiento. Sigue hablando:

—Aunque no me crean, me enamoré por primera vez hace un par de años. Después de un marido y de varios novios, siento con Pablo algo que no había experimentado nunca. Sé que éste es el amor de la madurez. Distinto. Yo soy diferente: ahora sé quién soy y qué quiero... Con respecto al cuestionario y a los sentimientos que me despierta la menopausia: me apena que justo ahora, después de haber logrado con éxito solucionar la sequedad vaginal con una crema, me aparezcan estos trastornos. Tengo una seguidilla de cistitis muy molesta. Inflamaciones de la vejiga —aclara—. Lo peor, después de hacer el amor me duele más. Espero que me ayuden a solucionarlas.

—La mayoría de las veces, la sequedad vaginal no se presenta sola —le contesto—. La mucosa de la vagina se afina y puede lastimarse y ser la entrada de una infección durante la penetración. También el medio vaginal cambia y ya no protege tanto contra posibles infecciones. Y la uretra, que lleva la orina desde la vejiga al exterior, se vuelve más irritable en esta etapa. Sería aconsejable que consultes con tu especialista a ver si considera que puedes probar con cremas vaginales con hormonas o si prefiere recetarte un disco vaginal o una crema con estrógenos. Seguramente tu médico te pedirá, además, un análisis de orina para determinar si existe infección, y un cultivo para conocer cuál es exactamente la bacteria. Lo que posiblemente ocurre —agrego— es que la postura del coito te lastima. Les ayudará que busquen una postura para la penetración que no irrite la uretra. Como la pared de la vagina está adelgazada y la cara anterior está muy próxima a la uretra, ciertas posturas pueden irritarla; por ejemplo, la penetración vaginal desde atrás.

—Justamente la que más nos gusta.

—Justamente la que conviene evitar. Ahora tienen la oportunidad de descubrir otras posturas. ¿Probaron aquella en que la mujer se sienta sobre el varón acostado, como cabalgándolo? Esa postura evita el roce del pene contra la uretra a través de la vagina; es muy eficaz para estimular el clítoris y tiene otra ventaja: le da a la mujer una gran libertad de movimientos. Cualquier postura en la que puedas controlar la penetración les servirá. Existe una enorme variación de posiciones que, no dudo, ustedes sabrán descubrir... y disfrutar.

—En esa postura tuve mi primer orgasmo cuando todavía no sabía de qué se trataba.

—Es que el clítoris, con sus ocho mil terminaciones nerviosas, es el órgano sexual femenino más poderoso. Para gozar en el coito la mayoría de las mujeres necesita incluir algún estímulo directo o indirecto en el clítoris. Aquellas mujeres que no alcanzan el orgasmo con el compañero mediante la penetración, pueden probar con la masturbación hasta saber cómo es y luego compartirla con su pareja. También incluir un juguete sexual es una manera efectiva de lograr el goce.

Es el tiempo de presentarme. Recuerdo las circunstancias que originaron los primeros grupos. Leí todo lo que había a mi alcance acerca de la menopausia, hablé con médicos clínicos, con ginecólogos, con endocrinólogos, con especialistas en tercera edad. Y armé el primer grupo para compartir lo que me pasaba y los conocimientos que respecto al tema había adquirido. Coordino desde hace muchos años grupos de mujeres: aprendí la fuerza que nace del intercambio grupal y la importancia de compartir lo que estamos viviendo. Averiguar cómo cuidarnos eficientemente nos permitirá programar hacia dónde nos dirigimos.

Añado, riéndome:

—Aclarémoslo cuanto antes: estas cosas nos pasan a todas. No crean que yo, por ser especialista, estoy a salvo. El primer cambio que me trajo problemas fue el insomnio. Cuando pasaron una, dos, tres... no sé cuántas noches sin lograr volver a dormirme, me dije: "Algo tengo que hacer". Pero no sabía qué. También se desconocía la relación del insomnio con el descenso hormonal y aún me faltaban unos cuantos años para llegar a los cincuenta y uno. Cuando mi ginecóloga me indicó una densitometría[4] ya tenía una ligera disminución de la densidad ósea. Comencé a tomar calcio, a hacer mucha gimnasia, a intensificar mi jogging; esto, además de detener la osteoporosis, hizo desaparecer el cansancio que tenía en aquel entonces. Y el insomnio ha mejorado lentamente. Compartir esta problemática me ayudó a salir de mis dificultades y a encontrar, junto con las mujeres de los grupos, toda la riqueza que tiene esta etapa. Auxiliando a otras mujeres descubrí una manera de disfrutar de una autonomía que no tenía. Ahora me gusta decir que llegué a esta edad, tengo proyectos nuevos y me siento más segura para llevarlos adelante. Y aprendí a cuidarme. Todo lo que hagamos para mantener una buena salud física y mental en esta etapa incide en cómo la viviremos. Y, por supuesto, en nuestro futuro.

---

[4] Radiografía que permite detectar la osteoporosis.

—Pero ¿no te parece que la menopausia es un símbolo de vejez? —se inquieta Malena—. Yo no pude encontrar otro significado para la menopausia.

—Para mí es como si te jubilaran. Cuando me ocurra, no creo que vaya contándolo por ahí —remata Beatriz.

Miro a Malena:

—Era un símbolo de vejez.

A Beatriz:

—Sólo una misma puede jubilarse. La menopausia es... ¿un cambio o un milagro vital? Reflexionemos: hace sólo cien años más de la mitad de las mujeres no vivían la menopausia. Se morían antes de llegar a los 50 años. Ya disfrutamos el tiempo de la maternidad y ahora tenemos un tiempo extra, de más de 30 años, para dedicarnos completamente a lo que nos interesa. Y la estabilidad hormonal nos permite eso. No nos engañemos con viejos prejuicios: la menopausia de la mujer actual no es como la de nuestras abuelas. Las mujeres ahora podemos mantenernos activas, tenemos otros intereses además de la familia, gozamos de nuestra capacidad erótica sin miedo a la condena. Podemos elegir qué hacemos con nuestras vidas y contamos con la sabiduría que da la experiencia. ¿Por qué luchar en vano para retener la juventud pasada en lugar de aprovechar y disfrutar el futuro de estabilidad que tenemos por delante?

—Para disfrutar, necesito estar más delgada. La terapia hormonal me llenó de rollitos —interviene Isabel.

—¿Estás siguiendo una terapia de reemplazo hormonal?

—Ahora no. La abandoné hace años, cuando apareció el informe de la WHI. Pero los kilitos no me abandonaron más. ¿Será posible que en el peso también influyan las hormonas?

—Sobre todo influyen la calidad y la cantidad de comida. Para lograr un cuerpo saludable se necesitan hábitos saludables. Más adelante les daré una guía que les ayudará a evaluar qué consume realmente cada una de vosotras. En cuanto a tu incertidumbre, tiene relación con la pregunta inicial de Beatriz: ¿Todo lo producen las hormonas? ¿Qué contestaron en el cuestionario?

Sí. No. No sé..., algunas se acusan a sí mismas porque no pueden dominar lo que les está pasando, especialmente cierta inestabilidad emocional desconocida. Pocas mujeres saben, y muchas se resisten a creer, que esos cambios también pueden originarse en el desequilibrio hormonal.

—Yo no sé dónde empieza lo anímico y dónde termina lo físico —tercia Viviana.

—Ni yo —agrega Clara—. *Tampoco sé qué es producto de la disminución de las hormonas y qué, consecuencia del proceso de envejecimiento.*

—*Algunas mujeres sienten una mayor depresión durante la menopausia, otras están más ansiosas, o más irritables. El cambio de carácter —que se observa mucho menos en la actualidad— puede deberse a cambios físicos, psicológicos, sociales o culturales, y más frecuentemente a una suma de estos factores.*

Y le respondo a Clara:

—*No se conocen con precisión cuáles cambios corresponden a la menopausia y cuáles a la edad. Salvo estudios muy recientes, seriamente encarados, la mayoría de las investigaciones han mezclado en sus preguntas los síntomas del envejecimiento con aquellos atribuidos a la menopausia. La salud de la mujer de mediana edad es un tema todavía no aclarado. Sin embargo, día a día aparecen nuevos estudios que echan luz sobre este tema.*

—*Yo no me siento ni irritada ni deprimida* —acota Viviana—. *Debe ser que me siento satisfecha en muchos aspectos.*

—*Varias causas pueden modificar nuestra vida. Con frecuencia, a partir de los cincuenta se le atribuyen a la menopausia los acontecimientos más desagradables. Prejuicios. Prejuicios.*

El guiño de una, la sonrisa de otra, me dicen que han comprendido. Antes de despedirlas les entrego los ejercicios para el próximo encuentro.

—*Con esta tarea no podrán quejarse: en vez de escribir, tendrán que moverse. Les propongo a continuación una serie de ejercicios para flexibilizar el cuerpo y, aunque no lo crean, el espíritu.*

Práctica del capítulo 2

Aclaración: este capítulo tiene una práctica sorpresivamente extensa. No te alarmes, los ejercicios podrás hacerlos paulatinamente, y compartirlos de igual modo. Disfruta conociendo tu cuerpo.

YOGA

Los síntomas de la menopausia se incrementan con el estrés. Aprender a mantener un estado de tensión razonable, descubrir los momentos de intranquilidad y manejar esa emoción a través del yoga te permitirá vivir esta etapa con más salud.

Seguramente conoces que el yoga promueve la armonía y es de gran utilidad, junto con la dieta y la vida sana, para energizar y revitalizarse. Ahora te propongo practicarlo y ponerlo al servicio de tu bienestar.

Elije un lugar tranquilo, donde nadie te interrumpa, y dispón, por lo menos, de 10 minutos para estar sola. Repite los ejercicios todos lo días. Tómate un tiempo, ponte ropa cómoda y emplea una manta o colchoneta para sentirte más confortable. Asegúrate de que no te incomoden urgencias exteriores ni interiores.

La respiración es de suma importancia. Comienza por inspirar a conciencia: inspira en la contracción y exhala en la relajación. Aprovecha todo aquello que ayuda a la relajación: silencio o música suave, luz tenue, aromas agradables. Muévete lentamente hasta encontrar la postura del ejercicio (puede resultarte de utilidad hacerlo, la primera vez, frente a un espejo).

No lo olvides: la respiración profunda facilita la oxigenación de la piel y mejora su elasticidad. Inclúyela en todos los ejercicios siguientes.

(*Atención:* aquellas mujeres con osteoporosis deben tener cuidado de evitar actividades que incluyan inclinarse hacia el frente desde la cintura, torcer la espina dorsal o levantar mucho peso.)

Ejercicio 1: *El abanico*

(Vigoriza los órganos de la reproducción, la cintura y la zona lumbar.) En este ejercicio trabajan los músculos abdominales y los glúteos.

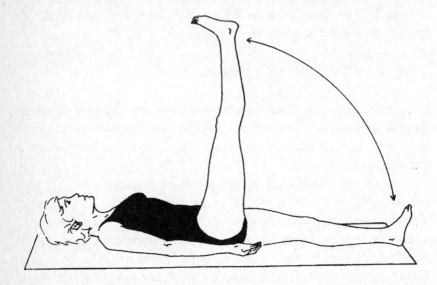

Recostada de espaldas, con los brazos extendidos al costado del cuerpo, las palmas de las manos hacia arriba, en una postura cómoda.

Preparación: con la exhalación presiona la cintura contra el piso para hacer desaparecer el hueco que la concavidad de la cintura dibuja contra la colchoneta. Asegúrate que tu cintura no se levante.

Con la inspiración levanta la pierna derecha hasta tratar de alcanzar los 90 grados. Realiza el movimiento como si una mano imaginaria estuviera tirando de los dedos de tu pie —elongando tu pierna derecha— a la vez que la levantas. Con la exhalación desciende la pierna de igual manera asegurándote que tu cintura no se despegue del suelo durante el ejercicio. Si te resulta más fácil, flexiona la pierna izquierda mientras trabajas la derecha.

Repite 10 veces con una pierna y 10 con la otra.

Ejercicio 2: *El pequeño arco*

(Energiza los órganos abdominales y genitales.)

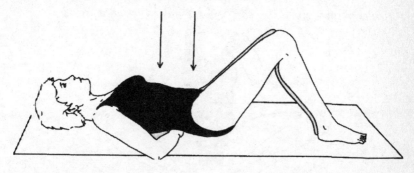

Recostada de espaldas, con las rodillas flexionadas y los pies separados y apoyados cerca de las nalgas, coloca las manos detrás de la cintura, entre la espalda y la colchoneta.

Preparación: exhala mientras presionas con toda la espalda contra las manos y la colchoneta. Desde esta posición inhala levantando la cadera del suelo, vértebra por vértebra, hasta la cintura sin que ésta se despegue. Al exhalar apoya toda la espalda contra la colchoneta.

Repite 10 veces.

Ejercicio 3: *El gran arco*

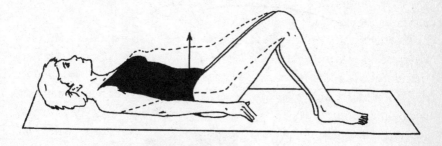

Este ejercicio es continuación del anterior; en este caso las manos están al costado del cuerpo. En esa postura inspira profundamente levantando la cadera, vértebra por vértebra, hasta quedar apoyada en los hombros. Exhala profundamente hasta apoyar toda la espalda contra la colchoneta.

Repite 10 veces.

Ejercicio 4: *La flor*

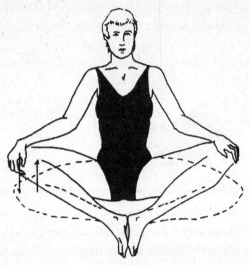

Apoya planta contra planta de los pies con las rodillas flexionadas. Desde esta posición abre y cierra las rodillas acercándolas al piso y volviendo a la vertical. El secreto de este ejercicio consiste en hacer los movimientos cada vez más lentos hasta llegar a un ritmo casi imperceptible.

Ejercicio 5: *La mariposa*
(Este ejercicio también energiza la zona pelviana y ayuda al retorno venoso de las piernas.)

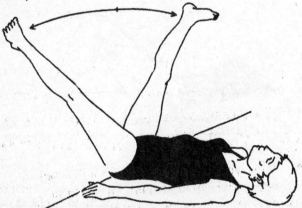

Recostada en el piso, las nalgas contra la pared, las piernas en un ángulo de 90 grados con respecto al cuerpo y apoyadas en la pared. Los brazos confortablemente alongados a los costados del cuerpo.

Permite que tus piernas se abran todo lo posible en una postura cómoda que facilite la relajación de los músculos internos de las piernas. Mantén esta posición durante un minuto, respirando cómodamente.

Junta las piernas en el medio de la vertical, siempre apoyadas, a lo largo, en la pared. Mantén esta posición un minuto, respirando cómodamente.

Repite 5 veces.

Tómate unos minutos luego de los ejercicios.

Ejercicio de relajación progresiva

Este método (Jacobson) consiste en la contracción y la relajación paulatina de las diferentes partes del cuerpo. Recostada, sentada o de pie, comienza por contraer fuertemente los dedos, sigue por los pies, las pantorrillas, las rodillas, los muslos, las nalgas, el abdomen... lentamente hasta llegar a la cabeza. Termina con la contracción y la relajación de la frente.

Ejercicio de relajación simultánea

A diferencia del método anterior, en éste se contrae todo el cuerpo al mismo tiempo, durante unos segundos, y luego se lo relaja completamente. La relajación que se logra después de un par de contracciones otorga un suave bienestar.

Ejercicio de relajación vértebra por vértebra

(Luciana, mi profesora de gimnasia, lo llama el ejercicio de los ocho años, aludiendo, risueñamente, a que hay que demorarse en la realización del ejercicio y detenerse para inspirar o espirar.)

De pie, con los pies ligeramente separados, las rodillas suavemente flexionadas y los músculos del abdomen contraídos, inspira y al exhalar deja que el peso de la cabeza empuje tu cuerpo, curvándolo hacia adelante sobre ti misma. Primero el mentón se acerca al pecho mientras sientes cómo se separan las vértebras en la parte posterior del cuello. La cabeza sigue bajando y los brazos acompañan blandamente el movimiento: se separan las vértebras dorsales. La cabeza sigue bajando y alcanza la altura de la cintura o de las caderas, mientras los brazos cuelgan y las manos casi tocan el suelo. Cuando has llegado a relajar la cintura y la zona lumbar, agrega la relajación de los glúteos y el esfínter del ano. Entonces comienza a desenrollarte, vértebra por vértebra. Primero las lumbares, luego las dorsales y las cervicales. Cuando tu columna llegue a la vertical, levanta la cabeza.

El músculo sexual

La propuesta es poner en actividad el músculo sexual. En realidad se trata de varias capas de músculos que se adhieren al hueso de la pelvis formando como una hamaca que cuelga por sus cuatro costados; ellos sostienen el útero, la vejiga y el tramo último del intestino. Los pubococcígeos rodean al clítoris, la uretra, el tercio externo de la vagina y el ano. El nombre de "músculo sexual" se debe a que intervienen activamente en el orgasmo. Su verdadero nombre es: *pubococcígeos*.

El ejercicio consiste en contraer voluntariamente los mismos músculos que se contraen de forma espontánea durante el orgasmo. Esta práctica incrementa la respuesta sexual y la salud genital al aumentar la circulación y la tonicidad y contractibilidad de los músculos genitales.

En la menopausia, estos ejercicios ayudan a evitar los trastornos urinarios y mejoran la atrofia de la zona urogenital. Fueron descritos por el ginecólogo doctor Kegel, para reforzar los músculos pélvicos y evitar el prolapso después del parto.

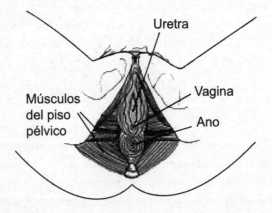

Fuente http://kidney.niddk.nih.gov/kudiseases/pubs/exercise_ez/index.htm

Para localizar los músculos pubococcígeos, contráelos al orinar; ellos son los que cortan el chorro de la orina. Cuida de no involucrar otros músculos —abdominales, glúteos, muslos— en el movimiento.

Regla 5 X 5 X 3: Comienza contrayendo los pubococcígeos contando hasta 5 y relájalos contando también hasta 5. Repite 5 contracciones y 5 relajaciones cada vez, en tres oportunidades diarias.

Regla 10 X 10 X 2: Una vez que sientas el dominio del ejercicio puedes ir aumentando la duración y el número de repeticiones. El objetivo final es contraer los pubococcígeos contando hasta diez y relajarlos contando también hasta diez. Repite 10 veces cada vez, en dos oportunidades diarias.

Regla 1, 2, 3, 4, 5... 10: La Clínica Mayo propone los mini-Kegel, una variedad para cuando te hayas acostumbrado a ellos: repítelos rápidamente contando hasta 10, contrayendo y relajando con cada número.

Regla 111...+, 222...+, 333...+, 444...+ (Macro-Kegel): Contrae lentamente los músculos mientras imaginas que un ascensor sube por dentro de tu vagina hasta el cuarto piso y en cada piso hay una invitación nueva para estimular los músculos.

Una vez que los hayas experimentado, prueba repetirlos sentada con las piernas cruzadas, como una "verdadera dama". Mis pacientes me lo han agradecido "calurosamente".

Luego de una semana de práctica, prueba la fuerza de tus músculos pubococcígeos: introduce un dedo en tu vagina, contrae y relaja y siente cómo la mucosa y los músculos rodean tu dedo. Comprobarás cómo tu vagina se vuelve más turgente y adquiere mayor tensión.

Puedes ejercitar este movimiento en cualquier oportunidad (cuando manejas, en el autobús, recostada en la cama, delante de tu jefe, en una cena con los amigos, en una cita amorosa, en el encuentro sexual). Propónselos a tu compañero y compártanlos. ¡Feliz encuentro!

Maravilla de ejercicios, pero por más que los sugiero en las clases de gimnasia que frecuento, salvo una vez, nunca tuve éxito. ¡Hasta dónde puede llegar la condena del sexo!

http://www.mayoclinic.com/health/kegel-exercises/WO00119

Los estudios que develan la situación actual

Conocer cómo están tus hormonas te dará un panorama más claro de tu situación presente. Aunque te falte tiempo para llegar a la menopausia, aunque todavía menstrúes, los siguientes estudios te ayudarán a develar el estado real de tus hormonas y a entender tu situación actual. Encontrarás toda la información que necesitas acerca de estas hormonas en el capítulo 5.

Exámenes complementarios

Extracción de sangre en ayunas para medir los niveles de:

Hormonas hipotálamo-pituitarias o hipofisarias:

- GnRH - Hormona liberadora de gonadotrofinas (gonadotropin-releasing hormone.)
- FSH - Hormona folículo estimulante (follicle-stimulating hormone.)
- LH - Hormona luteinizante (luteinizing hormone.)
- Prolactina.

Éstas son las primeras hormonas que aumentan cuando comienzan los cambios. Son mucho más precisas que el dosaje de estrógenos porque sus niveles aumentan de manera muy notoria. Marcan un cuadro bien claro de lo que está ocurriendo en los ovarios (es decir, la lentitud o incapacidad de reacción de éstos). Existe ahora en las farmacias una prueba casera de venta libre para diagnosticar la baja de hormonas ováricas midiendo la cantidad de hormona folículo estimulante secretada en la orina.

Hormonas ováricas:

- Estrógeno: estradiol, estrona, estriol.
- Progesterona.
- Testosterona.
- Hormonas tiroideas: TSH, tiroxina, T3 y el índice de tiroxina libre.

También:

- Glucemia.

Es importante medir la glucosa en la sangre, es decir la *glucemia*. La diabetes es uno de los factores de riesgo primordial en la enfermedad coronaria. Con la misma extracción, dosar también las grasas: el *colesterol* y los *triglicéridos*.

	TUS VALORES	VALORES NORMALES
		en mg/dl
COLESTEROL TOTAL		Menos de 200 mg/dl
COLESTEROL HDL		Entre 40-59 mg/dl
ÓPTIMO HDL		Mayor de 60mg/dl
COLESTEROL LDL		Menos de 100mg/dl
TRIGLICÉRIDOS		Entre 0-149 mg/dl
Índice COL. T/HDL		0.0-4.4
MUJERES	MITAD DE RIESGO	3.3
	RIESGO NORMAL	4.4
GLUCEMIA		Entre 65-99 mg/dl
Estradiol (E2)	En la premenopausia	400 a 600 pg/ml*
Estradiol (E2)	En la menopausia	Debajo de 200 pg/ml**
Testosterona		Alrededor de 0.49
FSH	En la menopausia	*** Desde 40 UI/L
TSH		0.350-5.500 uIU/ml
T4 Tiroxina		4.5-12.0 ug/dl
T3		24-39
Índice Tiroxina		1.2-4.9

* Varios meses antes de la menopausia el estradiol se mantiene en los valores normales.

** Justo antes y unos meses después de la misma, decrece hasta debajo de 200 pg/ml.

*** La FSH comienza a aumentar al promediar los 30 años y sigue en ascenso, contrabalanceando la falta de respuesta del ovario.

Tan importante como los distintos niveles de colesterol es la relación entre el colesterol total y el colesterol de alta densidad (HDL).

$$\text{Relación } \frac{\text{colesterol total}}{\text{HDL}} \text{ debe ser menor de 3,3}$$

CÓMO DISMINUIR LOS SOFOCOS

EXAMINA TUS CAMBIOS PARA ARMAR UNA ESTRATEGIA

Los sofocos suelen repetirse en cada mujer siguiendo parámetros propios y de acuerdo con estímulos y circunstancias determinadas. Si te das cuenta en qué momento y frente a cuáles disparadores aparecen, podrás adecuar tus actividades para disminuir la frecuencia o la intensidad de los mismos.

Te resultará útil la técnica de respirar rítmica y ampliamente cuando empieza el sofoco. Incluye especialmente el músculo diafragma (es el que está en la base del tórax y debajo de los pulmones).

También las técnicas de relajación explicadas más arriba te ayudarán a aliviar los calores.

DIARIO DE LOS SOFOCOS

DIA	HORA	ACTIVIDAD	INTENSIDAD	DETALLE
LUNES	11:00 AM	EN UNA ENTREVISTA IMPORTANTE	4	NO GYM
	2:00 PM	EN LA CALLE, CAMINANDO	1	
	7:00 PM	COCINANDO	3	
MARTES	3:00 AM	ME DESPIERTA	3	BICICLETA
	12:00 PM	CORRO AL BANCO, ESTOY ATRASADA	1	
MIÉRCOLES	2:00 AM	ME DESPIERTO TRANSPIRADA		GYM

Utiliza este esquema para marcar horas y circunstancias en que los calores aparecen. También señala si hay alguna situación o qué mecanismo —dieta, insomnio, cambio del periodo…— que los dispara y también qué los alivia o disminuye el número o la intensidad.

Hablaremos de medicación en el capítulo 6.

BAÑO

Un baño con sales, con un aceite corporal diluido en el agua, a la luz de las velas, con un sahumerio; disfruta de éstas o de otras posibilidades. Tómate un largo baño de placer, o una intensa ducha.

Si quieres disminuir tus calores, prepárate un baño (o ducha) tibio o fresco. A solas o compartido este puede convertirse en un momento de deliciosa intimidad.

¡Buena suerte!

No olvides tu diario

Capítulo 3

. . . .

CAMBIOS MANIFIESTOS QUE PUEDEN COMPROMETER TU SEXUALIDAD

Nunca tuve problemas con la edad. Aprendí a disfrutar de grande y hoy celebro vivir en una época en que a los cuarenta y pico estás en la mitad de tu vida.

Teté Coustarot
(ex modelo y conductora de TV argentina)

Es tan difícil no ser "ridícula" en esta etapa, en que todos esperan una conducta de "bella dama digna" cuando la mujer está llena de deseos de "vieja dama indigna" según los valores represores de nuestra cultura.

Marie Langer
(psicoanalista argentina)

Ni bien abro la puerta del consultorio, aun antes del saludo acostumbrado, Lucrecia me dispara esta pregunta: *"Sonia, ¿por qué ya no me excito?"*

Luego de una vida sexual muy activa, a los 52 años Lucrecia se siente amenazada: cree que su sexualidad ha terminado.

Una preocupación muy común entre las mujeres que rondan los cincuenta años. Las que se atreven a consultar, se lamentan de que su vagina ya no se humedece y concluyen, equivocadamente, que ya no se excitan.

El equívoco proviene de que muchas y muchos desconocen que *la lentitud, disminución o ausencia de lubricación vaginal son cambios que pueden aparecer en la menopausia.* Cambios que tienen fácil alivio cuando consideras que puedes tener buen sexo en esta etapa de tu vida.

¿Habrías podido imaginar, de niña, a tu abuela interesada en el placer erótico? ¿A tu madre atreviéndose a lucir su cuerpo, a disfrutarlo como instrumento del goce? Resulta difícil asociarlas con esas situaciones: *hasta hace sólo unas décadas se afirmaba que la menopausia marcaba el fin del interés sexual.*

Pero hoy pocas mujeres creen que su sexualidad termina en la menopausia.

Producto de las investigaciones de los últimos cuarenta años, la opinión de los especialistas es categórica: la sexualidad de la mujer y del varón puede mantenerse activa toda la vida.

El permiso para disfrutar de una sexualidad activa a lo largo de los años facilita la capacidad del goce. También estimula la salud del vínculo amoroso y restablece un espacio de encuentro íntimo que no envejece.

El conocimiento de que la sexualidad perdura a lo largo de la vida debe luchar contra las creencias, muy arraigadas, que condenan la sexualidad de los adultos a partir de los cincuenta. La condena recae especialmente en la mujer y nace, muchas veces, de nosotras mismas.

Todavía escucho a mujeres que, a pesar de estar plenas de vitalidad y al día con la información, sostienen:

¿A mi edad? ¡Pero si ya nadie me mira!

Me cruzo con hombres que me despiertan todas las fantasías, pero me pregunto: ¿Será apropiado?

¿Cómo puede una mujer en el climaterio sentirse potente, con aspiraciones, con deseos? ¿Qué dirán de ella si se muestra enamorada, excitada, satisfecha?

Al coordinar los grupos de mujeres, suelo encontrarme con la vergüenza, con la subestimación de aquellas que han pasado los cuarenta, los cincuenta, y sienten temor de mostrarse amorosas y reconocer, públicamente, que aún desean.

El prejuicio acerca de la edad, la exaltación de la juventud, sólo sirven para reforzar una condena difícil de combatir: *la condena a la sexualidad de la mujer.*

En mi libro *Camino al orgasmo*, señalo a cuántas jóvenes les cuesta, todavía, reconocer su deseo sexual y su necesidad de llegar a la satisfacción y al orgasmo ante el compañero. No logran estimar su sexualidad tanto como estiman la del varón.[1]

Si las jóvenes todavía están luchando para defender su derecho a la sexualidad en una sociedad que aparentemente la permite, ¿cuánto tendrá

---

[1] Con motivo de la presentación de la edición española de *Camino al orgasmo*, compartí los medios con jóvenes del "destape" español; encontré en ellos la sobrevida de la condena a la expresión del deseo sexual femenino. Todavía queda mucho camino por recorrer...

que luchar una mujer, en la plenitud de sus cincuenta, para legitimar su sexualidad tan desacreditada? ¿Cómo podrá acallar las críticas, los prejuicios que señalan que la mujer que desea es una puta?

La prohibición se vale de todos los disfraces para mantener su objetivo. La mujer sola no debe desear, la mujer casada no debe desear, la mujer embarazada no debe desear, la mujer en la menopausia no debe desear. La mujer nunca debe...

Víctimas del mito que sostiene que el atractivo femenino muere a partir de la menopausia, al llegar a los cincuenta algunas mujeres comienzan a vivir un papel estereotipado: el de la mujer "mayor".

Renuncian a sus anhelos amorosos, se avergüenzan de sus proyectos e intentan aceptar con "orgullo" el lugar de abuelas. Sobre todo cuando consideran que la pasión, las conquistas amorosas, las expectativas personales, ya no corresponden a "esa edad". En especial después de la pérdida de su compañero, tras largos años de convivencia, cuando se han acostumbrado a compartir su intimidad con una persona.

Como consecuencia del rechazo social generalizado hacia la menopausia, la mujer hace un juicio de *mea culpa* desvalorizante: "Si me rechazan, por algo será". Acepta el prejuicio social, ella misma lo comparte; ha crecido en una sociedad que venera la juventud y huye del paso del tiempo. Una sociedad que impone sus "deberías" y "no-deberías" para cada edad.

La desvalorización de sus años, de su sexo y de sus deseos la llevan a considerar que la madurez del varón es "interesante", mientras que de la mujer es "degradante". Aunque ambos compartan la misma edad.

Algo más cómodos, los varones envejecen en un mundo que los condena con menor crueldad. A ellos se les permite el refugio en una mujer joven con la que ilusionan recuperar la juventud. Pero se los obliga a callar sus temores: temor al decaimiento físico, temor a la impotencia, temor al fracaso; exigencias extremas que aceleran el infarto y la muerte.

A pesar de las críticas, día a día hay más mujeres que se atreven a elegir abiertamente compañeros más jóvenes. Esta opción, reservada hasta hace poco exclusivamente a los varones, es una nueva posibilidad que la mujer se está ganando en la sociedad.

Ella estaba acostumbrada a mostrar su cuerpo, a sentirse mirada, admirada. Ahora descubre que también puede mirar, puede admirar. Puede buscar activamente su objeto erótico. Y abandonar ese lugar pasivo de muñequita.

Cuántos varones manifiestan el placer descubierto en una relación sin inhibiciones, sin mojigatería, sin el cliché de la mujer inexperta y el maduro que todo lo conoce. El erotismo varía; ya es hora de desafiar la supuesta pasividad femenina para disfrutar una relación en la que los dos se desean y se desempeñan activamente.

La mujer que tiene una buena estima de sí misma, que se valora y considera legítima su búsqueda sexual y amorosa, es activa y no oculta su deseo a la hora de tomar la iniciativa. A los 50, a los 70 o a los 20, elige a un compañero de su misma edad, mayor o menor que ella, para disfrutar sus experiencias vitales.

Con la madurez, los antiguos mandatos y los prejuicios pueden olvidarse. Por el contrario, una actitud abierta y de reconocimiento hacia su deseo favorece que los cambios producidos por la menopausia no alteren la capacidad de goce.

"¿Y qué hago con ...?", suelen preguntarme en alusión a algunos cambios que pueden aparecer en esta etapa.

Ya no me excito: la explicación para la sequedad vaginal

> *La penetración empezó a ser dolorosa. Al principio se lo oculté a mi compañero... hasta que leí un artículo tuyo en el que hablas de la sequedad vaginal de la menopausia y de la importancia de usar un lubricante. Probamos y mis dolores desaparecieron.*

> *Cuando me enteré de que existen lubricantes vaginales comprendí que yo no era la única que tenía ese problema.*

> *Mi ginecólogo nunca me preguntó si la menopausia me traía problemas sexuales. Seguramente estimó que ya no tenía edad para eso.*

> *Antes llevaba sólo condones, ahora también llevo la jalea. Si en el momento preciso me doy cuenta de que la necesito la incluyo en el juego erótico.*

¿Imaginas el dolor que puede ocasionarte la penetración sin la adecuada lubricación y dañando las finas paredes de tu vagina?

Cuando el nivel de estrógenos es suficiente, el primer signo de la excitación es la lubricación vaginal. Cuando disminuye el nivel de estrógenos, disminuye la lubricación pero no necesariamente la excitación. También tarda más en producirse. A los 20 años la lubricación aparece al cabo de 10 a 30 segundos; después de los 60 puede demorarse hasta tres minutos.

También puede aparecer una disminución de la sensibilidad del clítoris —el órgano más sensible del aparato genital femenino—. Si no hay suficiente estimulación puede ocurrir una menor frecuencia de orgasmo u orgasmos menos intensos.[2]

Algunas mujeres desestiman la importancia de una buena lubricación para que el coito sea placentero; no toman conciencia de cuánto puede afectar su vida sexual. Ocultan la sequedad vaginal e intentan un coito "seco" que resulta doloroso, que puede lastimar la pared vaginal y ser la puerta de posibles infecciones.

El dolor impide el placer; el miedo a un encuentro sexual doloroso la aleja de la sexualidad. La disminución o la ausencia del deseo sexual que se atribuye a la menopausia se origina, también, en el temor al dolor de la penetración. Cuando el coito es doloroso, junto con el dolor aparece la falta de deseo. Debido a que la disminución de la lubricación es paulatina, la mujer cree que eso le sucede porque ya no se excita. (El compañero también puede creer que la falta de lubricación se debe a que ella no se siente más atraída por él.)

Cuando la sequedad vaginal se acompaña de alguna dificultad del compañero, y la rutina sexual elude el juego erótico o lo acorta (empeorando el inconveniente), no es difícil que los prejuicios acerca de que ya no están en edad de gozar del sexo acosen a la pareja. Cuando los investigadores del *Duke Longitudinal Study* preguntaron a las mujeres por qué habían dejado de tener sexo, el 74% de las respuestas enfatizaba la mala salud del compañero y la dificultad de mantener la erección. Esta última causa interfiere en el sexo cuando el encuentro sexual está centrado, exclusivamente, en la penetración.

Cambios sexuales más frecuentes en la perimenopausia

- Falta de lubricación en la etapa de excitación.
- Necesidad de más tiempo y más estímulos para lograr la lubricación vaginal.

---

[2] La ejercitación del músculo sexual descrita en la parte práctica de capítulo 2 ayuda a aumentar la turgencia vaginal, mejora la lubricación y la intensidad del orgasmo.

- Dispareunia: dolor durante la penetración debido a la falta de lubricación adecuada y al afinamiento de las paredes vaginales.
- Disminución del deseo y el interés sexuales.

Cuando la mujer:

- desestima la importancia de una buena lubricación para que el coito sea placentero,
- no toma conciencia de cuánto puede afectar su vida sexual,
- se niega a admitir y atender estos cambios porque los considera signos de vejez,
- oculta la sequedad vaginal e intenta un coito "seco" y doloroso,
- tiene dolor, pierde el deseo y desaparece el orgasmo;
- un encuentro sexual doloroso aleja a la mujer de la sexualidad,
- si acepta la penetración atendiendo al "deber conyugal" o a la necesidad de contacto con el compañero, tensará involuntariamente, como reflejo, sus músculos pubococcígeos, generando un vaginismo.

La disminución o la ausencia del deseo sexual que se atribuye a la menopausia se origina, también, en el temor al dolor de la penetración.

Cambios en la premenopausia que afectan a la sexualidad

Algunas mujeres ignoran que los cambios tempranos, debidos a la disminución hormonal, pueden afectar su sexualidad. La mayoría de las mujeres atribuye sus cambios sexuales a alteraciones del periodo o a problemas con su pareja.

La disminución de los estrógenos produce el adelgazamiento de la pared y la pérdida de la elasticidad de la vagina, así como la disminución de la actividad de las glándulas de Bartholin. Estas dos glándulas, situadas a ambos lados de la entrada vaginal junto con las glándulas vaginales, son las encargadas de producir y segregar un líquido incoloro y mucoso que lubrica la vagina facilitando la penetración, especialmente cuando la mujer está excitada.

Muchas pacientes se sienten inhibidas para mencionar ante el ginecólogo los cambios que observan en sus genitales. Algunos médicos, mejor dispuestos hacia la mujer y menos prejuiciosos con respecto a la sexualidad, proponen el tema en la consulta aunque ellas no lo hagan. Otros lo evaden sin aclarar que la falta de lubricación se origina en la menopausia y se corrige con una crema vaginal. Fácil solución para un problema sencillo cuando no está exagerado por el prejuicio.

Existen varias cremas o jaleas que remplazan muy bien la lubricación genital y que no requieren receta médica. La más conocida, K-Y, está en el mercado hace ya muchos años. Soluble en agua, tiene la consistencia deseada por la mayoria de las mujeres. Una nueva variedad, llamada K-Y Warming, le agrega temperatura estimulante. Astrogel, Softouch, Replens son otras opciones que varían de más densas a más líquidas; algunas son humectantes y permiten que la vagina absorba agua. Conviene evitar los geles aceitosos derivados del petróleo que pueden irritar la mucosa vaginal y ser la vía de entrada a infecciones, además de que destruyen los condones.

Aunque las cremas vaginales con estrógenos suelen ser más efectivas para aliviar la sequedad vaginal, deben ser prescritas por el médico ya que una pequeña cantidad de estrógenos puede absorberse y llegar a la sangre a través de la mucosa vaginal; también tu compañero puede absorberla durante la relación sexual.

Con o sin estrógenos, ésta es una efectiva y fácil solución para disfrutar del sexo sin dolor.

JALEAS LUBRICANTES

K-Y Personal Lubricant
ASTROGLIDE
K-Y Warming
REPLENS INTIMATE
EMERITA *Personal Lubricant*
SOFTOUCH
ASTROGEL

HUMECTANTES PERSONALES
K-Y Long-Lasting Vaginal Moisturizer

Estas cremas NO SON ESPERMICIDAS. Por consiguiente, no protegen contra el embarazo.

En el climaterio, y sobre todo en la postmenopausia, la mujer puede experimentar urgencia por orinar, incontinencia (se le escapa un poco de orina antes de alcanzar el baño) o ardor durante la micción. (No está suficientemente aclarado si existe relación entre la incontinencia urinaria y la disminución de los estrógenos.)

Debido a la disminución de estrógenos, la vejiga, la uretra y la vagina se vuelven más sensibles y pueden doler. Este dolor es producido, muchas veces, por una *cistitis* (inflamación de la vejiga) o una *uretritis* (inflamación de la uretra).

Hasta la llegada de la menopausia la vagina cuenta con un medio ácido que garantiza el menor riesgo de infecciones[3]. Al disminuir el nivel de estrógenos, las paredes vaginales se adelgazan y el flujo pierde su acidez; entonces pueden aparecer ardor, prurito (picazón) e infecciones conocidas como *vaginitis*. Usar *sprays* íntimos femeninos para enmascarar olores desagradables es desaconsejable ya que el proceso infeccioso sigue en pie. La consulta con el ginecólogo es imprescindible; la vaginitis no se soluciona por sí misma. El especialista puede, tal vez, incluir RepHresh, para recuperar el PH vaginal.

El *prolapso* debido a la laxitud de los ligamentos que sostienen los órganos de la pelvis puede evitarse con los ejercicios pubococcígeos (recomendados en el capítulo anterior), que facilitan la recuperación del tono muscular y pueden evitar estas molestias. El ejercicio de estos músculos aumenta la circulación genital y mejora la turgencia y la lubricación de la vagina. Su beneficio no se detiene allí ya que además produce el incremento del deseo sexual y de la respuesta orgásmica.

La vida sexual se verá comprometida si los cambios precedentes no son debidamente atendidos. Durante el coito, al presionar la pared anterior de la vagina, el pene puede irritar la uretra y la vejiga incrementando el malestar. Si el varón penetra desde adelante, la estimulación de la vejiga será menor. Es importante que la pareja pruebe diferentes posturas para encontrar la más cómoda y así evitar el dolor y disfrutar del encuentro erótico.

Beber mucho líquido, no contener por largo tiempo la micción, orinar antes del coito, colaboran a solucionar este trastorno.

El conocimiento de los cambios que ocurren en el genital femenino, el uso de jaleas que sustituyen la lubricación vaginal, las cremas a base de

---

[3] El lactobacilo es un habitante normal que garantiza la acidez del medio vaginal. Con la disminución hormonal, también disminuyen los lactobacilos, elevando el PH vaginal.

estrógenos (que veremos en el capítulo 6), los juegos genitales prolongados para evitar el coito doloroso, son algunos de los pasos para garantizar una sexualidad plena.

Conversar abiertamente con tu compañero acerca de tus cambios, escuchar sus dudas, leer juntos aquellas partes del libro que respondan a vuestras inquietudes, ensayar el "músculo del amor" a dúo, son algunos de los pasos para gozar del sexo sin problemas.

- Probar diferentes posturas para encontrar la más cómoda y evitar el dolor durante la penetración.
- Conocer y adecuarse a los cambios de esta etapa.
- Compartir los cambios con el compañero.

MI SEXUALIDAD

Por puro placer

> La salud sexual es la integración de lo corporal, emocional, intelectual y social de los seres humanos. Esto promueve la comunicación, el enriquecimiento del amor y la calidad de vida.
>
> Organización Mundial de la Salud (OMS)

Mito: La cultura judeocristiana autoriza la sexualidad sólo para la procreación.

Realidad 1: La sexualidad en la madurez es por puro placer.

Realidad 2: "En la sexualidad, el placer sirve a la procreación; en los rituales eróticos el placer es un fin en sí mismo o tiene fines distintos a la reproducción." (Octavio Paz, escritor mexicano.)

Mito: "Nunca más, pensé, entraría en una habitación y conocería a un hombre delicioso que me cambiaría la vida." (Erica Jong, escritora, autora de *Miedo a volar*.)

Realidad: "Conozco mujeres de cuarenta y pico que tienen mucho éxito y no se han hecho nada en la cara. A esa edad las mujeres tienen una experiencia y un brillo en la mirada que no se puede encontrar en una de veinte ni es posible agregar con *lifting*. Eso está en el alma." (Rodolfo Ranni, actor, *Revista Viva*.)

Ahora que la sexualidad ya no tiene la motivación ni el justificativo de la maternidad, ahora que sólo responde al deseo de gozar, de abrazarse a otro cuerpo, de amar, teme que la llamen "vieja loca". La condena del goce femenino aparece ya sin máscaras en este trance que evidencia una sexualidad sólo para el placer.

En la especial manera de vincularse con los otros, de vivir la sexualidad, cada una refleja las características de su personalidad, las huellas de su historia y los prejuicios de la cultura. Qué difícil es aceptar y defender el derecho al puro goce. Bajo el peso de la represión, víctimas de las prohibiciones que heredamos y de los miedos que aprendimos, nos resulta complicado aceptar que, a pesar de sus cambios, nuestro cuerpo sigue siendo erótico: deseante y deseable.

Si la mujer joven debe vencer los prejuicios sexistas —propios y del medio— que admiten su deseo sexual sólo como objeto erótico y no como sujeto erótico, qué enormes barreras debe superar la mujer madura, única promotora de su deseo. Resulta todo un desafío mostrar que desea, que busca, que es activa en la conquista y que puede poner en juego todas las artes de su feminidad, aun cuando haya superado los cincuenta. La experiencia, la serenidad, la autoestima, son algunos de los ingredientes que le permiten reconocer, y respetar, su deseo amoroso. Ahora es dueña de su sexualidad, ya no depende del imperativo biológico. Es su goce y no está más a disposición de la especie.

Cada mujer vive su sexualidad de acuerdo con:

- las características de su personalidad,
- las huellas de su historia,
- los prejuicios de la cultura.

El peso de la represión + las prohibiciones que heredamos + los miedos que aprendimos + los cambios corporales = dificultad para aceptar que nuestro cuerpo sigue siendo erótico: deseante y deseable.

CRISIS

La mitad de la vida

Cuando los prejuicios que rodean a la menopausia adquieren tal fuerza que semejan la ley, la mujer menosprecia sus reales atractivos como persona. Empujada por la cultura consumista, duda de sí misma. El vacío, el aburrimiento, la soledad, la desconfianza, los celos, la ausencia de otras gratificaciones pueden volverse intolerables y llevarla a requerir de los demás una confirmación que nunca alcanza a satisfacerla. Sólo la afirmación de sí misma le permitirá asegurar su autoestima. Sólo nosotras podemos valorarnos... si consideramos que estamos viviendo una etapa de transición.

Los procesos de cambio que la mujer vive en este etapa pueden originar crisis que ponen en cuestionamiento la confianza en sí misma, despiertan temor por lo que vendrá y exigen una adaptación activa y la búsqueda de nuevos modelos.

La palabra crisis tiene un doble significado: peligro y oportunidad. La menopausia nos parece peligrosa, pero debemos encontrar la oportunidad de vivirla a nuestra manera y establecer, a partir de ella, una nueva plataforma para nuestra vida futura.

Toda nueva etapa está marcada por el desequilibrio y la inseguridad. Ésta es una etapa de transición en la cual tenemos un agudizado potencial para realizar un cambio sano, así como un agudizado peligro de hacer algo destructivo para eludirlo.

Las diferentes fases de la vida de las mujeres tienen modelos prefijados; por lo menos hasta los cincuenta. Las mujeres hemos recorrido un largo camino de independencia pero nos deslizamos hacia el periodo de la menopausia carentes de libreto. Necesitamos escribir nuestra propia historia individual: debemos crear nuestro modelo personal.

Y para eso precisamos todo el bagaje de las experiencias anteriores. Precisamos adueñarnos de nuestra historia e ir armando un modelo mientras vamos experimentando en los cincuenta. En la medida que vamos cambiando, cuestionamos actos del pasado y alteramos o remplazamos viejas metas con otras más apropiadas a nuestro deseo en el momento que estamos viviendo. La búsqueda de sentido en cualquier cosa que encaramos se torna fundamental en esta etapa. Así como vamos madurando y haciéndonos dueñas de nuestro futuro, nos volvemos más claras en nuestros propósitos, más eficaces y agresivas para realizar nuestros sueños. Para crear un modelo de acuerdo con nuestros deseos debemos atrevernos a renunciar al de "buenas señoras", "buenas amas de casa", "buenas hijas, mujeres, madres" para encontrar que nuestra identidad real está firmemente anclada en la libertad de respetar nuestras aspiraciones más auténticas. En ese desafío está, con todo, nuestra oportunidad.

Buscando desenmascarar los obstáculos, la doctora Georgia Witkin investigó los prejuicios acerca de la mujer de mediana edad en más de 18 000 personas de Estados Unidos. Lo primero que destaca de su amplia investigación es que no debemos confundir cambios con pérdidas. La menopausia es un cambio, pero no necesariamente una pérdida; *la disminución de nuestra autoestima es el resultado y no la causa de cómo nos tratamos a nosotras mismas.* Una investigación del laboratorio *Parke Davis* encontró que las mujeres prefieren tener 40 años antes que 18. Aunque la mayoría de las veces se asocia la mitad de la vida con una crisis, la realidad es que muchas mujeres pueden disfrutar intensamente esta etapa.

Las estadísticas señalan que en Estados Unidos, donde la información acerca de la menopausia está al alcance de todos, las mujeres de 65 años afirman que son tan activas ahora como a los 20.

¿Cuántas madres florecen cuando sus hijos adolescentes abandonan la casa paterna y cesan sus juicios y sus críticas despiadadas? ¿Cuántas parejas vuelven a tomarse de la mano y a mimarse como en los viejos tiempos? ¿Cuántas mujeres descubren una sexualidad potente en esta etapa?

Las investigaciones señalan que el bienestar de la pareja mejora cada año una vez alcanzados los veinticinco años juntos; los motivos son que las mujeres disponen de más tiempo y los hombres anhelan y necesitan más juegos eróticos. Debido a que ellos necesitan más estímulos para lograr la erección, debido a que la eyaculación se lentifica, la urgencia desaparece y el placer se incrementa de manera significativa. La confianza en el compañero, la seguridad de sentirse querida y de querer, el afecto consolidado por los años, la felicidad de encontrar la misma mirada cada mañana, la certidumbre de la presencia del otro facilitan una intimidad y un bienestar reconfortantes.

También permiten gozar del sexo con menos tabúes. Cuando alcanzas la madurez y la seguridad en tus propias experiencias, cuando puedes disfrutar de la vida diaria y comprendes que ésta no es ilimitada, surge el deseo de vivir en plenitud. A los grupos de *Camino al orgasmo* concurren mujeres de cincuenta y más que quieren mejorar su sexualidad y que experimentan el orgasmo por primera vez. Ahora o nunca, parece ser la consigna que las trae, decididas a tirar por tierra los malos aprendizajes y a participar activamente para descubrir los mecanismos —dormidos— en su cuerpo.

Reconocerse

> *...es imposible no reconocer que la mujer de mediana edad ya no está en situación de optar por satisfacer las exigencias de la sociedad patriarcal. No puede seguir desempeñando el papel de hija obediente, de objeto sexual neumático, ni de virgen y de madre.*

Germaine Greer
"El Cambio"

Las enfermedades de nuestra época —el miedo a la intimidad, la desconfianza a involucrarse afectivamente, el rechazo al paso del tiempo, la cultura *light* y la extrema valorización de lo efímero: la juventud, el dinero— socavan la autoestima y traen como consecuencia la falta de amor y la costumbre de vínculos pasajeros y asépticos.

Ahora que la mujer necesita restructurar su vida para enfrentar la menopausia, la intimidad resulta el área más difícil. Los familiares aprovechan, muchas veces, los cambios de la mujer para adjudicarle sus propios conflictos. Ella acepta la condena como un hecho "natural", sometida al peso de la cultura "antiedad" y a sus propios prejuicios.

Las relaciones con el compañero, con los hijos, con los padres y consigo misma están profundamente modeladas en los hábitos de las familias de origen. Todos, mujeres y hombres, llevamos inscritas en el cuerpo huellas de las experiencias más tempranas de nuestra vida . Muchas veces, sin que tengamos conciencia, repetimos los viejos modelos aun sin desearlo.

Las mujeres podemos anhelar una vida con mayores permisos sexuales pero, casi sin darnos cuenta, peleamos con nuestro compañero para evitar la intimidad o nos excusamos argumentando "molestias del climaterio", o no logramos concentrarnos en el placer durante el encuentro sexual, o elegimos un hombre desinteresado en el sexo. Como señala la socióloga Nancy López, de acuerdo con una investigación realizada en Buenos Aires, las mujeres, sometidas a la condena cultural y religiosa, "aprovechan" los cambios del climaterio para dar cabida a las propias inhibiciones y conflictos con su cuerpo y con su sexo. Existen innumerables formas de sabotear nuestro deseo y de llevarnos, inconscientemente, a vivir en medio de la frustración.

También podemos preguntarnos: ¿Por qué necesitamos una coartada para poner en juego nuestras ganas —o la ausencia de ellas—? Demasiado acostumbradas a someter nuestro deseo, a renunciar a nuestra excitación para complacer los apresuramientos y los estímulos masculinos, delegamos en ellos el cómo, el cuándo y el porqué de nuestra sexualidad. No atrevernos a decir "no" cuando no tenemos ganas resulta tan perjudicial como no reconocer los "sí" que escondemos entre los antiguos pliegues del prejuicio. Nadie necesita una excusa si se sabe dueña de su vida. Prejuicios y desinformación —dos de nuestros enemigos más tenaces— ejercen su influencia, que resulta más poderosa cuanto más inconscientes estamos de su poder.

Los cambios en la sexualidad no se producen de un día para otro. Pero el prejuicio y el descrédito convierten algún cambio, alguna vacilación, en enfermedad, en parálisis. Aceptar que el erotismo también madura nos permite amoldar el encuentro sexual a nuestro deseo, huyendo de la rutina que impone un modelo de relación siempre igual, que desoye las necesidades del cuerpo, que no responde a los propios tiempos, que más que erotismo es otra de las imposiciones de la cultura acerca del placer y el goce.

Víctima del modelo, cuando la pareja comprueba una alteración en la intensidad de la relación sexual, tiende a malinterpretarla. Justo ahora, mascula él, cuando ya no se atreve a buscarla como antes porque teme el fracaso de su potencia. Justo ahora, se lamenta ella, cuando la sequedad vaginal y el dolor por la penetración la alejan del deseo.

Con frecuencia las mujeres acuden a los grupos con esta obsesión: ellas "saben" que ya no son atractivas para sus compañeros y "temen" que sus compañeros ya no les resultan atrayentes; lo sospechan desde que se han espaciado sus encuentros sexuales.

Quiero hablar contigo

El silencio de la pareja, su desinformación —en ambos— acerca de los cambios de la menopausia, la insistente propaganda en contra de la sexualidad en la edad madura, todo favorece el distanciamiento erótico. La exigencia de nuestra cultura, que centra el encuentro sexual en la penetración, agrava la situación. El sentimiento de no ser querido se instala y daña a la pareja: ambos esperan del otro una señal de su amor que confirme su autoestima.

El varón desconoce los cambios que ocurren en su respuesta sexual con el paso del tiempo. Cuando comprueba que su erección requiere más tiempo, que no es tan firme, que se pierde con mayor facilidad, cree que está comenzando a envejecer, que su compañera ya no lo "despierta" como antes, que su sexualidad ha terminado. Cada cambio se le torna más difícil de remontar. Este error lo lleva a temer, a eludir y, finalmente, a abandonar la práctica sexual.

Cuando la mujer observa que su vagina no se lubrica como antes, cuando la penetración le resulta dolorosa, cuando evita los juegos previos por temor a exhibir su cuerpo, el encuentro sexual se torna penoso y el placer, ausente. Cuando comprueba la dificultad erectiva de él, su apuro por penetrarla, la brevedad de la relación, deduce que ha perdido sus atractivos.

El fracaso de él y la desvalorización de ella toman vuelo impulsados por sus propios prejuicios y les impiden reconocer lo disfuncional de la situación y buscar ayuda para solucionarla.

Muchas crisis de la pareja se producen en este momento. Algunas llevan a la separación. Especialmente porque antes el móvil de la pareja eran los hijos. Ahora que están solos, que disponen de tiempo para compartir, se encuentran frente a frente... y son otros. Si no han mantenido una comunicación fluida como pareja, si todo el interés ha estado volcado en los hijos, si desconocen lo que le ocurre al otro, pueden descubrir que son dos extraños.

Calma. Esta situación inédita les está diciendo que precisan tomarse un tiempo para entenderla, quitarle el dramatismo y encontrar nuevos intereses en común.

Intimidad

El conocimiento íntimo crece cuando se superan las barreras y se busca una intimidad respetuosa. Los años no garantizan esa confianza; se gana a fuerza de ser sinceros, respetuosos con los límites del otro y con los propios, y condescendientes con los deseos de ambos. Aprender a remplazar viejos símbolos eróticos (la mujer en *baby-doll*, el varón siempre en erección) por la seguridad de contar con un compañero que conoce y ama también nuestro interior.

Ahora podemos crear un espacio de intimidad novedoso sin miedo a ser interrumpidos. Al llegar a los cincuenta, cuando los hijos han crecido, el hogar puede convertirse en un espacio de juego; con el conocido y confiable compañero de siempre, pero en una situación nueva.

Es conveniente cultivar la pasión cuando no se despierta espontáneamente. Librarnos de los prejuicios que obligan a una sexualidad "ejecutiva", atender nuestros tiempos y especiales modos, nos permitirá disfrutar más.

Algunas mujeres se sienten temerosas de mostrar su deseo sexual frente a un nuevo amante. Muchas se incomodan al no poder expresarse con libertad y compartir la satisfacción que sí encuentran en la masturbación.

La masturbación no es sólo un sucedáneo para quienes no tienen un compañero sexual estable: muchas mujeres disfrutan con sus compañeros e igualmente utilizan la masturbación porque les brinda otra clase de placer. Otras, antes, durante y después de la menopausia, utilizan un masajeador en la relación con su compañero para incrementar su goce.

Crear encuentros nuevos, juegos, caricias, masajes; experimentar y descubrir al compañero y a una misma en aspectos de la sexualidad no vividos hasta entonces, es una manera eficaz de reavivar el deseo.

El deseo en la menopausia

> Una de las glorias de la sociedad es el haber creado a la mujer cuando la naturaleza sólo hizo la hembra. Haber creado la continuidad del deseo donde la naturaleza pensó sólo en perpetuar la especie y finalmente haber inventado el amor.
>
> Honorato de Balzac (1799-1850)

Si se le pregunta a una mujer cuál es la llave que dispara su deseo, ella seguramente contestará: *un hombre enamorado, atento a mis deseos y con infinito tiempo para la seducción y el erotismo.*

"El factor más importante en el interés sexual de la mujer de mediana edad es la relación con su compañero", afirma el doctor Hill M. Word, profesor de estudios sobre la mujer en Penn State, luego de entrevistar a un grupo de mujeres en edades cercanas a la menopausia respecto a su vida sexual. "Cuando él espera tener sexo y no le interesa lo que ella quiere, eso puede interferir en el deseo de ella."[4]

"La vida sexual no termina en la menopausia", afirma el doctor Alex Comfort, autor del exitoso y didáctico libro *The Joy of Sex*.

Las mujeres que se sienten atractivas o en edad de atraer sexualmente, seducen. Cuando el cuerpo cambia, las mujeres pueden sentir que ya no son deseadas y, entonces, tampoco deseantes. "Para la mayoría de las mujeres la capacidad de seducir es parte importante de su identidad sexual. Y sólo las jóvenes tienen un cuerpo seductor, de acuerdo con esta creencia. La preocupación de verse joven y bien es enormemente opresiva para la mujer", según la doctora Leonore Tiefer, profesora clínica asociada de psiquiatría de la New York University School of Medicine.

Si el coito es doloroso porque la mujer no tiene suficiente lubricación o porque el interjuego sexual es corto y poco estimulante, no tendrá deseo. Si está experimentando sofocos, sudores nocturnos, falta de descanso o hemorragias, ¿acaso podrá desear las caricias del compañero?

Cualquier problema de salud de ella, o de su compañero, interfiere en el deseo sexual. Si la mujer está luchando con un cáncer de mama, el sexo es lo menos importante para ella. Y si hay un compañero, éste puede estar enfermo, estar preocupado por sus cambios, o por la dureza y durabilidad de su erección. Si bien el Viagra parece una solución perfecta para los señores, no lo es para la pareja. Si para los varones la respuesta sexual es tan simple como apretar el botón de encendido, para las mujeres sigue un camino complejo con vueltas y senderos alternativos.

"El Viagra da por sentado que las erecciones jóvenes son las buenas erecciones, y que las erecciones de los viejos son las malas erecciones", opina la doctoraTiefer. Los cambios de la edad son sabios y tienen una razón de ser. "La erección menos rígida del hombre a los 50 años es más placentera para la vulva y la vagina femeninas, con sus paredes delgadas y menos resistentes. La erección del Viagra lastima y duele."

¿Es realmente la menopausia la causa de la mengua sexual? ¿Acaso nos olvidamos de los elevados índices de insatisfacción sexual en mujeres de 20 y 30 años? "Una de cada tres mujeres no tiene interés en el sexo", afirma la Nacional Health and Social Liffe Survey.

---

[4] "Two years after; sex without estrogen: remedies for the midlife mind and body", R. Marantz Henig, *The New York Times*, 6 de junio, 2004.

Llamado Deseo Sexual Hipoactivo (HSDD), se lo define como "la persistente o recurrente deficiencia o ausencia de fantasías sexuales y deseo de actividad sexual"; y desde el año 1987 figura en el Manual de la American Psychiatric Association´s; Diagnostic and Statistical Manual of Mental Health Disorders (DSM). Una explicación que trae un poco de luz al tema que nos ocupa viene de la mano de la neuropsiquiatra Louann Brizendine, autora de un libro fascinante, *El cerebro femenino*, y directora de la Women´s Mood an Hormone Clinic, en UCSF. Brizendine escribe que en temas tales como nuestra sexualidad, nos comportamos de acuerdo con los dictados de nuestro cerebro más instintivo —y primitivo—. Aclara que mujeres y varones tenemos diferente arquitectura y composición química cerebral de acuerdo con nuestros intereses más primordiales, y lo describe con un práctico esquema: "Las mujeres tienen una autopista de ocho carriles para procesar sus emociones, mientras que los varones, sólo una ruta de campo. Los varones, contrariamente, tienen el Aeropuerto O´Hare como centro para procesar los pensamientos acerca del sexo, mientras que las mujeres tienen el aeródromo en el que aterrizan los pequeños aviones privados". Parece verdad que el sexo empieza por la cabeza, pero no hay que descuidar los estímulos genitales capaces de encender la mecha.

Según la Journal of the American Medical Association (JAMA), más de 40% de las mujeres estadounidenses experimentan algún tipo de insatisfacción sexual y los problemas sexuales previos se agudizan cuando entran en la perimenopausia.

¿Y como influyen las hormonas?

El deseo sexual se despierta por mecanismos complejos en la mujer; entre ellos se incluyen las hormonas, fundamentalmente la testosterona. La testosterona es la hormona encargada del deseo sexual en los varones; también en las mujeres, pero no con igual intensidad ni certeza.

"No hay suficientes datos que confirmen que la testosterona afecta la libido", afirma la doctora Vivian Dickerson, ginecóloga del UCI Medical Center y presidenta del American College of Obstetricians and Gynecologists.

Una explicación para los altos niveles de testosterona que intensifican el deseo sexual en la menopausia y la postmenopausia es que, como consecuencia de la disminución del nivel de estrógenos, el cerebro libera hormonas para estimular su producción y es posible que este estímulo aumente la producción de testosterona.

Aunque un nivel mínimo de testosterona parece necesario para que el deseo sexual femenino se mantenga, hay mujeres mayores de 55, de 60 y de 65 años que viven una sexualidad satisfactoria o, incluso, aumentada.

La revista *More* encuestó a 1 328 lectoras —más de la mitad, mujeres en los cincuenta— que manifestaron que su sexualidad actual es mejor que cuando tenían 20 años.

Helen Fisher, en su magnifico libro *Why we love* (Por qué amamos), aclara que hombres y mujeres dependen de la testosterona para su interés sexual. Estudios recientes han mostrado que ciertas células del cerebro tienen receptores para la hormona concentrados en las áreas involucradas con la sexualidad.

El célebre Informe Hite señala el descubrimiento de la potencia sexual de algunas mujeres durante el climaterio. Especialmente si pueden dedicarle a su placer atención, tiempo, alegría y diversión; en suma, los cuidados que garantizan una vida afectiva con relaciones amigables y satisfactorias.

El acto sexual es complejo. Compromete en igual medida el cuerpo, la mente, las emociones, los permisos, los prejuicios... La edad afecta al cuerpo de diversas maneras. La sexualidad cambia con los años, se vuelve menos perentoria, requiere más tiempo y más caricias. Y fundamentalmente la posibilidad de aceptar los cambios sin críticas.

Los cambios no necesariamente significan pérdida. Entenderlo es el primer paso para aceptarlos y encontrar un nuevo erotismo centrado más en el placer (recibir y dar) que en elresultado numérico. Tarea difícil para los varones, a partir de los cuales se ha descrito y legislado lo que es "normal" en el sexo. Sobre todo para ellos, la frecuencia de relaciones sexuales se confunde con el éxito. Si persistimos en considerar la sexualidad desde el rendimiento numérico, estaremos en déficit. Cantidad no significa obligadamente calidad.

A esta altura, cada una sabe qué le gusta y cómo; sólo falta animarse a ponerlo en práctica y mostrárselo al otro. Como afirman las mujeres en su evolución dentro de los grupos de *Camino al orgasmo*: "Nunca imaginé que él me entendería tanto".[5]

Cuestionar los prejuicios que afirman que la sexualidad debe ser de ésta o de aquella manera, es un primer paso efectivo. Saber que valen tanto los juegos mutuos como la penetración, las caricias como la erección, el goce mutuo como la masturbación a solas y compartida, la literatura erótica, los videos, los masajeadores, los...

---

[5] La película *Shirley Valentine* brinda un hermoso relato de esta circunstancia.

Algunas mujeres se sienten temerosas de mostrar su deseo sexual frente a una conquista. Muchas se incomodan al no poder expresarse con libertad y compartir con su amante los modos de satisfacción que encuentran en la masturbación. Muchas parejas descubren que el sexo puede ser más divertido cuando pueden negociar los obstáculos. Si tú y tu compañero se sienten bien consigo mismos y con el otro, el buen sexo fluirá a cualquier edad.

La sexualidad desea:

- Tiempo.
- Caricias.
- Relax.
- Buen descanso.
- Fantasía.
- Imaginación.
- Usar todo el cuerpo.
- Comunicación.

Cambios íntimos durante la excitación y el orgasmo en la menopausia:

- Menor tono muscular de los pubococcígeos (mejoran notablemente con los ejercicios Kegel).
- Menor lubricación vaginal.
- Menor elasticidad vaginal.
- Mayor fragilidad de las paredes vaginales.
- Menor intensidad de las contracciones orgásmicas.

Cambios masculinos durante la excitación y el orgasmo:

- Erección más lenta e inestable.
- Erección menos firme.
- Eyaculación más escasa.
- Mayor tiempo entre las eyaculaciones.

Factores a tener en cuenta:

- Los juegos sexuales son el método más efectivo para satisfacer el deseo sexual femenino durante toda su vida.

- La erección menos rígida suele ser más placentera para la mujer en la peri y postmenopausia.
- Experimentar y descubrir diferentes posturas facilita que la mujer goce del coito.

La vida cotidiana está atravesada por preocupaciones de distinta índole; si éstas toman todo el espacio, el deseo sexual se inhibe. La enfermedad física y el cansancio son poderosos enemigos del placer sexual. El estrés, la depresión, el malestar en la pareja, la fatiga, la rutina, afectan también el deseo. Un agravante, en este sentido, es el uso, a veces irresponsable, de psicofármacos para tapar la depresión. La mayoría de estos remedios producen disminución del deseo sexual convirtiéndose en causa, más que en remedio, de la enfermedad. Todos los medicamentos tienen efectos colaterales; algunos pueden ocasionar la disminución del deseo y afectar el orgasmo. El doctor Philip Luloff, de la Escuela de Medicina Mount Sinai, que ha investigado el efecto de los remedios en la sexualidad, sospecha que los medicamentos actúan de manera desfavorable sobre el deseo sexual, tanto en mujeres como en hombres. Sólo que en ellos es más evidente.

Con cierta frecuencia llegan a mi consultorio varones y mujeres preocupados por una pérdida de su capacidad sexual que atribuyen a diversas causas: *Debo estar viejo porque ya no es lo mismo con las mujeres, Lo quiero pero ya no tengo las ganas de antes.* La causa no está en la disminución hormonal sino en los remedios para combatir la hipertensión. Es necesario, en estos casos , probar con otros hipotensores.

La diabetes no compensada compromete la sexualidad. Los remedios para tratar el cáncer pueden dificultar la erección e inhibir el deseo sexual. También los antihistamínicos pueden ocasionar trastornos de la respuesta sexual ya que, cuanto más elevado está el nivel de histamina, más rápido se produce el orgasmo en ambos sexos. La doctora L. Ojeda —asesora en nutrición—, señala la importancia de la concentración de zinc en la alimentación, pues este mineral se vincula con la histamina sanguínea para favorecer el logro de la satisfacción sexual. La concentración de zinc puede disminuir en las mujeres porque se pierde normalmente durante la menstruación.

El hipotiroidismo puede originar el descenso del deseo sexual. Como se acompaña de cansancio, aumento de peso, letargo, estos síntomas pueden oscurecer la auténtica pérdida de libido. El tratamiento con hormona tiroidea produce, generalmente, un aumento notorio del deseo sexual.

(Atención, la soja contiene un elemento antitiroideo por lo que se aconseja dosificar su ingesta.)

Las drogas y el alcohol, si bien pueden producir una deshinibición inicial, disminuyen el deseo y la respuesta sexual.

Es fundamental conocer la acción de todo lo que consumimos. Acostúmbrate a leer el prospecto adjunto a cada medicamento. La información, las aclaraciones del especialista, el diálogo franco en la pareja, son herramientas que ayudan a conservar el bienestar. Algunas parejas llegan a mi consultorio tras largo tiempo de abstinencia sexual, víctimas de los escrúpulos y la inexcusable falta de información.

Muchas veces una conversación informativa y el compromiso entre ellos de ser claros acerca de qué les pasa y qué necesitan para sentir placer alcanza para revertir una situación tan penosa.

Inhibidores del deseo sexual

- Las drogas y el alcohol.
- Las enfermedades.
- El hipotiroidismo.

Fármacos que inhiben el deseo sexual

- Antidepresivos. La mayoría de estos remedios producen disminución del deseo sexual convirtiéndose en causa, más que en remedio, de la enfermedad.
- Los remedios para combatir la hipertensión. Es necesario, en estos casos, probar con otros hipotensores. Por ejemplo los que contienen enalapril.[6]
- Los remedios para tratar el cáncer pueden dificultar la erección e inhibir el deseo sexual.
- También los antihistamínicos suelen retrasar el orgasmo en ambos sexos.

---

[6] Enalapril es un inhibidor de la enzima convertasa de la angiotensina, a diferencia de los betas bloqueantes que suelen traer consecuencias indeseables a nivel sexual.

Medicamentos que retrasan o dificultan el orgasmo femenino

- Imipramina.
- Ttrifluoperazina.
- Tioridazina.
- Anticolinérgicos.
- Metildopa.
- Inhibidores de la monoaminooxidasa-IMAO.
- Antidepresivos tricíclicos.
- Hidroxifluoxetina (Prozac).

¿Existe el climaterio masculino?

"La frustración nace la primera vez que uno no puede hacerlo por segunda vez. El pánico la segunda vez que uno no puede hacerlo por primera vez".

Esta frase, crudamente humorística de Robin Cook, apunta a una realidad: no existe hombre que no haya pasado por algún episodio de disminución o pérdida de la erección. La creencia de que la sexualidad es sólo para los jóvenes, el miedo a perder el vigor con el paso de los años, la exigencia de mantener una erección constante, la pretensión de estar "siempre listo", dificultan entregarse a las sensaciones y pueden ocasionar la temida impotencia. Fundamentalmente cuando se está cerca de los 50 y comienzan a reconocerse algunos cambios.

Más silenciado aún que el femenino, el climaterio existe también en los varones que viven más y quieren disfrutar una vida erótica activa. Recuerdo el revuelo que desperté, hace ya casi dos décadas, cuando en una entrevista radial con la periodista Ani Ventura me atreví a mencionar a la **menopausia masculina.** Más de un profesional se abalanzó sobre el teléfono para aclarar que el varón no tiene una disminución hormonal semejante a la que vivimos las mujeres. Con eso intentaron acallarme y calmar la angustia de más de un caballero maduro. También le cerraron las puertas a la intranquilidad de aquellos que sí reconocían una disminución de su energía corporal y a quienes la información hubiese tranquilizado y permitido explorar nuevas conductas eróticas.

La merma del apetito sexual comienza lentamente ya alrededor de los cuarenta años junto con la disminución de la fuerza muscular, la aparición de depresiones, el aumento de la irritabilidad y del cansancio y un desmejoramiento general del bienestar masculino. Una tercera parte de los varones evidencia, a los sesenta años, una marcada disminución del nivel de testosterona —la hormona masculina vinculada con el deseo sexual.

El silencio que rodea a la menopausia masculina siembra el temor y el malestar de aquellos que sí reconocen los cambios de su cuerpo pero ignoran su origen. La angustia no sólo aparece entre los desinformados, los profesionales también se sienten amenazados por el cuestionamiento de la "virilidad".

Climaterio masculino

- Necesidad de más estímulos directos para lograr la erección.
- Mayor tiempo para una erección completa, y entre una eyaculación y la siguiente.
- La erección desaparece con mayor facilidad.
- La eyaculación se modifica, y su fuerza decrece.
- Reducción del volumen eyaculatorio.
- El deseo sexual se apacigua.

La ignorancia y el orgullo masculinos dificultan la posibilidad de pedir ayuda entre los amigos o consultar con un profesional. Sólo recientemente algunos varones se atreven a mostrar su labilidad y la necesidad de apoyo.

A partir de los cuarenta años los varones experimentan una variedad de cambios. Éstos no se producen de pronto ni obedecen al descenso hormonal brusco ni son reconocidos por todos los hombres. Podemos llamar **andropausia o climaterio masculino** a la progresión de cambios que le ocurren al varón en esta etapa de su existencia. Los endocrinólogos suelen comparar esta etapa con el climaterio femenino, aunque en el caso del varón no existe un signo exterior puntual que marque un cambio decisivo.

Los testículos son los principales encargados de producir testosterona, la hormona masculina. El nivel de testosterona disminuye con la edad y acompaña, en la mayoría de los casos, *una leve disminución en el interés sexual y una disminución de la potencia*; aunque no la incapacidad de generar hijos.

La Universidad de Francfort muestra que entre los 30 y los 65 años aumentan la intranquilidad, el insomnio, los dolores musculares, el cansancio, el nerviosismo, mientras disminuye el nivel de testosterona. Un 23 % de varones manifiesta súbitos ataques de calor y un 17 % depresión y accesos inesperados de llanto.

Recelo, incomodidad, vergüenza, son algunos de los sentimientos que aparecen en la consulta masculina. Sólo luego de entrar en confianza, los varones se atreven a contarme las molestias de su edad.

Ella me insiste que le gustan más los juegos que hacer el sexo, pero yo no confío en eso.

Una vez sucedió: no pude penetrarla. Cuando se repitió otra vez y otra más me di por vencido. No quiero intentarlo, tengo miedo de volver a fracasar.¿Y si pruebo con la pastillita?

Cuando el hombre logre adecuarse a sus nuevos tiempos, su sexualidad resulta una fuente de placer y de satisfacción para él y para ella.

Lamentablemente, la tradicional exigencia masculina de estar "siempre listo", el miedo a perder la erección, la inquietud por el rendimiento, pueden originar una disfunción sexual anclada en la ansiedad, no en el cuadro físico.

La insatisfacción laboral, la desesperanza frente a los sueños perdidos, la inquietud por la menopausia de su mujer, que lo enfrentan con sus propios cambios, aparecen como fantasmas agregados. La necesidad de replantearse su vida, la dificultad de compartir sus cambios y preocupaciones con su compañera, con sus amigos, lo llevan a agigantar el problema y a sentirse más desdichado.

Las "aventuras" son un falso intento de demostrarse que aún es joven y más que nada: potente.

Conocer los cambios de la andropausia, clarificar cuánto existe de compromiso físico y cuánto de psicológico, y, más que nada, hablar contigo, lo ayudarán a vivir mejor esta etapa.

En la ignorancia, en la negación del problema, muchos hombres se resisten a considerar la posibilidad de consultar con un especialista urólogo, sexólogo. Con él pueden esclarecer su problema y recibir el apoyo necesario para aprender una nueva manera de compartir su sexualidad y echar mano de la pastillita cuando el médico lo autoriza.

EL EROTISMO TAMBIÉN MADURA

> *El erotismo es invención, variación incesante... En todo encuentro erótico hay un personaje invisible y siempre activo: la imaginación...*

> Octavio Paz

¿Cómo te sientes cuando tu compañero tiene una erección más lenta, menos rígida, cuando requiere más tiempo para conseguirla o demora más entre una erección y otra? ¿Puedes aceptar esos cambios y disfrutarlos o te plantas delante de él para vigilar cómo reacciona?

Cuántas mujeres de todas las edades me consultan lamentándose de que sus compañeros quieren pasar "rápidamente" a la penetración y eludir el juego sexual. Su queja es comprensible: la excitación femenina se logra, fundamentalmente, con la estimulación directa del clítoris. La penetración produce una débil estimulación sexual, aunque puede resultar muy satisfactoria como unión y abrazo con el hombre.

El tiempo de respuesta más prolongado del varón, la libertad de la mujer que conoce su cuerpo y se ha ganado el derecho a expresarlo, el permiso al goce que otorga la madurez, la seguridad de que no existe ningún riesgo de embarazo, la confianza del encuentro compartido con un compañero confiable brindan una magnífica oportunidad para disfrutar del erotismo sexual sin limitaciones.

Especialmente si se sabe dueña de su goce; no víctima de los prejuicios culturales y religiosos que obligan a una sexualidad centrada en la procreación, no en el placer. Si puede disponer de todo el tiempo para las caricias y el conocimiento de cada parte del cuerpo de ambos, en lugar de reclamar aquello de lo que se lamentaba tiempo atrás. Tal vez por eso la mitad de las mujeres y el 93 % de los hombres de 65 años confiesan que alcanzan el orgasmo con frecuencia.

La mujer que no puede evadirse de la condena a la sexualidad por puro placer cree que le ha llegado el momento de renunciar a la satisfacción sexual. Se afirma en la necesidad de reducir el coito al momento de la penetración.

Cuando en cambio se siente libre de experimentar con su cuerpo, puede disponer de tiempo para las caricias y el conocimiento mutuo e incluir la penetración como un momento más del juego erótico.

¿Quién les dijo a ellos que tenían que apresurarse para lograr una erección? ¿Por qué no pueden tomarse su tiempo y explorar la riqueza de los juegos eróticos relajados? ¿De dónde salió la idea de que las mujeres queremos un varón siempre listo para la penetración?

El mito de que el varón es el autor del orgasmo femenino lo catapulta a actuar compulsivamente, sin tener en cuenta ni los deseos de su compañera ni los propios.

Estas nuevas señales de su cuerpo son una oportunidad para aprender a escucharse. Entonces podrá comprender que el pene no es el único ni el exclusivo territorio de su sexualidad.

El deseo y la excitación sexual, tanto en el varón como en la mujer, no siguen un comportamiento absolutamente creciente; si diseñáramos una curva veríamos que asciende y desciende sucesivamente hasta alcanzar el punto de mayor placer, previo al orgasmo. Cuando la pareja conoce y acepta esas fluctuaciones naturales de su libido, desaparece la urgencia por penetrar porque uno de los motivos que vuelve perentoria la penetración es el miedo a perder la erección. (Al despertar él puede encontrar que está en erección. La vejiga llena puede ser una de las causas, pero la motivación más frecuente es el nivel elevado de la hormona testosterona en las primeras horas de la mañana. El despertar puede ser una nueva oportunidad para el encuentro erótico…, y dejar el vaciado de la vejiga para después del coito, cuando se ha perdido la erección.)

No hay cuidado; el encuentro sexual distendido garantiza excitación y mayores goces. Como insisto en mi libro *Camino al orgasmo*, sólo el placer conduce al placer. Si la mujer "debe" lograr el orgasmo, si el varón "debe" tener una erección plena, los dos sufrirán sin encontrar el goce.

La mujer anhela sus caricias, sus besos, su receptividad, su tiempo, su ternura. Ella disfruta de los estímulos sin premura que preceden a la penetración. Puede, incluso, descubrir un placer mayor en esos juegos que estimulan directamente su clítoris: su órgano más sensible, el vinculado directamente al placer femenino.

Ahora la pareja puede descubrir nuevas maneras de vivir la sexualidad sin que ésta se limite al momento de la penetración. Es conveniente que sepa que sus cambios son naturales y que no implican el ocaso de su sexualidad. Este conocimiento les permitirá gozar de una sexualidad que incluya todo el cuerpo, no sólo los genitales.

Las parejas de muchos años suelen tener encuentros sexuales rutinarios. Si antes no se atrevieron a divertirse con el sexo, a innovar y encontrar nuevos estímulos eróticos, es difícil que lo hagan cuando estén preocupados por una disminución de su interés o de su rendimiento.

Todo cambió cuando empezamos a hacerlo con la luz encendida y la puerta cerrada.

Solía confundir estímulos eróticos con perversión. Cuando incluimos en los juegos el masajeador y vi cómo gozaba mi mujer me dije: ¿Por qué no nos atrevimos a esto antes?

La creatividad, el permiso, el juego, el buscar y el entregar goce son el mejor estímulo para mantener una sexualidad activa. Las experiencias eróticas placenteras aseguran un deseo vivo y perdurable y permiten mayor bienestar y un vínculo satisfactorio con el compañero.

Relato del tercer encuentro

Me acerco al grupo que ya está en plena actividad. La ausencia de Silvia me preocupa; recuerdo su metrorragia del encuentro anterior. Viviana me aparta de mis pensamientos.

—Aunque les cueste creerlo nunca me había sentido tan dueña de mi vida sexual. ¿Les parece algo extraño?

—La psicoanalista Marie Langer consideraba que la menopausia le da a la mujer mayor libertad sexual cuando ya se ha liberado de las ocupaciones del hogar y de la maternidad.

—Eso me pasa: tengo libertad, tiempo para mí y permiso de disfrutarlo con Pablo —explicándonos— mi joven enamorado. Anoche la pasamos lindo: estrenamos tu sugerencia; aunque antes nos habíamos bañado juntos nunca había sido así. Que fuera un ejercicio le añadió dedicación. Encendimos las velas; me hizo ponerme de pie, me cubrió el cuerpo entero de aceite y jabón, me acarició largo, entre las gotas, las burbujas, y sus dedos que me llenaban toda. Después me secó; con la toalla, con besos, hasta el último rinconcito... MMMM —Viviana cierra los ojos soñadora—. Incluimos la crema, probamos posturas y gozamos.

—¿No tuviste dolor? —pregunto con relación a su sufrimiento de la semana pasada.

—Nada.

Les recuerdo que nuestro cuerpo dispone de otro aliado para mejorar la turgencia y la vitalidad de la vulva.

—¿Recuerdan la tarea que les sugerí para hoy? ¿El ejercicio de contraer y relajar el **músculo sexual?** Ese grupo de músculos, los pubococcígeos, pueden ayudar mucho porque refuerzan las paredes de la vagina. También evitan la pérdida involuntaria de orina que puede sorprender a cualquiera de nosotras.

—¡Ahhh! Ahora entiendo por qué a mi mamá, al llegar a cierta edad, se le escapaba un poquito cuando reía —advierte Malena.

—¿Cómo lo solucionó tu mamá?

—No parecía afectarla, pero..., no sé, en mi casa el cuerpo era tan misterioso que ni se mencionaba —remata.

Le pregunto a Viviana:

—¿Hiciste los ejercicios con los pubococcígeos?

Viviana asiente con un gesto.

—Yo los conocía de tu libro —irrumpe Amalia— pero hacía tiempo que no los practicaba. Me divertí en el baño: orinando y cortando. Se lo comenté a Gustavo y los hicimos juntos cuando estábamos en la cama, haciéndonos el amor.

—Me gradué en ese tema —interviene Clara—. Así que los repetí y pronto sentí cómo mis genitales se volvían más vivos, más presentes. Me gustó, ahora los hago cada vez que me acuerdo, en general ocurre cuando voy a orinar. Son de lo más placenteros, hasta me parece sentir cierta humedad...

—Está bien si es sólo para practicar. No es recomendable hacerlos siempre durante la micción porque pueden irritar la uretra y la vejiga. Resulta útil hacer una nota recordatoria y ubicarla en un lugar estratégico: junto al cepillo de dientes, en el auto o junto a tu computadora.

—Yo decididamente me excité con ellos —Beatriz tiene una sonrisa pícara.

—Los pubococcígeos, como cualquier músculo, responden a la ejercitación con un aumento de la masa muscular y de la irrigación. Es decir que tus genitales deben estar ahora más turgentes, mejor lubricados y, por lo tanto, con mayor capacidad de respuesta. Como esos músculos están en contacto con el clítoris y con la entrada vaginal pueden despertar sensaciones.

Malena, que ha seguido la conversación en silencio, me pregunta:

—Sonia, por favor, quisiera que me enseñes con precisión cómo es la contracción de los músculos pubococcígeos. Intenté varias veces pero indefectiblemente contraigo también los abdominales. No puedo localizarlos bien.

—Malena, imagínate que estás orinando. En este momento suena el teléfono, no hay nadie en la casa y tú estás esperando un llamado muy importante. ¿Qué haces para cortar el chorro? Bien. Hagámoslo todas. Contraigamos durante cinco segundos, relajemos durante otros cinco segundos. Contraer es tan importante como relajar para la eficacia y la salud del músculo. Contraigan sólo los pubococcígeos y dejen descansar los abdominales, los glúteos, los muslos ya que si éstos están tensos presionan la uretra e impiden la buena contracción de los pubococcígeos. ¿Pudieron localizarlos? Traten de retener esta sensación para repetirla. Pueden hacerlos en cualquier circunstancia y lugar sin que nadie se dé cuenta...

El sonido del timbre nos interrumpe. Silvia nos saluda con un: "Hola" generalizado; está evidentemente contrariada.

Apurada, nos cuenta:

—Estoy molesta porque tenían que traer un sobre importante y la persona *encargada no llegaba; Joaquín insistió en que yo debía quedarme a esperarla. Su trabajo, su tiempo..., todo lo suyo es más importante.*

Un silencio impotente se adueña de la reunión. Tantas veces lo he encontrado en los grupos de mujeres. Sí, los derechos que los hombres disfrutan con tanta comodidad para nosotras son, todavía, logros de lujo. ¿Debemos estar siempre disponibles para conservar el amor de nuestra familia? Pensar en una misma, plantarnos con una opinión propia, defender nuestros objetivos y cuidar nuestros compromisos es una lucha que requiere convicción y esfuerzo. Aunque la mujer ha avanzado mucho, pesa más lo que recibimos como modelo en nuestra infancia, cuán sometidas estaban nuestras madres, las creencias y prejuicios que nos inculcaron incluso sin quererlo, que lo que pensamos nosotras conscientemente. Nuestras hijas, sin duda, avanzarán un poco y se sentirán más cómodas a la hora de defender sus tiempos y sus obligaciones.

Malena retoma la última afirmación de Silvia.

—¿Quién dice que sus cosas son más importantes?

—¿Por qué lo das por sentado? —se indigna Clara.

—Se nota que ustedes no tienen que lidiar con un hombre en casa —Isabel trata de calmar los ánimos—. Voy a contarles una verdad difícil de decir: a pesar de que yo soy la que hace el mayor aporte económico al hogar, Alberto es quien toma las decisiones. Aunque trato de cambiar las cosas, y poco a poco lo voy logrando, siempre que defiendo mis derechos temo estar humillándolo, quitándole su hombría. Mantener el equilibrio justo requiere inteligencia y una estrategia muy clara. Créanme.

La confesión de Isabel produce una pausa reflexiva. ¿Cuántas coincidirán con ella? ¿Quién no teme convertirse en bruja si pelea por sus derechos? ¿Cuántas mujeres se sienten incómodas con el poder; sea económico o no? ¿Cuántos hombres se sienten descolocados con una mujer exitosa?

—Con Pablo tenemos una relación pareja —reflexiona Viviana—. Posiblemente porque no estamos casados. Pero reconozco que esto es nuevo; a mis pacientes y a mis amigas, les cuesta defender sus... necesidades. ¡Caramba! —Viviana me mira con sorpresa—. Dudé: iba a decir defender sus gustos y me frené porque me pareció que, si se trata de gustos, entonces no se justifica. ¡Se dan cuenta! Mientras considero que está muy bien que Pablo o que mi hijo se den todos los placeres, yo sólo me permito necesidades.

—A todas nos sirven estas reflexiones —digo—. A todas nos cuesta reconocernos luchadoras, capaces y con derechos.

—Por eso las chicas actualmente no se quieren casar —reflexiona Isabel—.

Hablan de convivir pero el casamiento ya no forma parte de sus ilusiones. Mis hijas, mis clientas, las jóvenes en general están desilusionadas del matrimonio.

—Lógico —*interviene Amalia*—. *Las estadísticas señalan que el matrimonio genera estrés en las mujeres mientras que mejora la calidad de vida en los hombres. O ellos aprenden a compartir en serio o cada día más mujeres van a elegir vivir sin pareja.*

—*Lo que dicen es tan acertado que, según una última información, el 51% de las mujeres en los Estados Unidos vive sin marido* —confirmo.

Recordando la reunión anterior le pregunto a Silvia:

—¿*Cómo evolucionó la metrorragia que te preocupaba en la reunión pasada?*

—*Bien. Estuve dos días más sangrando poco y se terminó. ¡Ah! No sabes cuánto me ayudaron los ejercicios de yoga; ahora los hago todos los días.*

Se hace un breve silencio.

—*Estoy en cuarentena* —interrumpe Isabel—. *Alberto me tiene preocupada: ya no le gusto... lo excito menos* —me mira antes de continuar—. *Mientras estábamos en el baño todo fue fantástico pero después no pasó nada. ¿Qué nos pasa? ¿También él está en la menopausia?*

—*Sí y no. Ellos no tienen un descenso brusco de su hormona masculina, la testosterona. Sin embargo, tienen cambios paulatinos que ambos deben conocer y conversar entre ustedes para que no se les conviertan en escollo. Puede requerir más caricias para lograr la erección, tener mayor dificultad en mantenerla a lo largo del tiempo. También el lapso entre una eyaculación y la siguiente se vuelve más prolongado. La creencia —compartida— que equipara encuentro sexual y penetración les dificulta disfrutar del maravilloso estímulo que son las caricias, los besos, las lamidas.*

—*¡Mmm! Lamidas... ¡Qué delicia!* —se regodea Beatriz.

—*A mí me preocupa lo de su erección* —insiste Isabel.

—*La ausencia de la erección acostumbrada puede inducir la sospecha, equivocada, de que él ya no está tan interesado en nosotras como antes. La pareja precisa un cambio: volverse más sabia y menos repetida.*

—¿*Y si ellos no estuvieran interesados como antes?* —agrega Amalia.

—*Existe esa posibilidad. También podemos preguntarnos: ¿Ellos nos gustan como en los primeros tiempos?* —dirigiéndome a Isabel— ¿*Alberto te sigue gustando?*

—*Sí... No sé. Estoy tan acostumbrada a él, a nuestras rutinas. Algunas veces estoy excitada, otras lo hago para darle placer a él. Pero últimamente ni eso pasa...*

—Las rutinas amorosas son desgastantes —aseguro.

—Lo sé. Pero a la noche estoy tan cansada que me dejo hacer. Y él no es un amante muy diestro. Tengo que reconocerlo: ¡Me gustaría que me hiciera gozar!

—Parece difícil cuando no hay una participación activa de tu parte.

—¡Tienes mucho que aprender! —exagera Clara buscando mi complicidad—. Seguro que no leíste Camino al orgasmo.

—Yo lo tengo en la cartera —interrumpe Silvia—. El otro día las escuché hablar del libro y corrí a la librería —mirándome—. El orgasmo lo tiene que buscar una misma ¿verdad?

—Nuestra forma de excitarnos es totalmente diferente de la masculina. Respondemos de diferente manera a los estímulos eróticos. Ellos son visuales, nosotras, táctiles. Las fantasías sexuales masculinas se centran especialmente en las zonas del cuerpo femenino que les atraen, en el juego sexual, en el coito, su objetivo principal. Los centros cerebrales relacionados con el sexo en los varones son casi dos veces mayores que los correspondientes en las mujeres. Nosotras, en cambio, tenemos poderosos centros cerebrales relacionados con las emociones. Como consecuencia de esta diferencia cerebral, los varones entre los 20 y los 30 años piensan en el sexo cada minuto. Las mujeres de igual edad, piensan en el sexo una vez al día, y si están en los días fértiles llegan a tener hasta cuatro pensamientos eróticos diarios. Esas diferencias son las que vivimos a diario: ellos buscan sexo y nosotras, un amante que quiera quedarse a nuestro lado después del sexo. Estas diferencias entre los sexos —agrego— pueden producir malos entendidos. Si él tiene ganas de hacer el amor, y ella no por todo lo anterior, él puede creer que ya no es querido. Es necesario conversar con ellos acerca de estos contrastes y de la manera diversa que tenemos las mujeres de desear, de excitarnos y de gozar. Nuestro sexo es más complejo que el de los varones, pero ellos no lo saben. Y algunos que lo saben, no lo pueden creer. A nosotras también nos cuesta comprender que somos diferentes y aceptar esas diferencias… Los maridos, ¿conocen los estímulos que ustedes necesitan para gozar? Para poder explicárselos ustedes tienen que conocerlos.

Se hace un silencio.

A Isabel:

—Ésta puede ser una oportunidad para encontrar una sexualidad que les guste a ambos. Si sabes lo que te gusta y cómo te gusta, podrás ponerlo en práctica y mostrárselo a él. También puedes preguntarle qué le gusta y tratar de satisfacerlo. Ustedes tienen una ventaja sobre los jóvenes: mayor experiencia, años de convivencia y el amor de tantos años.

—Hace rato que no siento pasión. La Maison me acapara; ésa es mi pasión. Y cuando llego del trabajo, estoy cansada.

—¡Ay! ese antiguo arrebato —Malena hace un silencio—. Cuando estoy con un hombre me atrae más su compañía, nuestros diálogos, que la cama.

—Y las demás ...

—Mi goce es más intenso que antes —afirma Clara—. Más completo.

—¿Por qué?

—Cuando alguien me interesa no ando con vueltas; lo busco. Antes dependía de quién me elegía y quién no; les dejaba a ellos todas las oportunidades. Ahora, tengo menos candidatos y menos remilgos. Tengo claro quién me interesa y sé qué tengo que hacer para conquistarlo. Me despedí de la pasividad —Clara hace un silencio—. Incluso con el tema del condón. Siempre aparece alguno que se niega a usarlo. Antes temía exigirlo... Una vez uno me dejó plantada por ese tema. Pero ahora, si se ponen rebeldes me planto: o con condón o sin mí.

No quiero dejar pasar esta ocasión.

—¿Saben cuántas mujeres callan su reclamo de sexo seguro por miedo a molestar al compañero? —pregunto—. ¿Cuántas niegan el verdadero riesgo del sida, y otras enfermedades, por la dificultad de asumir una postura firme? Se someten al capricho masculino, aun cuando saben que puede costarles la vida. ¿Alguna de ustedes se olvida del condón cuando sale con el amante?

El silencio es turbado por débiles murmullos dubitativos. El diablo ha metido la cola y la pasión se mezcla con el peligro de muerte; el sexo, con el poder. Se dibuja, nítida, la vieja costumbre: el varón impone normas en la relación sexual.

De pronto un contundente: "No" disipa los nubarrones y trae la sorpresa.

—Si me lo hubieses preguntado el año pasado te habría dado un sinfín de explicaciones teóricas ajenas a mi experiencia —revela Amalia.

—¿Y...?

Su vacilación aumenta nuestra expectativa. Finalmente:

—El último verano me enamoré de un viejo amigo. En esa relación volví a usar el condón como en los buenos viejos tiempos. El adminículo apareció tan naturalmente que nunca lo sentí una molestia. Al contrario, nos tranquilizó y pudimos entregarnos sin inquisiciones inciertas ni fastidiosas. —Amalia cierra los ojos por un instante, como queriendo capturar mejor el recuerdo. Cuando los abre, explica:— La relación se presentó sin que la buscáramos. Estaba atendiendo a una amiga mía, muy íntima. Cuando ella falleció, él me consoló tan tiernamente... Cuando me abrazó, sentí que su brazo era una caparazón, una cueva que nos protegía. Éramos dos, no uno más uno. Dos —Amalia hace un silencio—. La relación fue breve. Nos lastimaba. Porque él es amigo de Gustavo. Pero mientras duró fue la más linda relación que tuve en mi vida —conmovida—. No teníamos apuro por tener relaciones, ni por llegar al orgasmo. No teníamos apuro. Ningún apuro. Nos mirábamos mucho; me interesaba todo él, y él me contemplaba a mí. Entera. El tiempo que duró lo sentí más cerca que a ningún otro adulto.

La afirmación de Amalia y su íntima experiencia imponen un silencio que me cuesta interrumpir. Recuerdo una presentación científica en video que monté juntando retazos de filmes dirigidos por varones. Lo llamé "Un orgasmo de película". Allí defiendo la idea de que las escenas sexuales filmadas por varones "enseñan" una erótica femenina equivocada. Salvo excepciones —Ingmar Bergman, el director sueco, y Woody Allen— vemos en esas películas el erotismo que el varón imagina en la mujer; no el erotismo de la mujer. Lo confronto con las películas dirigidas por mujeres: son muy diferentes. Les pregunto:

—¿Vieron El Piano?

—Sí. Sí... Sí.

—¿Es aquella en que el aborigen hace un trueque con ella: le cambia el piano por lecciones que paulatinamente se van erotizando? —recuerda Beatriz.

—¡Con qué cuidado la seduce!

—¡Cómo se va metiendo en la pasión que ella siente por la música!

—Para mí ése es el tiempo de la seducción.

Las observo una a una: siete mujeres con su especial manera de ser; siete personalidades que quieren que las reconozcan y las acepten tal cual son.

La reunión de hoy se centra en el erotismo. Por eso voy a cambiar el acostumbrado trabajo corporal por un juego de imaginación. Las invito a sentarse en ronda. Le entrego a cada una un lápiz y una hoja.

—Escriban una fantasía erótica. Su fantasía erótica.

Beatriz se pone a escribir inmediatamente; debe tener una fantasía erótica ya muy pensada. Silvia se muerde el labio mientras escribe. Malena cierra los ojos ¿imaginando? Viviana se recuesta en el piso como disponiéndose a escribir largo.

—Cuando hayan terminado doblen el papel en cuatro y pónganlo en esta bolsa.

A más de una le cuesta terminar su fantasía, desprenderse de ella.

Luego de mezclarlas bien vuelvo a pasar la bolsa para que cada una tome un papel y lea en voz alta lo escrito como si fuera su propia fantasía:

—*"Estoy en una isla tropical tal como soy ahora. Me acuesto al borde del mar y las olas me acarician constantemente. Cada ola saca una capa de mi piel y borra unos años de mi historia. Sólo se lleva las experiencias tristes y me deja los recuerdos hermosos."*

—*"Un caballo blanco y yo lo monto desnuda. Galopo en una noche de luna llena y el perfume de los campos recién cosechados es tan penetrante que casi marea. Siento los pelos duros del caballo contra mi vulva. Cuando llego a la cabaña, él me está esperando."*

—*"Yo, la única mujer entre varios hombres, todos dedicados a mí. Uno es el mejor amante, el otro un perfecto marido, el tercero un millonario que me llena de regalos, otro me malcría como si fuera su niña, otro me atiende con suma paciencia, otro me hace masajes siempre que lo deseo, otro me prepara baños perfumados, otro me cocina manjares, otro me lee novelas, otro llora conmigo, otro es duro como un hierro, otro es blando como un bebé, otro..."*

—*"Estoy en una fiesta de swingers. Me mezclo entre hombres y mujeres que están desnudos y tienen sexo. Me tocan y me acarician y me besan y se frotan contra mi cuerpo. Todo está permitido. ¡Ahhh!!!!»*

—*"Bocas. Labios. Piernas. Penes. Brazos. Lenguas. Saliva. Semen. Sudor. Gemidos. Susurros.»*

La lectura continúa y el erotismo muestra sus diversas formas. Aunque desnudan la intimidad imaginaria, lo hacen con cuidado.

Al finalizar nos tomamos de las manos y nos quedamos un momento en silencio.

—*La que sienta necesidad de hacer algún comentario aproveche este momento.*

—*Siempre creí que a mí sola me interesaban los paisajes.*

—*Me gustó compartir mi fantasía.*

—*¿Quién se atreve a concretar su fantasía?*

—*Ese miedo me causa escozor. No saben cuánto tiempo sufrí culpándome por mis fantasías.*

Intervengo:

—*Existe una enorme distancia entre la fantasía y la realidad. En la fantasía podemos atrevernos a todo porque tenemos la garantía de que no se va a llevar a cabo. Todos tenemos deseos que elegimos no concretar. También* existen fantasías que sí queremos compartir y concretar y que no nos atrevemos a hacerlo. Cada una es dueña de esa elección.

Hoy fueron las fantasías eróticas, pero puede tratarse de fantasías de éxito, de viajes, de búsquedas, de encuentros. ¿Cuántos anhelos callamos sin atrevernos a buscarlos?

El momento invita a la reflexión. La mirada hacia adentro para descubrir qué sueñas y darle vida a esos sueños...

El cuaderno, debidamente guardado para garantizar un espacio de sinceridad, será tu interlocutor curioso.

Antes de despedirnos tomo unos minutos para leer la parte práctica. En ella sugiero un ejercicio de exploración genital que puede resultarle difícil a más de una. Insisto: conocer el propio cuerpo es una manera de aceptarlo.

Práctica del capítulo 3

CUERPO E INTIMIDAD

Una condición de vida

Ésta es una buena oportunidad para observar con cuánto estrés se desarrolla tu vida. ¿Has creado a tu alrededor una condición de vida que te nutra, que te resulte placentera?

Disfrutar de la vida es una meta importante. "Pasar el día" no es suficiente; es necesario aprender a disfrutar de los pequeños placeres y establecer un ambiente calmo y agradable que te permita gozar de cada momento. Si te pasas el día cumpliendo con tus obligaciones como un robot, sólo consciente de las dificultades que tienes que vencer, éste es el momento de detenerte. Pregúntate qué puedes hacer para mejorar tu vida.

LA INTIMIDAD DE LA CASA

Imagina que llegas de visita por primera vez a tu propia casa. ¿Cómo es la dueña de ese lugar, cuáles son sus gustos, qué placeres puede encontrar allí?

Existen hogares cálidos, acogedores, en los que es posible imaginar que la gente está a gusto. Existen otros fríos, "sin moradores", como si los habitantes no hubiesen dejado ahí la huella de sus deseos y costumbres. Cuando cada uno tiene un lugar propio para sus actividades y placeres la casa adquiere vida.

¿Tienes un espacio para ti —el tamaño no es fundamental— en el que puedas sentirte cómoda sin ser interrumpida? Cuando tu familia sale, ¿puedes aprovechar ese momento de privacidad para ti o te dedicas a las tareas del hogar?

Ésta es una etapa de cambios intensos. Garantízate un espacio para reflexionar, escribir o simplemente mirar el techo. Tal vez te resulte útil realizar un inventario de distintos aspectos de tu vida: familia, trabajo, amigos, esparcimiento, placeres, y cuánto tiempo le dedicas a cada uno. Considera si estás haciendo lo que te gusta o si es el momento de probar algo nuevo.

Busca una actividad que te agrade o, dentro de lo que haces, elige aquello que te resulte más afín con tus inquietudes. Éste puede ser un excelente momento para iniciar ese curso que siempre deseaste o para buscar nuevos caminos. Si no tienes tiempo los días laborables, aprovecha el fin de semana. Algunas actividades puedes disfrutarlas en compañía.

Asegúrate una red de amigas comprensivas dispuestas a tenderte una mano cuando lo necesites. Atrévete a pedir ayuda, incluso apoyo psicológico, si lo precisas.

En la India, cuando los chicos crecen, comienza la verdadera vida espiritual de la mujer. También en nuestra cultura, si nos atrevemos a desafiar los prejuicios, la menopausia puede ser el verdadero comienzo de una excitante y productiva segunda mitad en la vida de la mujer.

OBSERVACIÓN DEL CUERPO DESNUDO

Pese a que vivimos en una cultura aparentemente liberada de todos los tabúes sexuales, cada vez que nos enfrentamos con nuestro cuerpo desnudo aparecen temores y ansiedades que no siempre llegamos a explicitarnos. Muchas veces escondemos detrás de la búsqueda constante de la belleza la imposibilidad de sentir y gozar del cuerpo que tenemos. Si aceptamos que no tenemos un cuerpo sino que *somos* un cuerpo, conocerlo y aceptarlo como es nos resultará más natural.

Párate delante de un espejo. Observa tu cuerpo desnudo. Imagina que te estás mirando por primera vez, que no tienes un juicio previo acerca de tu cuerpo. Deja de lado las críticas que habitualmente nos hacemos las mujeres frente al espejo; el objetivo es conocerte de verdad, olvidarte de los conceptos comunes de belleza.

Mírate. Qué color tiene tu piel, cómo son tus formas, tus redondeces. Tócate. Cómo es la textura de tu piel, su temperatura. Observa parte por parte, de frente y de perfil, descubrirás aspectos en los que no has reparado antes.

EXPLORACIÓN GENITAL

Debido a que la vulva está oculta entre nuestros muslos y que no podemos verla directamente sino a través de su reflejo en un espejo, debido a los prejuicios que sostienen que la vulva es "sucia", todavía existen muchas mujeres que nunca han visto sus genitales. En consecuencia mantienen una imagen en cierto modo temida de ella. La vulva es nuestro sexo; allí donde sentimos y gozamos y por donde nacen nuestros hijos. ¿Le preguntaste a tu amante o marido cómo es tu vulva? Él seguramente la conoce. Ahora es tu oportunidad; conocer tu vulva te ayudará a integrarla a tu persona erótica.

El ejercicio que propongo ahora es privado: cierra con llave la puerta y tomate estos minutos como una labor de encuentro contigo misma.

Busca una postura cómoda y ubica un espejo pequeño entre tus piernas de manera que puedas observar claramente tus genitales. Apoya el espejo para dejar libres tus manos y asegúrate de que la iluminación sea adecuada.

Observa tu vulva. Reconoce los labios externos e internos, el clítoris, la entrada vaginal y el meato urinario. Más atrás verás el ano. Entre el ano y la vagina: el periné.

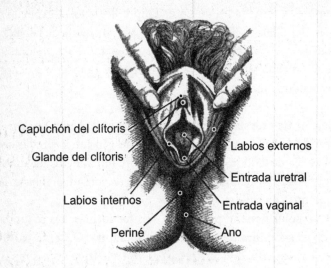

El cuerpo en buena forma

Una dieta equilibrada y un cuerpo activo es la manera de mantenerte en forma. Tu cuerpo puede aprender a ser activo y a quemar calorías. Ése es el mejor camino para que el éxito de una dieta sea duradero.

Índice de Masa Corporal (IMC)
o (Body Mass Index BMI en inglés)

El Índice de Masa Corporal (IMC) mide el contenido de grasa corporal en relación a la estatura y el peso que presentan tanto los hombres como las mujeres.

El IMC es útil para identificar un posible problema de obsidad. sin embargo, para definir las implicancias médicas en caso de un elevado IMC, debes consultar con un médico.

En la tabla siguiente encuentra tu altura en pulgadas en la columna de la izquierda; muévete hacia la derecha hasta que encuentres tu peso. El número en la parte superior de esa columna es el IMC.

TABLA DE ÍNDICE DE MASA CORPORAL

Altura (pulgadas)	19	20	21	22	23	24	25	26	27	28	29	30	31	32	33	34	35
							Peso corporal (libras)										
58	91	96	100	105	110	115	119	124	129	134	138	143	148	153	158	162	167
59	94	99	104	109	114	119	124	128	133	138	143	148	153	158	163	168	173
60	97	102	107	112	118	123	128	133	138	143	148	153	158	163	168	174	179
61	100	106	111	116	122	127	132	137	143	148	153	158	164	169	174	180	185
62	104	109	115	120	126	131	136	142	147	153	158	164	169	175	180	186	191
63	107	113	118	124	130	135	141	146	152	158	163	169	175	180	186	191	197
64	110	116	122	128	134	140	145	151	157	163	169	174	180	186	192	197	204
65	114	120	126	132	138	144	150	156	162	168	174	180	186	192	198	204	210
66	118	124	130	136	142	148	155	161	167	173	179	186	192	198	204	210	216
67	121	127	134	140	146	153	159	166	172	178	185	191	198	204	211	217	223
68	125	131	138	144	151	158	164	171	177	184	190	197	203	210	216	223	230
69	128	135	142	149	155	162	169	176	182	189	196	203	209	216	223	230	236
70	132	139	146	153	160	167	174	181	188	195	202	209	216	222	229	236	243
71	136	143	150	157	165	172	179	186	193	200	208	215	222	229	236	243	250
72	140	147	154	162	169	177	184	191	199	206	213	221	228	235	242	250	258
73	144	151	159	166	174	182	189	197	204	212	219	227	235	242	250	257	265
74	148	155	163	171	179	186	194	202	210	218	225	233	241	249	256	264	272
75	152	160	168	176	184	192	200	208	216	224	232	240	248	256	264	272	279
76	156	164	172	180	189	197	205	213	221	230	238	246	254	263	271	279	287

Fuente: Instituto Nacional del Corazón, Pulmón y Sangre (National Heart, Lung, and Blood Institute). http://www.caloriecontrol.org/bmi.html

Valores en el Índice de Masa Corporal

Menor de 18.5 = Delgadez
De 18.5 a 24.9= Saludable
De 25 a 29.9 =Sobrepeso
30 o más = Obesidad
40 o más = Obesidad Extrema

Para hacerlo en kilos y metros basta con dividir el peso por la talla al cuadrado.

BMI = EL PESO (kg) DIVIDIDO POR LA TALLA (m) AL CUADRADO (Kg/m^2)
http://www.geocities.com/drsierra/imc.html

Para calcularlo en tu computadora, visita: http://www.nhlbisupport. com/bmi/sp_bmicalc.htm

El cuaderno

Acostúmbrate a escribir cada día una reflexión.

¿Qué sentiste al observar tu cuerpo? ¿Correspondía la imagen descubierta con la que tenías de él? ¿Pudiste dejar de lado los prejuicios? ¿Podrías señalar dos aspectos agradables y dos desagradables de tu cuerpo?

¿Qué experimentaste al observar tus genitales? ¿Lo habías hecho antes? ¿Te resultó enriquecedor? ¿Coincidía la imagen del espejo con tu imagen mental? ¿Qué descubriste? ¿Podrías hacer un dibujo de tus genitales en el cuaderno? ¿Cuál es el saldo de la experiencia?

Capítulo 4

. . . .

CAMBIOS MUDOS

Si no yo para mí
aquí y ahora
¿quién y cuándo?

Anónimo

Investigaciones recientes muestran que más de la
mitad de las mujeres desconocen que la menopausia
incrementa el riesgo de enfermedades cardiacas. Sin
embargo, la enfermedad cardiaca —fundamentalmente
el ataque cardiaco y el infarto—, es hoy la causa
número uno de muerte en el mundo.

Sociedad Internacional de Menopausia (IMS)

Más mujeres que varones mueren de enfermedad
cardiaca en los Estados Unidos, y una de cada tres
mujeres viven con la enfermedad hoy.

American Heart Association (AHA)

"¡Está menopáusica!", se disculpa el marido con una mezcla de vergüenza y desconcierto.

Hasta en el humor se mencionan las molestias —los cambios manifiestos— que entorpecen la vida durante el climaterio. Pero se habla poco —y se conoce menos— de los cambios mudos que ponen en peligro la salud y la calidad de vida futura de la mujer.

Quiero dedicar este capítulo a estos cambios llamados "mudos" porque atacan al organismo de la mujer sin dar ninguna señal y se manifiestan cuando ya se produjo el daño. Mudos porque sólo presentan signos cuando la enfermedad ya está instalada. Sin embargo, pueden evitarse mediante la información, el diagnóstico oportuno y la prevención temprana. Especialmente ahora que existen técnicas rápidas e indoloras de diagnóstico. Debido a que nos cuesta cuidar nuestro bienestar y ser responsables de nuestra salud, considero indispensable hablar de estos cambios. La osteoporosis, la aterosclerosis, el infarto, el cáncer, el ataque cerebrovascular, son algunos de los cambios silenciosos que pueden producirse a partir del climaterio.

Antes de la menopausia, el riesgo de dichas enfermedades no existe. La disminución de los estrógenos, que comienza antes y se instala en la menopausia, pone en peligro la salud.

La prevención es nuestra mejor defensa. En la menopausia, como en tantos otros procesos, anticiparse a las consecuencias es la manera eficaz de evitar la enfermedad. Esta etapa debe ser valorada en su verdadera importancia por las mujeres, los varones y los médicos.

El papel del médico es ser un guía eficaz, un conocedor actualizado del tema de la menopausia y un interesado comunicador de esa información. De manera que paciente y profesional puedan evaluar en conjunto, con todos los elementos al alcance, el camino a recorrer frente a la menopausia.

Los requisitos del profesional son:

- Disponer de tiempo para la consulta.
- Escuchar a la paciente y responder a todas sus preguntas.
- Informarle acerca de los posibles cambios manifiestos y ocultos; enseñarle cómo detectarlos y cómo cuidarse para prevenirlos.
- Reconocer y prestar atención a la sexualidad de la mujer que consulta.
- Cuestionar sus propios prejuicios si los hubiera.
- No emitir juicio de valor.
- Indicarle los análisis que pondrán de manifiesto cuál es el estado de la mujer que consulta.
- Ser muy claro acerca de todo lo relativo a la medicación, sus beneficios y sus riesgos.
- Revisarla concienzudamente y enseñarle cuál es la mejor manera de realizar el autoexamen de las mamas.

Los requisitos de la paciente son:

- Ser una activa interesada en su propia salud.
- Consultar temprano.

- No depositar toda la responsabilidad en el profesional.
- Describir claramente los cambios observados.
- Preguntar todas las dudas acerca de lo que le está pasando.

Es útil tomarse una hora antes de la consulta para reflexionar —y escribir una nota recordatoria— acerca de los cambios percibidos.

Prevención

Algunos profesionales mantienen viejos prejuicios descalificadores de la mujer que atraviesa la menopausia. Son intolerantes y quieren desembarazarse de la consultante minimizando sus cambios, a los que califican de "rasgos histéricos".

Grave error: ella sufre, ellos son ineficaces y además pierden a la paciente.

Por el contrario aquellos profesionales que se ocupan seriamente del climaterio, convierten la consulta en un encuentro tan benéfico que ven incrementar el número y el bienestar de sus pacientes.

Tú estableces un vínculo con tu cuerpo, con tu menopausia, no con el médico. Una encuesta Gallup realizada entre mujeres estadounidenses de 45 a 50 años evidenció que sólo 44% estaban satisfechas con la información que recibían de sus ginecólogos.

Con frecuencia me encuentro con mujeres en los 40 que presentan signos claros de estar atravesando el climaterio. Han sido examinadas por el clínico, por la ginecóloga y, en muchos casos, la pre o perimenopausia no ha sido mencionada. Ante su tímida pregunta "¿Será la menopausia?", el especialista levanta una ceja, observa en silencio y sigue con "su tarea".

El médico puede aprovechar la consulta para asesorar correctamente a la mujer. Si a los cuarenta años el profesional comienza a introducir el tema, a educar sobre los posibles cambios y cómo compensarlos, cuando llega a los cincuenta esa mujer estará en mejores condiciones físicas y mentales para vivir una menopausia saludable.

Es fundamental el registro de los cambios que anteceden en mucho la instalación de la menopausia a través del dosaje de hormonas. Qué gran alivio siente la mujer cuando el ginecólogo le aclara que esos cambios que está experimentando son debidos a la premenopausia y no a una enfermedad desconocida. Para confirmarlo, le indicará un dosaje hormonal: estrógenos

—estradiol, estrona y estriol—, progesterona, testosterona, hormonas foli-culoestimulante y luteinizante. Agregará una mamografía (radiografías de las mamas). Y una colposcopía —una observación mediante el microscopio del cuello uterino—; y un papanicolau PAP: estudio microscópico del flujo vaginal—. Los tres estudios son indoloros y permiten detectar temprana-mente el cáncer de cuello uterino y de mama, los dos más frecuentes.

La menopausia es un cambio fundamental que conviene esperar ade-cuadamente preparada. No esperes los cambios manifiestos para consultar. Infórmate, pregunta, obsérvate y usa todos los servicios que te brindan los sistemas de salud para conocer qué está pasando en tu interior. Que no sean las molestias las que te pongan en movimiento.

La mujer debidamente orientada sabe que tiene que cuidarse antes que su nivel de estrógenos haya disminuido produciendo síntomas irreparables.

Aquella que conoce sus cambios, que no tiene prejuicios para ocuparse de su cuerpo, requerirá de su médico una actitud abierta y responsable con respecto al climaterio.

Si tu médico no te escucha con interés, si descuida la prevención, si no te prepara para el proceso que viene, si no responde tus preguntas, si no está *aggiornado* con el conocimiento actual acerca de la perimenopausia, o es de aquellos que cree que los pacientes no deben saber tanto como el médi-co, entonces pide que te deriven a otro profesional.

Debido a que hasta no hace mucho tiempo, los cambios del climaterio eran poco conocidos se malinterpretaban o se diagnosticaban equivocada-mente signos que correspondían a la perimenopausia. Todavía se confun-de la metrorragia típica de la perimenopausia —producida por la variación hormonal característica de este periodo— con los fibromas. El resultado es un legrado (raspado de la capa interna del útero) o una histerectomía (ci-rugía para extraer el útero generalmente por fibromas) innecesarios. Aun-que los fibromas son frecuentes en las mujeres de cuarenta y más años, se reducen considerablemente luego de la menopausia.

En los Estados Unidos, cada año, aproximadamente 600 000 mujeres pasan por el quirófano y pierden su útero, y a veces también sus ovarios, debido a la ceguera de los profesionales para reconocer los cambios de la menopausia. Para cuando cumplen 60 años, más de un tercio de las muje-res estadounidenses habrá sufrido una histerectomía. Los costos asociados son 5 billones de dólares por año.[1]

---

[1] The Agency for Healthcare Research and Quality (AHRQ).

Esta terrible mutilación de la mujer obedece a la desinformación, al prejuicio en considerar seriamente este periodo, y a la falta de cuidado por la integridad del cuerpo femenino. En realidad, mueren más mujeres por una histerectomía que como consecuencia de los efectos de los fibromas. Aunque en cierta medida estas muertes son fruto del abuso de autoridad profesional, también son producto de nuestro descuido, de nuestro desamparo.

Con precisión, el doctor Alan Altman, ginecólogo de Harvard, afirma: "La mejor terapia para la perimenopausia es conocer de qué se trata".

Yo sólo fui por los sofocos. Me llevé una sorpresa cuando el médico me pidió varios análisis; el de sangre evidenció lo que me estaba pasando: tenía el colesterol por las nubes. Podría haber pasado muchos años sin enterarme.

EL PEOR ENEMIGO DE LAS ARTERIAS: EL COLESTEROL

Antes de la menopausia, los estrógenos naturales producidos por el organismo garantizan la circulación arterial de diversas formas:

- Disminuyen el nivel de colesterol en sangre.
- Disminuyen el riesgo de que un ateroma o un coágulo estreche o cierre la luz de las pequeñas arterias. También evitan que se produzca la muerte del tejido por irrigación sanguínea insuficiente.
- Aumentan la elasticidad arterial.

Al disminuir los estrógenos, tiende a aumentar el nivel de colesterol en la sangre. Entonces se corre el riesgo de que ese colesterol se deposite en las paredes arteriales y forme un **ateroma** —placa que engruesa la pared y disminuye la luz arterial—. Si el ateroma se desprende de la pared y deriva por la circulación sanguínea —ya en forma de coágulo—, puede estancarse en una arteria de menor tamaño y obstruirla. Se produce entonces una **isquemia** o un **infarto** por la irrigación insuficiente de esa zona.

¿QUÉ ES EL FAMOSO COLESTEROL?

Antes de que el sabor de la última ingesta se borre de tu memoria ya tu hígado está elaborando el colesterol que irá a parar a tus arterias. Sí, el porcentaje mayor de colesterol no proviene de las comidas, se forma directamente en el cuerpo.

El colesterol, un material blanco y de consistencia cerosa, no siempre es pernicioso; dentro de los niveles normales contribuye a formar las membranas de las nuevas células y a elaborar hormonas importantes como los estrógenos.

Cuando el nivel de colesterol total supera los valores considerados saludables aparece el peligro de las enfermedades cardiacas. El nivel saludable debe ser menor de 200 mg/dl (miligramos por decilitro de sangre). Pero no sólo hay que preocuparse del colesterol total, también hay que considerar los porcentajes de los llamados colesterol bueno y malo.

- *El colesterol* (una grasa) no puede disolverse en el agua ni en la sangre. Para lograrlo el hígado fabrica unas pequeñas partículas llamadas *lipoproteínas* (lipo de lípido = grasa + proteína) que tienen un núcleo de colesterol revestido de una capa de proteína, que sí es soluble en la sangre. *El colesterol es liviano y la proteína es pesada.*
- La HDL —High Density Liprotein— es una lipoproteína pequeña y pesada, rica en proteína y con poco colesterol. Es el llamado *colesterol bueno.*
- La LDL —Low Density Liprotein— es una lipoproteína grande y liviana que contiene mucho colesterol. Es el llamado *colesterol malo.*

Durante la perimenopausia puede aumentar el *colesterol total* y también las *lipoproteínas.*

No todas las lipoproteínas son perniciosas para el organismo ni su elevado nivel implica un riesgo para la salud. La **lipoproteína de alta densidad** (HDL), considerada el "buen colesterol", transporta colesterol y grasas desde las células al hígado para eliminarlos del cuerpo y ayuda a reducir la cantidad de grasa que se adhiere a los vasos sanguíneos. Bajas dosis de HDL están asociadas a enfermedades cardiovasculares.

La **lipoproteína de baja densidad** (LDL) es también conocida como "colesterol malo" en especial cuando sobrepasa los niveles de 100 mg/dl. En la mujer que ya tiene un cuadro de aterosclerosis, enfermedad cardiaca o es diabética, el tope de LDL en sangre aceptable es 70 mg/dl. Las pruebas clínicas recientes indican la reducción notable del riesgo cardiovascular con la LDL con cifras bajas.

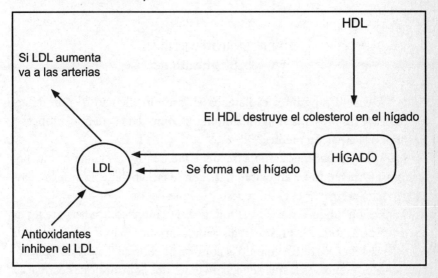

Esquema de interrelación entre HDL, colesterol *bueno* y LDL, colesterol *malo*.

Cuando el nivel de LDL aumenta se corre el peligro de que el colesterol se adhiera a las paredes de las arterias formando las placas de ateroma que dan origen a la **aterosclerosis**. El LDL parece también inhibir una capacidad natural de la arteria: la de dilatarse cuando el curso de la sangre es lento o está obstruido.

En el resultado de tus análisis sanguíneos, presta atención a los niveles de HDL, la lipoproteína "protectora" de alta densidad o colesterol bueno. La HDL debe ser mayor de 50 mg/dl, para las mujeres, y cuanto más alto, mejor.

Importa la cantidad de LDL y de HDL tanto como la relación entre el colesterol total y el colesterol bueno.

Está relación nos muestra si los niveles de HDL son suficientes para "manejar" la carga total de colesterol y *debe ser inferior a 3.4 mg/dl*:

*Relación Colesterol Total/*HDL $\frac{CT}{HDL}$ *= 3.4 mg/dl*

Los **triglicéridos** son grasas producidas por el cuerpo y se elevan cuando se consume una dieta demasiado rica en grasas, azúcares o consumo de alcohol. También puede tener origen genético.

Cifras, nombres a los que, tal vez, les prestamos atención por primera vez, un amplio espectro de conocimientos sobre el tema nos da una nueva visión de los cambios que nos están ocurriendo.

Hipertensión arterial
www.baptisthealth.net

La hipertensión sanguínea es llamada el "asesino silencioso" porque generalmente no presenta ningún síntoma. ¿Cómo darse cuenta entonces y recurrir a la atención médica?

La presión sanguínea cambia frecuentemente y es afectada por muchos factores, incluyendo las emociones, las comidas, la bebida, la enfermedad, el ejercicio, el cigarrillo, el sobrepeso y la hora del día.

La presión sanguínea refleja la fuerza de la sangre contra las paredes de las arterias. Al tomar la presión registramos un valor mayor que muestra la presión sistólica, es decir, cuando el corazón se contrae. La presión diastólica, o valor menor, es la que se registra entre dos contracciones cardiacas. Los valores normales están por debajo de 120-80mm. Una presión sistólica mayor de 120mm, o una diastólica mayor de 80mm, se consideran prehipertensión.

Cuando hay un aumento de la presión, el corazón tiene que hacer un esfuerzo extra para impulsar la sangre al cuerpo; por consiguiente, el corazón necesita más oxígeno que es proporcionado por la sangre de las arterias del corazón.

La hipertensión puede causar un ataque al corazón, un ataque cerebrovascular o *stroke*, daño en las arterias o falla de los riñones. Para evitar esto, le presión sanguínea debe ser tomada en varias y diferentes ocasiones, tratada y controlada. Las subidas o bajadas bruscas de la presión dañan tu corazón y tus vasos sanguíneos. No olvides que algunos remedios para el resfrío, el estómago y para adelgazar pueden aumentar tu presión.

Para empezar, cuidado con la dieta. Si tienes hipertensión, disminuye la sal de las comidas. La sal aumenta el volumen sanguíneo que, a su vez, aumenta la presión sanguínea. La American Heart Association recomienda 2 400 mg de sal por día, que corresponde a una cuchara de té.

¿Por qué la hipertensión puede aparecer en la menopausia?

A pesar de que suele tener un componente hereditario o que también está originada por la edad, la hipertensión o presión alta aparece, muchas veces, relacionada por la disminución de los estrógenos.

Los estrógenos tienen un papel en la regulación del tono vascular, en la salud de los vasos sanguíneos y en el incremento de la sensibilidad a la sal. También existen una serie de factores contribuyentes como son: el exceso de peso, un deficiente aporte dietético de calcio y los posibles trastornos psicológicos asociados. (http://www.seh-lelha.org/club/cuestion56.htm)

CORAZÓN DE MUJER

Hace unos años, cuando algunos amigos varones de nuestra misma edad sufrían infartos, nosotras nos sentíamos a salvo. La mujer, a los cuarenta años, no tiene el riesgo de la enfermedad cardiaca. Los estrógenos son los encargados de cuidarle el corazón y las arterias.

A partir de la perimenopausia el riesgo de las enfermedades cardiovasculares, como el infarto cardiaco y el accidente cerebrovascular, aumentan en la mujer . Y aumentan seriamente.

El año 2007 se inicia con un llamado de alerta de la American Heart Association (AHA) que señala que más mujeres que varones mueren de enfermedad cardiaca en los Estados Unidos; y que una de cada tres la sufre en la actualidad.

En la búsqueda de revertir el descuido a la mujer y disminuir los índices de mortalidad, la Sociedad Cardiaca Americana —American Heart Association (AHA)— publica una guía de diagnóstico y cuidados para el sistema cardiovascular; el corazón, el cerebro y las arterias femeninas.

Su mensaje es claro: no esperes hasta tener un factor de riesgo; el 40% de las veces el primer síntoma de enfermedad cardiaca en la mujer es un ataque cardiaco fatal.

La AHA es estricta en los términos diagnósticos para ayudar a que la mujer tome conciencia de sus riesgos, consulte a un especialista y encuentre el remedio.

Una sugerencia general de la AHA es la de tomar una baby o cardioaspirina diaria de 100 mg. La aspirina es un anticoagulante y ha sido indicado desde hace años como protector contra el riesgo cardiaco para los varones.

Si eres mayor de 65 años, la indicación es de rigor. Si eres menor de 65, tomar aspirina es una decisión compleja que debes evaluar con tu especialista.[2]

¿Puedo estar en riesgo?

- Tamaño de la cintura: tu cintura desnuda y estando de pie debe medir 35 pulgadas o menos.
- Nivel de triglicéridos en sangre debe estar por debajo de 150 mg/dl.
- Nivel de HDL o colesterol bueno debe ser mayor de 50 mg/dl.
- Presión arterial máxima: hasta 120 mmHg, y mínima: hasta 80 mmHg.
- Glucosa en ayunas: menor de 100 mg/dl.
- No fumar
- Ejercicio físico: 30 minutos al menos 4 veces a la semana.
- Dieta rica en frutas y verduras y pobre en grasas saturadas.

Si tus valores superan los mencionados más arriba, puedes estar en riesgo.

Consulta con tu médico para encontrar la solución.

El Journal of American Medical Association (JAMA) agrega los siguientes factores de riesgo:

- Niveles elevados de la proteína C reactiva de alta sensibilidad.
- Historial de infarto de miocardio de los padres antes de los 60 años.

Los requisitos que acabo de señalar son tantos, que asustan. Pero, piénsalo de esta manera: entender cómo son tus valores comparados con este modelo significa evaluar los riesgos incipientes para prevenir la enfermedad cuando recién empieza.

La AHA recomienda ejercicio físico diario durante 30 minutos si no tienes ningún riesgo de los indicados más arriba.

---

[2] En la mujer menor de 65 la decisión de dar o no aspirina debe evaluarse cuidadosamente por el riesgo de hemorragia gástrica y cerebral versus la ventaja de evitar el infarto cerebral—AHA.

Si tienes sobrepeso, la recomendación es ejercitar entre 60 y 90 minutos diarios. El ejercicio no tiene que ser, obligadamente, continuado; se puede completar con caminatas en lugar de usar el auto, subir las escaleras, o poner una música movida y pasarte un rato bailando. Además de mejorar tu salud cardiaca, levantará tu ánimo y te ayudará a bajar de peso.

De acuerdo con el Departamento de Salud y Servicios Humanos de los Estados Unidos, más de 60% de las mujeres estadounidenses tienen sobrepeso o son obesas.

Los NUEVOS No de la American Heart Association

- No a la *terapia de reemplazo hormonal* (TRH) ya que no sólo no ayuda sino que aumenta el riesgo cardiaco.
- No a los antioxidantes como la vitamina E, C; no a los betacarotenos y al ácido fólico porque no ayudan a prevenir la enfermedad cardiovascular.

Sí

- Sí a los suplementos de ácido graso Omega 3 porque ayuda a prevenir la enfermedad cardiovascular.

Responsabilízate por tu salud. Existen muchos caminos para mejorarla.

Expónle a tu médico todas tus dudas; ninguna pregunta es tonta y todas deben ser contestadas. Si el médico no te responde, cambia de médico.

El corazón es un músculo elástico

La irónica afirmación de Woody Allen es una realidad fisiológica para las mujeres antes de los cincuenta años. En las paredes del corazón y en la mayoría de las grandes arterias se encuentran receptores de estrógeno que garantizan la circulación fluida de la sangre y evitan que se formen coágulos.

El estrógeno es, además, el encargado de mantener elásticas las paredes de los vasos sanguíneos. Durante el periodo fértil de la mujer, éstos deben tener gran capacidad elástica ya que el volumen sanguíneo aumenta durante el embarazo. De esa manera, se protege la continuidad del embarazo, la salud de la madre y la vitalidad del feto.

Esa elasticidad se mantiene independientemente de que exista o no embarazo. Por eso el riesgo cardiaco antes de los cincuenta casi no existe en la mujer. Pero al llegar a la menopausia, cuando caen los niveles de estrógeno circulante, los vasos sanguíneos pierden su "protección" elástica y facilitan el riesgo cardiaco.

Sabemos que el cuerpo de la mujer es diferente al del hombre. La mujer tiene un corazón más pequeño con arterias y volumen sanguíneo más chicos. Estas diferencias alteran las mediciones acostumbradas, realizadas de acuerdo con el corazón y los vasos sanguíneos masculinos. Por esa razón, los estudios pueden tener resultados más erróneos que en el caso de los varones.

"Las mujeres sufren ataques cardiacos más tarde que los varones y los síntomas pueden ser diferentes", afirma Marieta Anthony, directora del Women's Health Research en el departamento de Farmacología en la Georgetown University Medical Center. El desconocimiento de que los signos del ataque al corazón —*heart attack*— pueden presentarse de diferente manera en la mujer, también enmascaran el cuadro. Los síntomas masculinos del ataque cardiaco: dolor en el pecho, en la mandíbula o en la espalda, entumecimiento del brazo, son considerados típicos del infarto aunque la mujer pueda tener un ataque cardiaco con síntomas totalmente diferentes.

EL CORAZÓN

Ese órgano al que adjudicamos las bondades y dolores del amor, es una poderosa máquina propulsora que bombea sangre a todo el organismo. Quien hace el esfuerzo es el miocardio, el músculo cardiaco. Las arterias coronarias son las que alimentan ese músculo. La **enfermedad coronaria o isquemia** aparece cuando las arterias coronarias están anormalmente estrechadas y no permiten que suficiente sangre llegue al miocardio.

Cuando esto ocurre, el miocardio sufre por la falta de oxígeno y puede doler. Ese dolor en el tórax es la **angina de pecho.** Cuando el sufrimiento del miocardio es mayor las células pueden perder vitalidad y se produce un **infarto de miocardio.**

La causa de la enfermedad cardiaca es la ateroesclerosis, que aparece cuando una placa de ateroma ha ido creciendo en el interior de la pared arterial o cuando un coagulo se desprende y tapona la luz de la arteria.

Aunque las complicaciones del infarto pueden ser mortales, muchos pacientes llevan una vida normal durante muchos años si se cuidan bien.

En la mujer, como veremos, el riesgo de muerte está aumentado por la falta de un diagnóstico oportuno y rápido.

Síntomas del ataque cardiaco:

- Dolor o sensación de presión en el pecho que dura más de unos cuantos minutos.
- Dolor que corre por los hombros, cuello, maxilar inferior y espalda.
- Dolor de pecho acompañado por mareos, sudor, náusea, falta de aire o dolor en la boca del estómago.
- Ardor en el pecho que se asemeja a una indigestión.
- Ataque silencioso; las mujeres son más propensas a ellos.

No todos estos síntomas están presentes en todos los casos y algunas personas no experimentan ningún síntoma o éstos pueden ir y venir.

Es de suma importancia recibir ayuda médica si se sospecha de un ataque al corazón. No desoír estas señales aunque desaparezcan. Llamar inmediatamente al servicio de emergencias: 911. Cada minuto cuenta. (Recomiendo este sitio especialmente: http://web.jet.es/aguijarro/1.html; http://personales.jet.es/aguijarro/abuela/)

La Asociación Americana del Corazón (AHA siglas en inglés) aclara que "los medicamentos y la cirugía para deshacer coágulos son más eficientes cuando se utilizan en las primeras etapas de un ataque al corazón. Sin embargo, los estudios nos demuestran que muchas víctimas de ataques al corazón esperan varias horas —hasta diez horas o más— antes de buscar ayuda". (www. stayinginshape.com/3chsbuffalo/libv_espanol/h01s.shtml; http://www.ninds. nih.gov/disorders/spanish/accidente_cerebrovascular.htm#CVA)

ACCIDENTE CEREBROVASCULAR (ACV)
O *stroke*, ataque cerebrovascular, derrame cerebral, apoplejía, ictus

De igual manera que el infarto cardiaco, el accidente cerebrovascular ocurre cuando el suministro de sangre disminuye o se interrumpe repentinamente, o cuando un vaso sanguíneo se rompe derramando sangre en los espacios que rodean las células cerebrales, causando el infarto cerebral.

El **accidente cerebrovascular isquémico,** se produce cuando una arteria queda bloqueada, impidiendo la llegada de sangre a las células del cerebro y con el tiempo originando la muerte celular o el infarto. Aproximadamente el 80% de los accidentes cerebrovasculares son isquémicos. La causa más común son los coágulos de sangre.

Si bien la coagulación es un proceso vital no lo es cuando se produce en el interior de los vasos, y esto ocurre con mayor frecuencia en la medida que vamos envejeciendo.

Los coágulos pueden formarse fuera del cerebro, habitualmente en el corazón, y migrar hasta taponar una arteria pequeña en el cerebro. Este coágulo migratorio se llama émbolo y el acccidente cerebrovascular **embólico.** La segunda clase de accidente cerebrovascular isquémico ocurre cuando un coágulo se forma en la pared misma de una arteria cerebral —en ese caso se lo llama trombo— y crece hasta que bloquea totalmente el flujo de sangre de esa zona del cerebro. Éste es un accidente cerebrovascular isquémico **trombótico.** La ateroesclerosis que causa la estrechez o estenosis de las arterias puede ocasionar accidentes cerebrovasculares isquémicos.

La causa **hemorrágica** es porque una arteria se rompe, y la sangre inunda el tejido cerebral perturbando el flujo de sangre y el delicado equilibrio químico que las neuronas requieren para funcionar. El hemorrágico es el 20% de las causas de accidente cerebrovascular.

Una causa común es un **aneurisma,** un lugar débil de la pared arterial que va cediendo y forma un globo hasta que una presión arterial elevada lo rompe.

Fuente: Nacional Institute of Neurological Disorders and Stroke
http://www.ninds.nih.gov/disorders/spanish/accidente_cerebrovascular.htm#logobottomright

DE QUÉ MANERA ENFRENTAR EL ACCIDENTE CEREBROVASCULAR

Síntomas

- Debilidad o adormecimiento de la cara; brazo, mano o pierna; los miembros usualmente de un mismo lado del cuerpo.
- Dificultad para hablar, comprender o tragar.
- Dificultad para ver con uno o ambos ojos.
- Visión doble, pérdida del equilibrio o coordinación, vértigo.
- Dificultad para entender lo que le dicen.
- El dolor de cabeza más intenso de la vida.

Cómo reconocer un stroke

Si piensas que alguien esá teniendo un *stroke*, recurre al test de los 60 segundos.

1. Pide a la persona que sonría.
2. Pide a la persona que levante ambos brazos.
3. Pídele que repita una oración simple, por ejemplo, el día es soleado.

http://www.americanstroke.org/content/view/17/46/

No desoír estas señales aunque desaparezcan.
Llamar inmediatamente al servicio de emergencias: 911. Cada minuto cuenta.

Existen algunos factores que no puedes controlar, tales como el paso del tiempo, los antecedentes médicos familiares y el origen étnico. Pero puedes hacer mucho con respecto a los tres principales factores de riesgo de las enfermedades cardiacas y cardiovasculares: dejar de fumar, cuidar tu presión sanguínea y mantener bajo tu nivel de colesterol. La hipertensión sanguínea y el colesterol elevado en la sangre pueden controlarse con una dieta baja en grasas y en sal y con medicamentos.

El ejercicio físico es una ayuda indispensable para mantenerte saludable. Tu médico puede ayudarte a elaborar un plan de salud cardiovascular.

Cuando esto no alcanza la medicación con estatinas ayudará a protegerte, no sólo contra la enfermedad cardiaca controlando el nivel de colesterol, sino evitando el ataque al corazón.

Nadie cuida a la mujer mejor que ella misma

Conocedor del riesgo de sufrir un infarto o ataque al corazón, el varón
toma todas las precauciones posibles y mejora sus condiciones de vida.

A las mujeres nadie las previene. Cuando el infarto ataca a la mujer, su
riesgo de muerte es mucho mayor; ella está desinformada y desprotegida.

Sin embargo los médicos siguen subestimando la propensión a sufrir
complicaciones cardiacas y vasculares durante el climaterio. Y olvidan que
aunque la mujer conserve su periodo ya tiene cambios mudos.

Como un resabio de la sociedad patriarcal, nuestra sociedad otorga mayor valor a la vida del varón. Cuando la mujer consulta por sus padecimientos cardiacos el médico tiene tendencia a minimizar su enfermedad dándole
fármacos insuficientes y retrasando su consulta con el cardiólogo.

Se ha comprobado que ante un hombre con síntomas, los cardiólogos
no dudan en indicar estudios específicos. En las mujeres, en cambio, los
profesionales tienden a pensar en problemas de mama, crisis de angustia,
trastornos de la personalidad. Cuando la mujer sufre una enfermedad cardiaca sucumbe más fácilmente porque no se la toma seriamente. Cuando
llega al especialista la enfermedad ya está profundamente instalada. Cuando ella accede a los medios más especializados de diagnóstico ya está comprometida seriamente su salud.

Y ya sabemos que en estos casos el tiempo y la precisión son factores
de vida.

Apuntar a la prevención, así como a un buen diagnóstico, es un camino
para mejorar este problema.

La ausencia de una medicina preventiva no tiene justificativo. Especialmente en esta etapa común a la vida de toda mujer en la que la falta de
una ideología preventiva de su salud acarrea, además de la invalidez y el
sufrimiento, grandes gastos en salud que superan, en mucho, los gastos de
una política educativa.

Al tanto de estas realidades, los países más desarrollados han comenzado a cuidar la salud de la mujer. Recientemente, en países donde existe una
menor discriminación sexista, se han tomado medidas preventivas como

acaba de anunciar la American Heart Association. Sin duda, se deben encarar planes de concienciación en ambos frentes:

- Por el lado de la mujer, luchando contra la idealización del sacrificio que la lleva a olvidarse de sí misma y enseñándole a tener una actitud positiva con respecto a su salud y a exigir más y mejores cuidados.
- Por el lado de los profesionales, impulsándolos a que se informen detalladamente acerca de las características de la enfermedad cardiovascular en la mujer y aprovechen la consulta para explicar cuidadosamente a la paciente los riesgos y posibilidades de evitarlos que tienen a su disposición.

Osteoporosis

Fue un simple resbalón, una caída. Todavía no me explico cómo llegué a quebrarme la muñeca con un golpe tan suave. Desde entonces me siento francamente vulnerable.

La osteoporosis no se percibe y puede estar presente por años, sin hacerse notar. Aun cuando todos los meses se siga menstruando. A veces una fractura es el primer signo de su existencia.

¿Qué es la osteoporosis y por qué nos resulta tan temible?

La osteoporosis es la enfermedad ósea más común y afecta a más de 10 millones de estadounidenses de los cuales 8 son mujeres y 2 son varones. Alrededor de 34 millones de personas tienen osteopenia, es decir, menor densidad ósea y el riesgo de desarrollar una osteoporosis. Como consecuencia de la misma, un millón y medio de personas sufren una fractura cada año.
En la osteoporosis se complementan el debilitamiento del hueso —como resultado de la destrucción de sustancia ósea aumentan los poros del hueso— con un ineficaz desempeño mecánico del esqueleto óseo. Como consecuencia los huesos pierden su fortaleza y se quiebran ante golpes o caídas que antes parecían inofensivos. Estas fracturas pueden reducir la posibilidad de llevar una vida activa. Se estima que una de cada dos mujeres sufrirá de

osteoporosis después de los 50 años. La osteoporosis es la causa más frecuente de la fractura de muñeca, vértebras y caderas. Algunas fracturas de la osteoporosis pueden no ser dolorosas, de modo que la persona no conoce su estado hasta que otra fractura, dolorosa, la pone en aviso.

Todos están de acuerdo en que la pérdida mineral —que se puede medir en la densitometría— es la causa de la osteoporosis. Pero no es sólo calcio lo que el hueso necesita; también es fundamental el movimiento: caminar, correr , hacer gimnasia.

La vida sedentaria lleva a una remodelación natural del hueso que pierde minerales como adaptación a la situación reposada. Esa remodelación ocurre tanto en la menopausia como antes. Pero cuando hay osteoporosis el mecanismo de adaptación funciona mal y el hueso pierde minerales en forma descontrolada. O se dispara rápidamente el mecanismo de remodelación ante el mínimo abandono del ejercicio físico.[3]

Vida sedentaria + Mayor perdida de calcio = Osteoporosis

Resulta difícil imaginar que el hueso es un órgano vivo. En constante recambio, se destruye y se construye a lo largo de toda la vida. Alrededor del 10 % de toda la masa ósea se remodela cada año. En la infancia predomina la construcción, luego existe un equilibrio que se va inclinando paulatinamente hacia el incremento de la destrucción.

El hueso está formado por dos clases de células que funcionan desde el nacimiento: los osteoblastos (que lo forman) y los osteoclastos (que lo destruyen).

En la osteoporosis se rompe el balance entre la formación y la destrucción ósea: el hueso se adelgaza y aparecen cavernitas en su interior.

El hueso está formado por proteínas, colágeno y calcio. El *calcio es uno de los elementos que le da consistencia al hueso.*

Las mujeres tenemos una densidad ósea menor que los hombres. Normalmente, la densidad ósea acumulada durante la niñez alcanza un pico máximo alrededor de los 25 años, y se mantiene estable por diez años. Después de los 35, tanto mujeres como varones normalmente empiezan una pérdida del 0.3 al 0.5% anual de densidad ósea.

---

[3] La vida sedentaria y la falta de presión —y golpeteo— producen no sólo la pérdida de hueso sino también de la masa muscular. Shannon Lucid, la astronauta estadounidense de 53 años que batió el récord de permanencia en el espacio —188 días— perdió un 25 % de su masa muscular al retornar a la Tierra debido a la falta de presión atmosférica.

El estrógeno es importante para mantener la densidad ósea. La mujer puede perder hasta el 20% de su masa ósea entre los cinco y siete años posteriores a su menopausia, haciéndola una candidata a la osteoporosis. La pérdida acelerada de hueso después de la menopausia es la mayor causa de osteoporosis en la mujer.

El factor herencia determina en un 80% el nivel de masa ósea máxima que un individuo alcanza y también la tasa de pérdida. Los individuos de origen afroamericano tienen mayor densidad ósea, alcanzan mayor masa ósea y la tasa de pérdida es menor comparados con los blancos y con los asiáticos.

Pero hay que tener claro que la menopausia no es sinónimo de osteoporosis ni la osteoporosis es índice ineludible de fractura.

FACTORES DE RIESGO

Los más importantes, que actúan de modo independiente o por combinación de ellos, son:

- Menopausia natural o quirúrgica.
- Origen caucásico o asiático.
- Mujer delgada con huesos pequeños.
- Cigarrillo.
- Falta de ejercicio.
- Baja consumición de calcio.
- No haber alcanzado el nivel de masa ósea máximo durante la adolescencia.
- Delgadez extrema.
- Excesivo ejercicio acompañado por amenorrea (ausencia de periodos).
- Alcohol.
- Historia personal de fracturas frecuentes y fáciles (sin un impacto importante).
- Fracturas en la familia cercana (madre con fractura de cadera duplica el riesgo de que la padezca la hija).
- Deficiencia de vitamina D.
- Algunos medicamentos: corticoesteroides, heparina, barbitúricos, anticonvulsionantes, antidepresivos del tipo inhibidores de la recaptación de serotonina o SSRI.

- Mala absorcion intestinal de calcio.
- Hipertiroidismo.
- Hiperparatiroidismo.
- Uso excesivo de suplemento de hormonas tiroideas.

Se distinguen dos clases de osteoporosis: la que caracteriza al climaterio produce la disminución del tejido óseo esponjoso. La fractura de la muñeca es típica de la menopausia.

La otra es la osteoporosis de la edad avanzada y aparece después de los sesenta años. Las fisuras, las pequeñas fracturas de las vértebras, son la causa del progresivo aumento del encorvamiento. La joroba se produce por la exageración de la curvatura natural de la espalda y se acompaña de una disminución de la estatura: el cuerpo se dobla sobre sí mismo. Como consecuencia el borde de las costillas desciende y el abdomen es impulsado hacia adelante. Pueden aparecer dolores persistentes que se confunden, a veces, con los reumáticos.

En edad más avanzada, la osteoporosis afecta la articulación del fémur con la cadera. Esa fractura es grave porque produce inmovilidad y, en muchos casos, la muerte. La incidencia de las fracturas de cadera aumenta exponencialmente después de los 50 años en las mujeres y después de los 60 en los hombres. *A un tercio de todas las mujeres de más de 80 años se les fracturará la cadera.* Para una mujer el riesgo de esta fractura es del 15%. La mortalidad por fractura de cadera es alta, varía entre 15% y 37% en el año que sigue a la misma.

Fracturas
- de muñeca ------ de 50-60 años.
- de vértebras --- de 60 a 70 años
- de cuello de fémur (cadera) después de los 70 años.

El *umbral de la fractura* es un concepto teórico que refleja el momento en que la pérdida de hueso llega a un nivel en que se puede fracturar después de un trauma sin importancia. Esto puede ocurrir aunque la mujer no se haya dado cuenta.

Si la mujer pudiera encarar la prevención a partir de los treinta o de los cuarenta, tomar conocimiento de los cambios mudos que tienen y tendrán lugar en su organismo; si la correcta educación quitara el prejuicio que silencia el tema de los cambios de la premenopausia, más mujeres podrían explorar este tema sin vergüenza y cuidarse para prevenir una sorpresa lamentable.

Enséñale a tu hija —y a tu hijo— a cuidarse desde chica(o) con una dieta rica en calcio.

CÁNCER DE SENO O MAMA

La mama es una glándula formada por **lóbulos** y **conductos**. Cada mama tiene entre 15 y 20 secciones llamadas lóbulos. Cada lóbulo está formado por pequeños **lobulillos** que, a su vez, terminan en docenas de **bulbos**. Estos bulbos son los productores de la leche. Los bulbos se conectan con los lobulillos y éstos con los lóbulos a través de conductos.

También hay vasos sanguíneos y linfáticos recorriendo las mamas. Los vasos linfáticos transportan la linfa hacia los ganglios linfáticos, que son los encargados de proteger contra infecciones y enfermedades. Existen ganglios linfáticos en todo el cuerpo y cerca de la mama, en la axila, sobre la clavícula y en el pecho.

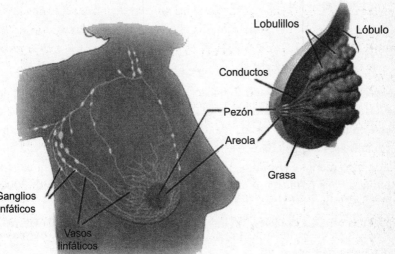

Fuente: Nacional Cancer Institute www.cancer.gov/espanol

El cáncer de seno representa una tremenda amenaza. En el año 2006, 212 920 nuevos casos fueron diagnosticados en los Estados Unidos y 40 970 mujeres murieron por la enfermedad, de acuerdo con el National Cancer Institute.

Existen tres tipos de cáncer de mama. El *carcinoma ductal* es el más común y se inicia en las células que recubren los conductos. El *carcinoma lobular* aparece en los lóbulos o los lobulillos y suele presentarse en ambos senos. El tercer tipo es poco frecuente y la mama aparece inflamada, caliente y enrojecida; es el *carcinoma inflamatorio*.

ANTECEDENTES QUE AUMENTAN EL RIESGO DE PADECER CÁNCER DE SENO

- Edad avanzada.
- Senos con alteraciones benignas o historial de cáncer de seno.
- Madre, hermanas, tías, abuela, con cáncer mamario.
- Menarca —primera menstruación— temprana.
- Primer parto a edad avanzada o no haber tenido hijos.
- Uso de terapia hormonal con estrógeno y/o progesterona.
- Menopausia tardía.
- Ser de raza blanca.
- Consumo de bebidas alcohólicas.
- Obesidad.

Según un estudio del año 2004 de la Organización Panamericana de la Salud, en las mujeres latinas el diagnóstico de cáncer de mama suele hacerse en una etapa más avanzada de la enfermedad que en mujeres blancas no latinas. La causa parece estar en las desigualdades sociales y la falta de seguro médico. (Abraído-Lanza AF et al. *Breast and cervical cancer screening among latinas and non-latina whites.* Am J Public Health 2004; 94(8):1393-1398.)

Frente a esta información no hay más que tomar conciencia y evitarlo.

¿Guardan alguna relación la menopausia y el cáncer?

No y sí. El riesgo de contraer cáncer aumenta con la edad, independientemente de la menopausia. El cáncer de mama, de cuello de útero, de útero, de ovario, de pulmón y de intestino grueso son los más frecuentes en la postmenopausia.

Como veremos más adelante, la terapia de reemplazo hormonal aumenta el riesgo de cáncer de seno.

Pero gracias a la divulgación del riesgo relacionado con la TRH, las cifras de cáncer de seno han disminuido en los Estados Unidos debido al abandono de la terapia de reemplazo hormonal —luego de las investigaciones de la WHI— y a la mayor frecuencia de mamografías que han permitido un temprano diagnóstico del cáncer.

Para prevenir, para descartar, para actuar a tiempo, es necesario concienciar la importancia de la detección temprana de un tumor.

¿Sirve el autoexamen para detectar el cáncer de seno?

A veces es la misma mujer la que descubre un bultito de consistencia diferente (o la retracción de un pezón, o una secreción del pezón) caso que requiere una consulta inmediata.

El autoexamen, no es suficientemente eficaz ni exime de la mamografía anual. El diagnóstico temprano mediante la mamografía anual es el procedimiento que disminuye el riesgo de que se produzcan metástasis —es decir tumores secundarios en otros órganos—. (Véase autoexamen manual en la parte práctica.)

El diagnóstico temprano mediante la mamografía ha mejorado enormemente el pronóstico de esta afección. Por eso algunos médicos recomiendan la primera mamografía a los cuarenta años. Después de los cincuenta, una mamografía anual es un examen de rutina.

Mama fibroquística o displasia mamaria

Es la enfermedad más frecuente de la mama en la mujer premenopáusica y es rara después de la menopausia. Consiste en la proliferación de quistes palpables. No tiene sintomatología específica, pero el síntoma más frecuente es el dolor premenstrual que se alivia con la regla. Existe un riesgo muy bajo de desarrollar cáncer de mama cuando esta enfermedad es del tipo proliferativa con atipia.

Cuello de útero y útero

El útero tiene la forma y el tamaño aproximado de una pera. Se divide en dos partes: cuello —que se continúa con la vagina— y cuerpo. El tejido que recubre la parte interior del cuerpo es el *endometrio* y la exterior es el *miometrio*. El miometrio es una capa de músculo capaz de albergar y proteger al futuro bebé y de contraerse en el parto. El endometrio es el reflejo del ciclo hormonal: crece en la primera parte del ciclo menstrual debido a los estrógenos que segregan los ovarios para recibir y nutrir al embrión en caso de embarazo. Si el embarazo no se produce, disminuye la cantidad de estrógenos y aumenta la de progesterona; ahora el endometrio disminuye de espesor y se prepara para ser eliminado. Al final del ciclo, el endometrio se desprende y aparece el flujo menstrual. Y un nuevo ciclo comienza.

Cuello cervical y útero

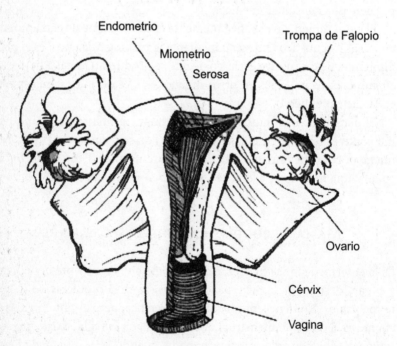

Endometrio

Miometrio

Serosa

Trompa de Falopio

Ovario

Cérvix

Vagina

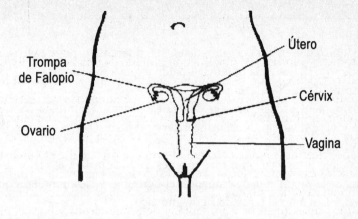

Trompa de Falopio

Útero

Cérvix

Ovario

Vagina

¿Despedimos al cáncer de cuello de útero?

Este año se presenta promisorio en la pelea contra el cáncer de cuello uterino entre las jóvenes.

La nueva vacuna Gardasil terminará con el HPV o papilomavirus humano; el causante del cáncer cervical. El HPV es la más común enfermedad de transmisión sexual en los Estados Unidos. Por eso la vacuna debe ser dada preferentemente antes de que se inicie la vida sexual. Texas es el primer estado de los Estados Unidos en aprobar su uso para muchachas de 11 y 12 años. Y pronto lo seguirán los estados restantes.

¿Qué es el HPV o papilomavirus humano?

El papilomavirus humano es el causante principal del cáncer cervical, el segundo cáncer más común en la mujer. El papilomavirus humano o HPV o PVH se presenta en forma de verrugas en diversas partes del cuerpo como genitales, manos y pies.

Aproximadamente la mitad de todos los adultos sexualmente activos adquieren HPV genital en su vida. Cada año, 6.2 millones de personas son infectadas, de acuerdo con el Centro de Control de Enfermedades y Prevención (Center for Disease Control and Prevention). Sin embargo, muchos de los infectados desconocen su estado ya que no tienen síntomas, pero igual contagian.

Hay que tener en cuenta que existen 100 diferentes tipos de virus. Sólo las cepas 16 y 18 tienen la potencialidad maligna y son la causa del 70% de los cánceres de cuello uterino.

Felizmente, Gardasil, protege contra esos virus. Y también contra las cepas 6 y 11, que no producen cáncer cervical pero sí son la causa del 90% de las verrugas genitales.

Saludable futuro para las más jóvenes. Atención para el resto: la FDA admite que la vacuna puede empeorar el cáncer cervical en mujeres que lo padecen, estén o no al tanto de su diagnóstico.

Recientemente se ha descubierto que ciertas formas de cáncer de seno parecen estar también relacionadas con la presencia de HPV. De confirmarse, esto significaría un pronóstico muy favorable en la lucha contra el cáncer de seno. (www.news.com.au/story/0,23599,20923946-2,00.html)

Nunca se es demasiado vieja para el papanicolau

Con esta frase Nueva York se despierta, en el mes de enero del 2007, buscando la concientización del cáncer cervical. No es para menos. Cada año, cerca de 15 000 mujeres en los Estados Unidos reciben la noticia de que tienen cáncer de cuello de útero o cervical. Los expertos de la Universidad de Michigan luchan para informar y dejar de lado prejuicios sexuales invalidantes de la salud de la mujer.

"Hace cuatro años la Sociedad Americana del Cáncer recomendó que las mujeres sin antecedentes de anormalidades cervicales (en el cuello del útero) podían dejar de realizarse el PAP después de los 65 años. Pero sabemos que esas mujeres suelen ser viudas o divorciadas, por lo que podrían recuperar la actividad sexual, y, si tienen cérvix, tienen riesgo de desarrollar cáncer", dijo el doctor Lauren Zoschnick, profesor asistente de obstetricia y ginecología de la Escuela Médica de la universidad. "Sabemos también que el cáncer cervical y la infección con VIH aumentó levemente en esa población de mujeres", agregó. (http://www.nlm.nih.gov/medlineplus/spanish)

Totalmente de acuerdo, estimado doctor Zoschnick, las mujeres mantenemos una sexualidad activa y debemos cuidar nuestra salud sexual y protegernos del cáncer cervical y de la infección del sida. Antes y después de los 65 años.

No tengo relaciones, de modo que no necesito la vacuna contra el virus del papiloma humano.

"Otro mito más", afirma el doctor Zoschnick. La verdad es que el HPV que causa el cáncer cervical puede transmitirse por el sexo oral, anal y el contacto genital. "Las secreciones del tracto genital transportan el virus activo, de modo que no es necesario consumar las relaciones para infectarse con el HPV", explicó Zoschnick.

El virus, si bien minúsculo, es activo y despierto. Si está cerca de la vagina sabe subir hasta alcanzar el cuello uterino. Ahí alterará el crecimiento celular y, ¡bingo!, el cáncer será una amenaza en tu vida. No arriesgues tu salud.

El cáncer de cuello uterino tiene un diagnóstico precoz a través del papanicolau, es decir el estudio microscópico del moco del cuello uterino, recogido a través del espéculo, durante la revisión ginecológica. Y ahora, el nuevo test del HPV mejora el diagnóstico, festeja la vida y tu derecho a la salud sexual haciéndote un estudio de HPV o un PAP.

En la última edición de la revista *Obstetrics and Gynecology*, el equipo dirigido por la doctora Mona Sariya publicó su estudio de cáncer cervical producido entre los años 1998 y 2002. En los cinco años que duró el estudio, la tasa de cáncer cervical invasivo disminuyó, si bien continuaron las diferencias étnicas y geográficas.

Durante ese periodo, la tasa promedio de incidencia anual más alta fue entre las mujeres hispanas, seguida de las mujeres afroamericanas. Las tasas de cáncer de cuello de útero aumentaron con la edad en todos los grupos. Uno de los motivos de las diferencias étnicas es el seguimiento de los test de papanicolau con resultados anormales. (http://www.nlm.nih.gov/medlineplus/spanish)

Nuevamente, los estudios que vinculan el HPV con el cáncer y la reciente vacuna, significan mejor diagnóstico y más armas para el pronóstico. Y la conciencia de que hay que ser fieles a los estudios y repetirlos cada dos o tres años, de acuerdo a tu actividad sexual.

Visita www.cancer.med.umich.edu. para conocer más mitos y verdades acerca del cáncer cervical. (Si estás en los Estados Unidos o en uno de sus territorios, puedes pedir estos folletos del NCI y otras publicaciones si llamas al Servicio de Información sobre el Cáncer (CIS) al 1-800-4-CAN-CER. Es posible también pedir publicaciones en línea en http://www.cancer.gov/publications.

CÁNCER DE ENDOMETRIO

En los Estados Unidos, el cáncer del endometrio es el más común en los órganos reproductores femeninos. La Sociedad Americana del Cáncer estimaba que se diagnosticarían en los Estados Unidos 39 080 nuevos casos de cáncer del cuerpo uterino durante el 2007. La mayoría de éstos, cánceres del endometrio o del recubrimiento del útero. La Sociedad Americana del Cáncer también estimó que alrededor de 7 400 mujeres en los Estados Unidos morirían de cáncer del cuerpo uterino durante el 2007.

Si bien no se conoce la causa del cáncer de útero, sí se sabe que el riesgo de padecerlo aumenta cuando hay un elevado nivel de estrógenos y poca progesterona. Luego de la menopausia, la progesterona disminuye francamente mientras que los estrógenos pueden seguir produciéndose, aunque en cantidades disminuidas, en el organismo.

Condiciones que facilitan que los estrógenos sigan presentes luego de la menopausia

* Terapia de reemplazo hormonal sólo con estrógenos.
* Obesidad.
* Primera menstruación (menarca) temprana y menopausia tardía.
* Antecedentes de infertilidad o falta completa de embarazos.
* Tumor de ovario que produce estrógeno.
* Ovario poliquístico.
* Mujer tratada con tamoxifeno por cáncer de mama.

El riesgo de cáncer del endometrio es de seis a ocho veces más alto en mujeres que toman estrógeno, comparadas con las que no lo toman.

Síntomas del cáncer de endometrio

- Sangrado o flujo no relacionado con la menstruación (poco frecuente).
- Dolor en el área de la pelvis.
- Dificultad o dolor para orinar.
- Dolor durante la relación sexual.

Pruebas diagnósticas

- Ecografía transvaginal (como primer paso).
- Biopsia del endometrio: en la consulta ginecológica se extrae tejido del endometrio. Luego, el patólogo observará a través del microscopio la presencia o no de células cancerosas.
- Dilatación y legrado: cirugía para extraer muestras de tejido mayores. En esta maniobra es necesario hacer una dilatación del cuello del útero. Este procedimiento se conoce también como DyL.

ASEGÚRATE EL FUTURO

La información dada en este capítulo nos pone de lleno frente a nuestro cuerpo y la necesidad de cuidarlo. Esta preocupación, si bien dolorosa ya que nos enfrenta a nuestra fragilidad, nos educa para un trato profundamente considerado respecto a los cambios de nuestro cuerpo relacionados con la menopausia y con el paso del tiempo. Cuidarnos responsablemente nos permitirá vivir más años en salud y disfrutar de la vida que nos estamos dando.

Relato del cuarto encuentro

—Llegué antes porque necesito hablarte y prefiero hacerlo en privado.

El rostro de Beatriz muestra ¿inquietud?, ¿desconcierto? Sin esperar a que la invite a pasar se precipita en el consultorio. Aún faltan diez minutos para nuestro encuentro grupal.

—Hace tres días tuve una experiencia que me trastocó. Estuve a punto de llamar para contártela pero... —apoltronándose en el sillón como buscando cobijarse. Más tranquila sigue— ¡Qué ejercicio! —dudando si la entendí, insiste— El ejercicio de la exploración genital. Ya sé... estoy bastante crecidita para venir ahora a descubrir cómo son mis genitales.

—No te critiques, existen mujeres que jamás vieron su vulva.

—Menos mal que ya no voy a entrar en esa estadística —Beatriz da rodeos, le cuesta entrar en tema—. Como te dije, me miré los genitales por primera vez. Por segunda vez. Por tercera vez. Muchas veces. Entonces me di cuenta de que no sabía nada de esa parte de mi cuerpo. A pesar de tantos años de marido, de algún amante, es como si esa parte fuera de ellos, no mía. Mirarme: jamás.

—¿Qué fue lo que te trastocó?

—Cuando me miraba me toqué, introduje un dedo en la vagina y toque el cuello del útero, y luego me entretuve descubriendo el clítoris y los labios internos. Cuando estaba en eso... sentí un calor que me brotaba del centro del cuerpo. Entonces empecé a acariciarme porque me gustaba. Y me masturbé como nunca. Tuve un orgasmo cortito pero tan intenso que me mordí los labios para no gritar —rememorando—. Fue extraordinario. Al día siguiente probé otra vez; fue diferente, más lento, muy gustoso...

El timbre la interrumpe; le propongo que comparta con el grupo su experiencia: la aprovecharán sus compañeras.

—No tienes obligación de hacerlo. Piénsalo, si no quieres comentarlo con las demás lo seguimos hablando después de la reunión.

—¿Te sucede algo? —Clara se acerca con cariño.

Se ubican todas alrededor de Beatriz; escucho sus cuchicheos mientras organizo el trabajo para la reunión. Poco a poco todas participan. Finalmente Silvia toma la palabra:

—Pueden creer que nunca había visto mi vulva. Me sorprendió porque es muy diferente al esquema que vimos (véase pág. 112).

—Me asombró el color oscuro de los labios internos —confiesa Malena.

—*Yo descubrí que tengo el labio izquierdo mucho más grueso que el derecho* —dice Amalia.

—*Existen tantas vulvas como rostros* —las tranquilizo—. *Cada mujer tiene un diseño de vulva personal. Dibujarla les servirá de orientación.*

—*Yo, como Beatriz, también me masturbé* —agrega Amalia-. *Hacía tiempo que no lo hacía.*

—*¿Disfrutaste?*

—*Sí... pero me faltaba algo; no es lo mismo que era antes... me faltaba estímulo... o respuesta...*

—*Entonces tú especialmente vas a aprovechar la sugerencia que tengo para todas ustedes* —sus miradas van desde mi persona hasta la caja que tengo enfrente—. *Hoy vamos a hablar de los* sextoys *o juguetes sexuales o vibradores* —agrego mientras abro la caja y saco varios juguetes de diversos colores.

Los hay a pila y electrificados, en forma de pene —algunos incluyen un conejito en su base para estimular el clítoris—, *otros parecen un lápiz y otros tienen forma indefinida.*

—*Los* sextoys *se volvieron populares cuando, en la exitosa serie* Sex and the City, Charlotte York *descubre el orgasmo gracias a un juguete sexual bautizado* rabbit. *Las cuatro chicas legitimaron en esa movida a los juguetes sexuales y a la masturbación como un buen camino para lograr el orgasmo y para gozar.*

Parecen una novedad pero siempre han existido. Las mujeres que buscaban satisfacerse encontraron en todas las épocas algún "dildo" —como comúnmente se llaman— *a su medida. Incluso desde la represiva época victoriana y hasta no hace mucho, los médicos se afanaban en la cura de la "pesadumbre pelviana" con un tratamiento efectivo que consistía en estimular el clítoris hasta que la paciente experimentaba un "paroxismo histérico" (orgasmo). Hoy el 30 % de los visitadores de las páginas en internet para adultos son mujeres[4]. Para ponerlo en números, 12.6 millones de mujeres entran en la internet en busca de satisfacer su placer.*

—*Si me preguntan por qué tienen tanto éxito los juguetes sexuales, éstos son algunos de los motivos: acrecientan las sensaciones, allí donde más te gusta y con todo el tiempo disponible. Los recomiendo casi siempre en las terapias sexuales porque facilitan lograr el orgasmo, y lo intensifican.*

---

[4] De acuerdo con la investigación de Nielsen-Net Ratings que mide la audiencia *online*, *Miami Herald*, Nov. 4, 2006.

Se acercan, los encienden, los prueban en la mano, en los brazos, comentan, juegan...

—¿Te refieres a que las mujeres lo usan para masturbarse o...? —se interesa Silvia.

—No sólo para masturbarse. También son una fuente de placer en la relación sexual.

—¿Pero, cómo lo toman ellos?

—Algunos responden con curiosidad, otros se niegan terminantemente. Hasta que comprenden, porque la mujer lo explica claramente, que la penetración es ineficaz para el goce femenino. Ésta es una tarea para todas las mujeres.

El silencio llena el espacio.

No es fácil para la mujer defender su orgasmo más allá de las expectativas del compañero. No es extraño que el compañero interprete la necesidad de un sextoy como una prueba de que él no es suficiente. Sin embargo, esta creencia es un error. La satisfacción sexual de la mujer no es como ellos se la imaginan. Si a los varones la penetración les resulta tan placentera, a la mayoría de las mujeres, en cambio, no les produce casi nada. La necesidad de estímulos en el clítoris tiene que ser intensa y persistente y mantenerse durante la penetración para que ella alcance el orgasmo. Y con los cambios de la menopausia, la mujer necesita más estímulos para alcanzarlo.

—Ahora vamos a dialogar con las imágenes de nuestro mundo interno. Pero antes vamos a entrar en calor.

Las invito a ponerse de pie, a caminar por todo el lugar.

—Cada una a su ritmo, prueben distintas respiraciones, incluyan sonidos... Aceleren el paso... Más... Más... Giren... Bailen... Caminen... Sonrían... Muevan exageradamente las caderas... Enderecen la columna y sientan cómo los senos se exponen. Exhiban la parte de su cuerpo que les resulte más atractiva... Luzcan sus atractivos. Perciban cuánto bienestar están sintiendo ahora.

Beatriz ha adquirido una gracia que no tenía al comenzar el grupo; parece haberse encontrado con sus aspectos más femeninos y sensuales. Viviana conquista por su suavidad, su cuerpo parece estar en armonía con su interior. Amalia es muy seductora aunque no lo registre.

—Cuando se cruzan mírense sin esperar una respuesta de la otra persona.

Tomar conciencia de la belleza de cada una, de cómo reflejan sus particularidades, es un objetivo de estas reuniones.

—Caminen hasta tranquilizar la respiración. Hagan una, dos, tres res-

piraciones profundas, elevando y descendiendo los brazos para ayudar a alcanzar una buena expansión pulmonar.

Elijo una música más lenta.

—Recuéstense sobre las colchonetas. Cierren los ojos, perciban el aire entrando y llenándoles todo el cuerpo. Exhalen por la nariz. Ésta es la posición más adecuada para llevar a cabo un juego de visualización.

—Imaginen que en los párpados tienen una pantalla donde proyectan imágenes. Ahora la pantalla está en blanco. Vamos a viajar en una nube que nos llevará al futuro: al día de nuestro cumpleaños número 70. Lo hago presente, lo proyecto en mi pantalla mental. Estoy frente a una gran torta que sirve de base a 70 velitas. Estoy por soplarlas y recuerdo que ayer no más imaginé el deseo que voy a pedir hoy. Es un deseo preciso, manifiesto, realizable. ¿Qué deseo?... Observo la escena: ¿dónde estoy?, ¿es primavera?, ¿verano?, ¿quién está conmigo?, ¿cómo me veo?, ¿qué llevo puesto?, ¿cuál es mi emoción? Me sumerjo en la escena. Soy yo. Sí, soy yo.

Durante unos minutos las observo: Isabel irradia una serenidad desacostumbrada. La tranquilidad de Silvia contrasta con la inquietud de Malena que se revuelve agitada. ¿Qué fantasmas empañan su futuro? ¿Qué experiencias de vida de nuestras abuelas, de nuestras madres, nos impiden imaginarnos bellas y longevas?

—Me despido de esa escena... Ahora estoy frente a una nueva imagen. Ya no se trata del futuro sino del pasado: hoy cumplo los 30 años. Una tarta con treinta velitas encendidas me espera. Voy a pedir un deseo antes de apagarlas. ¿Qué deseo ?¿Estoy contenta? ¿Estoy triste? ¿Con quién estoy?

Ni un movimiento, ni un ruido, están entregadas absolutamente al ensueño.

—La última escena es el presente. Tengo la oportunidad de pedir un deseo para este año de mi vida. ¿Cuál es mi deseo? Me dejo capturar por esa fantasía, la vivo unos minutos. Es hoy. Ahora.

Están tendidas sobre las colchonetas; Beatriz, que en un principio se resistía al ejercicio, ha entrado totalmente. Clara respira profundamente abandonada a sus imágenes. Viviana tiene una sonrisa feliz. Amalia está tan sumergida en la dramatización que hasta hace el gesto de soplar. El silencio es intenso, tanto que hasta mi voz me suena extraña:

—Vamos a volver, poco a poco, abriendo los ojos. Incorporémonos lentamente. Mirémonos. Reconozcámonos.

Cada cual a su ritmo vuelve a sentarse formando el círculo; una se frota los ojos, otra se despereza. Las invito a hablar de lo que vivieron.

Isabel es la primera.

—*Para mí fue un descubrimiento: me gusté en el futuro, a los 70.*

—*Se nota en tu cara* —*señala Viviana*—. *Tienes una expresión nueva.*

—*¿Cuál es tu deseo actual, con tus 53 años?*

—*Qué extraño, me resultó más fácil pedir un deseo a los 70, que en la actualidad. Es que siempre pretendo grandes empresas y, en cambio, con 70 años me veía menos ansiosa, más sabia. Me ayudó mucho lo que dijiste, eso de buscar un deseo concreto y realizable. Me ayudó...* —*Isabel hace un silencio como buscando aclarar sus pensamientos*— *...saber lo que quiero. Quiero compartir más cosas con Alberto fuera de nuestro trabajo. Me gustaría aprender a hacerle masajes y que él me los haga a mí. Ahora tenemos más tiempo y quiero aprovecharlo.*

—*¿Dime una cosa?* —*le pregunto*—. *¿Quieres aprender a dar masajes para tener más contacto con tu marido?*

—*Mmm... Sí.*

—*Te envidio* —*interviene Malena*—. *Yo con los años me veía más vieja y más sola.*

—*¿Cuál fue tu deseo para los 30?* —*interviene Clara.*

—*Yo recordé mis verdaderos 30, no me hice ninguna película. Entonces lo tenía todo. Estaba en la cúspide de mi carrera, tenía un novio importante que se quería casar, ganaba bastante dinero. Sí, lo tenía todo.*

—*¿Cómo evolucionó hasta el día de hoy cada una de esas realidades? ¿Qué pasó con cada una de esas cosas?*

—*Ya no estoy en el estrellato...*

—*¿Por qué?* –*pregunta Viviana.*

—*Cuando fue mi gran oportunidad debía abandonar el país para seguir progresando en la danza. Pero tuve que renunciar porque no quería separarme de mi mamá. Y ella no quería irse y dejar a mi hermano aquí. Ésa fue una elección muy dura. No sé si fue acertada o no. Pero frustró mi carrera de bailarina.*

Malena llora. Amalia la abraza, le acaricia tiernamente la cabeza. Veo varias miradas brillantes y conmovidas.

Malena continúa:

—*Siento que se abrió una puerta de mi memoria que había estado clausurada durante mucho tiempo. Cuando cumplí 30 acababa de perder un embarazo. En realidad fue un agasajo muy triste. Aparecieron mis 30 y mis cuarenta. Me doy cuenta de que entonces también estaba deprimida. Hasta ahora creí que la depresión estaba motivada por la menopausia. Pero no es así; estaba deprimida desde mucho antes.*

—En muchas ocasiones idealizamos el pasado y denigramos el presente. Más cuando no encontramos motivaciones importantes, y eso pasa cuando nuestra autoestima es baja. Entonces podemos sentirnos estafadas por la menopausia, por la familia. El resentimiento puede ser muy intenso y nos dificulta liberarnos de esa historia y vivir el presente...

—Es que estoy sola... tengo rabia... —continúa Malena—. Desperdicié posibilidades. No quise tener hijos ni marido porque siempre pensé que mi realización artística era lo más importante —sollozando—. Mis mejores años se fueron en esa lucha por llegar. Cuando llegué seguí luchando por cuidar mi lugar. Hoy ¿qué me queda?... Nada —calmándose—. Como Jorge Luis Borges, escritor argentino de fama internacional, me reprocho haber cometido el peor de los pecados: no ser feliz.

—Qué tengo que decir yo entonces —se lamenta Beatriz—. Tenía un buen marido, podría haber tenido hijos, pero no pudo ser porque yo no tenía tiempo para otra cosa que la política. Tenía tantos ideales para luchar, tantas causas para defender —luego de un silencio continúa—. Ahora la política ya no es igual, todo está pervertido. ¡Nuestros ideales han muerto!

Cada una de nosotras puede identificarse con la crítica de Beatriz, con el dolor de Malena. ¿Quién no sacrificó deseos en aras de un proyecto que, allí y entonces, parecía el mejor?

El doloroso lamento de Malena, la pena por ver cómo se alejan las oportunidades más brillantes, es equiparable a un duelo.

—Hay que buscar lo que sí se puede satisfacer —defiende Viviana con vehemencia—. Cuando era joven tampoco podía lograr todo lo que quería. Sí, pude ser mamá y disfrutarlo. Pero ¿cuántas cosas deseaba entonces que no me atrevía siquiera a reconocer? Ahora me siento más yo, más satisfecha. Sé lo que quiero y no lo pospongo.

La menopausia puede significar un proceso de duelo. La renuncia física de la capacidad gestante, el reconocimiento de que se ha dejado atrás la juventud pueden generar sentimientos dolorosos.

Para algunas mujeres la menopausia es una crisis y puede adquirir un significado crucial: una autorización para dejar atrás el pasado y tomar el presente por las astas. Una etapa que paulatinamente se convierte en una adecuación a los cambios y en el nacimiento de una nueva mujer; plena y transfigurada.

Para todas, la menopausia significa darse cuenta de que el futuro tiene un límite, de que se es dueña y responsable de la propia vida, y que el presente es la ocasión para disfrutarla.

—*Antes de cerrar este encuentro quiero resaltar esta oportunidad; tu oportunidad. Descubran los deseos guardados, las asignaturas pendientes, las expectativas. Recuperen el cuaderno y el espacio para reflexionar. Consideren cuáles proyectos pueden realizarse y cuáles no. Cuando aparezcan críticas, dificultades, escríbanlas también. Al día siguiente, y al siguiente, vuelvan a la lectura, a la escritura y a reflexionar acerca de lo que les ocurre y cómo solucionarlo. Apunten todo lo que les pasa por la cabeza, por el cuerpo, por las emociones, por las sensaciones...*

Práctica del capítulo 4

LOS SENOS Y EL CUERPO

Autoexamen mensual del seno

(Antes de la menopausia es preferible hacer el examen después de la menstruación, cuando los senos están menos turgentes.)

Con el torso desnudo, colócate de pie frente a un espejo con los brazos caídos a los lados del cuerpo. Observa atentamente tus senos; descubre la simetría entre ambos. Con frecuencia, un seno es levemente mayor que el otro: no te preocupes, esto es parte de las asimetrías del cuerpo.

Percibe si existen irregularidades del contorno del seno o de los pezones, si la piel es regular o rugosa, si los pezones están retraídos. Presiona el pezón para verificar si presenta alguna secreción desacostumbrada.

Con las manos en las caderas y mueve los hombros hacia arriba y abajo observando si ambos senos se desplazan de manera pareja. Eleva los brazos estirados por encima de la cabeza y observa lo mismo.

A continuación con la mano derecha examina el seno opuesto usando los tres dedos medios juntos y planos con respecto a la superficie; evita presionar de punta. Imagina que tu seno es una esfera de reloj, empieza a las 12 en punto.

Con la mano relajada cómodamente, realiza movimientos circulares, suaves; presiona el tejido mamario contra la pared de las costillas. Recorre la circunferencia de toda la mama siguiendo el sentido de las agujas del reloj. Empieza en el pezón y efectúa círculos cada vez más alejados de él. Asegúrate de palpar todo el seno, la axila y la zona del pecho alrededor. Repite la palpación total del seno derecho.

Este examen puedes realizarlo de pie o acostada como señalo a continuación. De espaldas, con el brazo izquierdo detrás de la cabeza —como almohada—, con el brazo derecho repite la exploración del seno izquierdo empezando a las 12 del cuadrante horario.

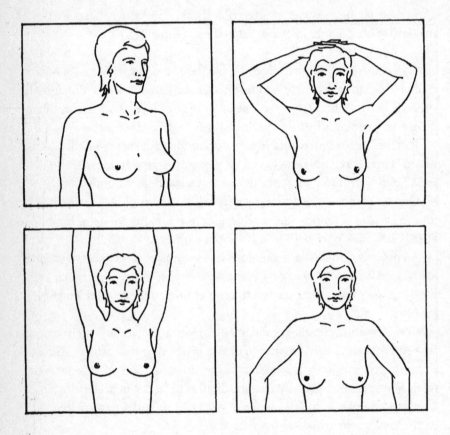

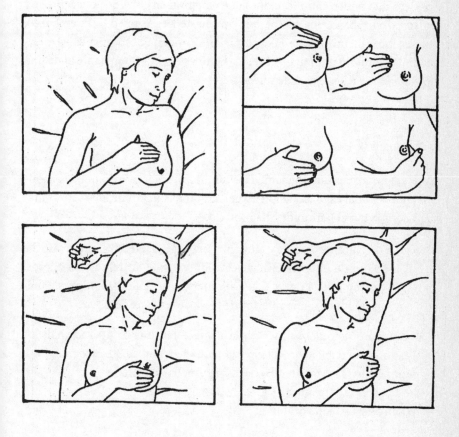

Repite esta exploración una vez al mes.

Las primeras exploraciones, cuando todavía no conoces tus senos, pueden resultar laboriosas; no te inquietes, están presentes los miedos y el desconocimiento. Pronto te familiarizarás con esta exploración de esta querida parte de tu anatomía.

Al palpar un bulto fíjate si tiene límites netos y forma regular, si se desliza sobre los otros tejidos. Los nódulos cancerosos tienen bordes poco claros —ya que tienen ramificaciones que penetran en el tejido adyacente— y no son deslizables. Una mama que no reviste riesgo puede, sin embargo, sobresaltarte cuando haces la exploración. La mama fibroquística —enfermedad común no maligna— le da al pecho un aspecto semejante al de una bolsa rellena de lentejas o de nueces.

ESTUDIOS

En el segundo capítulo iniciamos los estudios de laboratorio que te permiten conocer cuál es tu situación actual. Los análisis propuestos a continuación completan el panorama diagnóstico.

- La densitometría ósea es una manera segura, efectiva, no invasiva e indolora de obtener información importante acerca de los huesos. El rastreo utiliza rayos X de baja energía. Sencillo y rápido, este método estudia la zona inferior de la espalda y la cadera.

Los resultados se miden a través de la T que refleja una comparación de los resultados de la paciente con respecto a una persona de 30 años.
T menor de 1 (-1) están dentro de los parámetros normales.
Osteopenia: la T está entre -1 y -2.5.
Osteoporosis: la T mayor que -2.5.

- La mamografía es la manera eficaz de detectar cualquier anomalía y prevenir el cáncer. A través de rayos X, este estudio develará la condición íntima de tus glándulas mamarias. Actualmente, la mamografía digital propone un método más rápido y más eficiente, sobre todo cuando existe una duda diagnóstica. (http://www.cancerdemama.com.br/mulher/mamo/mamo.htm)

Las cifras de cáncer de seno han disminuido en los Estados Unidos por primera vez debido al abandono de la terapia de reemplazo hormonal y, posiblemente, a la mayor frecuencia de mamografías y la mejor calidad de las mismas que han permitido un temprano diagnóstico del cáncer.

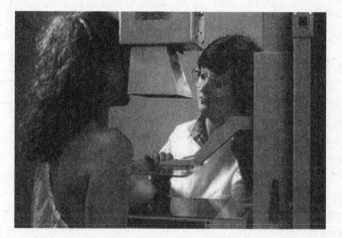

Imagen tomada de National Cancer Institute.

Con los resultados en la mano, tú y tu médico
evaluarán el tratamiento a seguir.

Descubre tu cuerpo con los juguetes sexuales

Si ya eres poseedora de un juguete sexual explora con él la sensibilidad de todo tu cuerpo. Toda la piel es un extenso órgano erótico. Descubre tus diferentes sensaciones con las manos y con el juguete.

Incluye los senos; ellos son una parte exquisitamente erótica del cuerpo femenino y un componente valioso de la propia imagen corporal. Para algunas mujeres constituyen un disparador insustituible de la excitación y el placer.

¿Recuerdas la exploración genital del capítulo anterior? ¿El momento en que descubriste cada parte de tu vulva frente al espejo? Cada zona identificada tiene una sensibilidad diferente. Repetir la exploración permite evolucionar desde las primeras señales, casi imperceptibles, a otras francas y específicas del placer.

El conocimiento de tu cuerpo y sus variadas sensibilidades te posibili-
tará disfrutarlo a solas y, también, compartirlo.

EL PLACER ES EL MEJOR CAMINO
PARA EL DESEO Y EL GOCE

Compartir un masaje es un buen comienzo ya que el objetivo es disfrutar
el contacto sin más expectativas. El masaje, además, reduce la ansiedad,
disminuye el nivel de las hormonas relacionadas con el estrés y aumenta
los niveles de occitocina, la hormona relacionada al apego.

Sumado a todo lo anterior, este masaje es una buena oportunidad para
descubrir la sensibilidad de todo el cuerpo. No busca la excitación. Simplemente la mano de tu compañero recorriendo todos los rincones de tu
cuerpo. Y para favorecer la intimidad, eviten los genitales. Deja volar tu
mente sin hacerte una idea preconcebida de lo que sí vas a sentir, ni de lo
que no vas a sentir. Simplemente percibe.

Vale este consejo también para tu pareja.

Masaje

Que sus manos se entretengan descubriendo todo tu cuerpo. No valen los
caminos aprendidos.

- Recibe: Para ello, cierra los ojos y déjate acariciar sin buscar ninguna
  sensación. Ésta vendrá por sí sola. Aunque sea apenas imperceptible, saboréala.
- Da: Siéntate cómodamente y deja que tus manos recorran cada cen-
  tímetro de su piel, desde los pies hasta la melena. Luego sigue por
  delante evitando los encantos de tu compañero-a.
- Si cierras los ojos, todo él-ella te llegará por la piel.

Las nuevas sensaciones precisan tiempo.

Inténtalo en más de una oportunidad y deja aparecer las nuevas sensaciones.

Si no tienes compañero/a disponible, invita a una amiga/o y pon los límites donde lo consideres cómodo para ti. Pero no pierdas la oportunidad de dar y recibir el masaje.

UN ESPACIO PARA LA PAREJA

Cerrar con llave la puerta garantiza un espacio para la intimidad, y un terreno propio, sin hijos ni familia, sin negocios ni tareas domésticas: solos, con tiempo para compartir.

Si están desacostumbrados a la intimidad, no te alarmes: después de los primeros momentos a la deriva encontrarán algún interés para compartir. Compartir los ejercicios de relajación, un masaje, o una momento de caricias resulta una nueva manera de colaborar juntos en la que interviene el cuerpo más que el intelecto.

LA CONQUISTA

(Para responder en el cuaderno).

Estas preguntas te ayudarán a clarificar tus sentimientos acerca de tu sexualidad y tu relación con los demás:

1. ¿Eres consciente de tu deseo?
2. ¿Cómo te sientes frente a la seducción y la conquista amorosa?
3. ¿Puedes manifestar de manera eficaz tu deseo sexual?
4. ¿Conoces tus propios deseos y de qué manera satisfacerlos?
5. ¿Puedes mostrárlos abiertamente?
6. ¿Conoces los deseos de tu compañero/a?
7. ¿Cómo es tu relación sexual actual?
8. La sexualidad ¿te sigue interesando? ¿Y a tu compañero/a?
9. ¿Cómo te sientes frente a los cambios sexuales de ambos? ¿Qué hacen al respecto?

Capítulo 5

....

LAS HORMONAS

*Uno de los grandes misterios de la mujer de esta edad
—y del hombre a su lado— es cómo los cambios de
las hormonas afectan sus pensamientos, sentimientos
y el funcionamiento de su cerebro.*

Louann Brizendine, *The female brain*

Tengo 48 años y un bebé de 60 días.

Martha Harff, empresaria argentina

"Cuando el menor de mis hijos partió para el *college*, la casa se convirtió en un espacio de silencios pesados y de aburrimiento marital. ¿Es esta la vida que quiero para mí?", se preguntó. Luego de un tiempo, buscó sus viejos pinceles y retomó con un ímpetu desconocido la pasión de su adolescencia. La satisfacción de crear abrió una nueva etapa en su vida. "Ahora soy yo y estoy empezando a volar con mis propias alas. Tengo, además, un grupo formidable de amigos y amigas con los que comparto conciertos, conferencias y muestras de arte."

El momento que Diana está viviendo es un nuevo desarrollo psicológico pero es también el producto de su naciente estabilidad hormonal.

Los ciclos hormonales de estrógenos y progesterona que conformaban un mecanismo completo y complejo que le permitía cuidar las 24 horas de cada día los juegos, los estudios y las diabluras de sus hijos, que la hacía gozar de placer al mimarlos, que le permitía atender al marido y cumplir con las tareas de la casa, se ha calmado. Ya no depende de los cambios producidos a lo largo de sus periodos ovulatorios de cada mes. Ahora en su cerebro la estabilidad es la norma.

Otros cambios hormonales también influyen en su nuevo interés personal. Ya no está tan interesada en complacer a los otros, ahora quiere su propia satisfacción.

Las imágenes cerebrales vistas a través de la resonancia magnética nuclear funcional (RMNf), muestran un cerebro diferente al de años anteriores; el área especializada en las emociones —la amígdala— y el área que las procesa —la corteza prefrontal— mantienen una conexión sólida y estable. Diana está enfocada en lo que le interesa y se mantiene firme en sus decisiones.

El descenso de las hormonas maternales en el cerebro modifica la manera en que ella percibe su realidad. La sabiduría de la naturaleza determina que las hormonas maternales ya cumplieron su cometido y la estabilidad actual abre un nuevo capítulo de vida para ser explorado. (*El cerebro femenino*, Louann Brizendine, MD.)

El cese de la menstruación es igual en todas las mujeres. Pero el climaterio, es decir todos aquellos signos y síntomas que aparecen incluso mucho antes de que existan cambios en el periodo, es particular y diferente en cada mujer.

"Me mareo", "Siento vértigo", "Yo percibo corrientes eléctricas que me atraviesan desde el cerebro", "A mí me cambió el humor"... Algunas se obnubilan, otras se irritan sin motivo. Cada una a su manera se siente diferente. Y, como sigue menstruando, cree que cuanto le pasa obedece a que está enferma. Ignora que los cambios relacionados con la menopausia comienzan mucho antes de que se retire la menstruación.

Cuando consulta, descubre que la mayoría de los médicos desestima sus síntomas. "No se adelante, señora, mientras conserve el periodo no se haga mala sangre." Esta respuesta que intenta calmarla en verdad la deja desprotegida y más atemorizada. "¿Quién me va a escuchar, quién sabrá interpretar lo que me está pasando? Estoy sola y tengo miedo."

Pocos médicos le explican a la mujer que su premenopausia es el eje de una transformación paulatina, no un hecho puntual; es un proceso que va cambiando con el transcurso del tiempo y en cada mujer de manera particular.

El desconocimiento y la falta de explicaciones mantienen una creencia generalizada: que la menopausia es una enfermedad, un déficit. Pocos médicos organizan su terapéutica con la ideología de que ésta es una **nueva etapa natural** en la vida de la mujer. **La menopausia no es una enfermedad.**

Las mujeres más inseguras acerca de sus valores, aquéllas con menor autoestima, serán más proclives a condenarse en esta etapa. Una etapa con prejuicios aclamados y con cambios silenciados. Una etapa con factores en contra, conocidos y desconocidos... y factores a favor, ignorados.

"¿Qué pasa en mi cuerpo?", es una de las preguntas que más escucho en la consulta, "¿Qué es en realidad ese famoso estrógeno?"

PARA COMPRENDER SU IMPORTANCIA EN NUESTRO CUERPO ES PRECISO CONOCER QUÉ SON Y CÓMO ACTÚAN LAS HORMONAS SEXUALES

Al acercarse a la pubertad, alrededor de los ocho años, el nivel de estrógenos asciende y comienzan los signos de un desarrollo que convertirá la niña en mujer. Cuando la joven llega a los 11 o 12 años una segunda oleada poderosa de hormonas sexuales completa un cambio conmovedor en su cuerpo: se redondean los senos, los vellos pubiano y axilar se vuelven notorios, el cuerpo adquiere formas redondeadas, suceden cambios bruscos de ánimo y la primera mancha de sangre aparece en su ropa interior. ¡Qué cambio espectacular!

Con la llegada de la menarca (primera menstruación) los deseos sexuales se vuelven urgencia.

Este proceso formidable tiene su correlato treinta años después o más, en la década de los cuarenta, cuando las hormonas estrógeno y progesterona comienzan un paulatino descenso y se establece la premenopausia.

Este cambio, que comienza suavemente, se convierte en un alocado vaivén de subidas y bajadas que se intensifican cuanto más se acerca la menopausia. Aunque la mujer no lo note ya aparecen sutiles cambios al cumplir sus 40 años. Entonces la menstruación se torna menos regular, los ciclos se acortan o alargan, aparece y desaparece la ovulación y disminuye la posibilidad del embarazo, pero no desaparece. (Los métodos anticonceptivos siguen siendo aconsejados.)

Aunque la capacidad reproductiva disminuye, los actuales métodos permiten embarazos después de los 50 años.

Igual que sucede en la adolescencia, en el climaterio los cambios de ánimo van y vienen así como los estrógenos aumentan y disminuyen sin concierto.

Una vez establecida la menopausia, cuando las hormonas llegan a la estabilidad, un nuevo y magnífico proceso se produce en la mujer: por primera vez en su vida adulta aparece la estabilidad. Una estabilidad física y emocional que le permite centrarse en sus intereses sin verse gobernada por los cambios de su antiguo ciclo menstrual. Ahora todo su ser funciona de manera equiparable al del varón. Ella ya cumplió su fase maternal y ahora gobierna una nueva etapa poderosamente desconocida.

La conexión cerebro-ovario

Nuestro cuerpo está formado por millones de células que se comunican y coordinan entre sí a través de señales químicas; cuando aparece un estímulo, la señal química dispara la respuesta apropiada.

El sistema nervioso autónomo, aquel que gobierna nuestros actos involuntarios tales como la respiración y la digestión, se conecta por señales nerviosas que responden rápida y armónicamente produciendo ajustes aquí y allí en cuestión de segundos.

El sistema hormonal actúa de manera parecida pero en mayor tiempo. En este caso, las sustancias químicas —hormonas— son secretadas en la sangre y llevadas a través de ella a los órganos "objetivo".

Podríamos comparar al sistema nervioso con las autopistas y al sistema hormonal con rutas de menor velocidad. Estos dos sistemas, el nervioso y el hormonal o endocrino, se conectan en el cerebro, más concretamente en el hipotálamo.

El **hipotálamo** es el centro de la vida instintiva; allí se coordinan el hambre, la sed, el deseo sexual, la temperatura corporal, las emociones, el sueño, la atención, la memoria. El hipotálamo se conecta con la hipófisis a través del eje **hipotálamo-hipofisario.**

La **hipófisis** o **pituitaria** es la glándula endocrina más importante; regula la mayor parte de los procesos biológicos del organismo. Está ubicada profundamente en la base del cráneo y se une al cerebro a través del hipotálamo.

El cerebro recibe estímulos del mundo exterior y estímulos internos, los procesa y actúa en consecuencia sobre la glándula hipófisis para estimular, por ejemplo, al ovario.

Los **ovarios** son dos glándulas del tamaño de una almendra, ubicadas a ambos lados del útero; se conectan con él a través de las trompas de Falopio. Ellos tienen una función doble: generar óvulos y elaborar las hormonas sexuales que se integrarán al torrente sanguíneo. (http://www.uam.es/departamentos/medicina/farmacologia/especifica/F_General/HH-diapos.pdf)

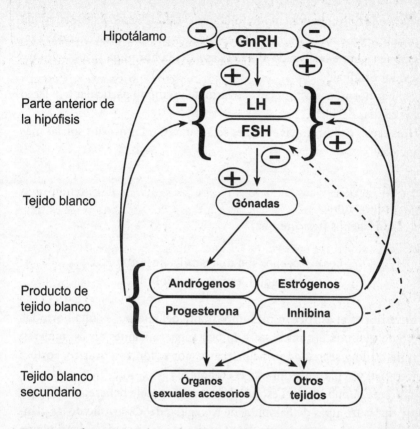

Fuente: med.javeriana.edu.co/fisiologia/pdf/HIPOTALAMO-HIPOFISIS.PDF

¿Qué son las hormonas?

Como vimos recientemente, las hormonas son sustancias químicas que actúan como "mensajeras": envían y reciben información específica a numerosas células y a diferentes órganos; es decir, son agentes de correlación e integración del organismo. Las hormonas regulan, estimulan o inhiben la actividad de diversos órganos.

Las glándulas de secreción interna producen las hormonas, las vierten en la sangre y a través de ella alcanzan todo el organismo. Actúan en dosis infinitesimales: sólo se necesitan pequeñísimas cantidades para activar la regulación de determinadas células o sistemas.

Las hormonas actúan con un mecanismo de retroalimentación o *feedback*. Veamos un ejemplo: la glándula pituitaria o hipófisis segrega una hormona: la hormona folículo estimulante o FSH. Cuando la FSH aumenta en la sangre provoca la secreción de estrógenos por el ovario; cuando el estrógeno en sangre ha llegado al nivel deseado, la hormona FSH disminuye a su valor original.

Ambas hormonas estimulan el ovario de un modo particular a lo largo de los 28 días del ciclo.

Tres clases de hormonas sexuales secretadas por los ovarios son las más conocidas:

- estrógenos
- progesterona
- andrógenos (testosterona)

Los estrógenos son una familia de hormonas:
estradiol, estrona, estriol.

El **estradiol** es el estrógeno más importante del cuerpo, es una hormona esteroide que posee numerosas e importantes funciones en las mujeres; es sintetizado y secretado principalmente por el folículo ovárico, corteza suprarrenal y la placenta durante el embarazo.

Durante la pubertad, el estradiol es el responsable del crecimiento del útero, de las trompas de Falopio y de la vagina, del desarrollo de las glándulas mamarias, de la madurez de los genitales externos, de la distribución de la grasa corporal en las mujeres y de la culminación del proceso de crecimiento con respecto a la estatura.

En el ciclo menstrual, el estradiol estimula la proliferación del endometrio (el revestimiento del útero que se desprende como flujo menstrual si la mujer no queda embarazada) en la primera mitad del ciclo menstrual.

En la mujer postmenopáusica, la **estrona** es la hormona principal y se sintetiza en el tejido adiposo y en la corteza suprarrenal.

Ciclo menstrual

Podemos dividir esquemáticamente el ciclo de la actividad ovárica en dos partes controladas por la secreción de dos hormonas de la hipófisis o glándula pituitaria, la hormona folículo estimulante (FSH) y la hormona luteinizante (LH). El hipotálamo controla la producción de estas dos hormonas.

El hipotálamo actúa como una computadora que analiza las señales nerviosas de otras áreas del cerebro, como las generadas por las emociones y los factores ambientales (por ejemplo la luz y la oscuridad); también las señales hormonales emitidas por los ovarios y otras glándulas endocrinas y que son transmitidas por el torrente sanguíneo.

El hipotálamo libera hormonas reguladoras que controlan la hipófisis y la mayoría de las secreciones hormonales. En el caso de las hormonas sexuales, la **hormona liberadora de gonadotrofina** o **GnRH** es la que regula los estrógenos, la progesterona y los andrógenos (testosterona). La glándula hipófisis produce las hormonas llamadas gonadotrofinas —que significa "buscadoras de gónadas"—: folículo estimulante (FSH) y luteinizante (LH).

Durante la primera parte del ciclo, predomina la hormona **folículo estimulante**. Esta hormona logra que un grupo de folículos comience a crecer en el ovario y dentro de cada uno de éstos un óvulo empiece a madurar. Al crecer estos folículos empiezan a producir estradiol, el cual es secretado al torrente sanguíneo y llega al hipotálamo dando la señal que se alcanzó el nivel de umbral de estrógenos correcto.

De todos los folículos que crecen en cada ciclo menstrual, sólo uno llega a la madurez total y libera un óvulo fértil en la trompa de Falopio para que siga su camino hasta el útero. Esta exclusividad también está determinada por un nivel intermedio de producción de FSH que permite que un único folículo, el folículo dominante, siga creciendo hasta lograr el proceso completo de la ovulación. Esto se acompaña de un aumento rápido de estradiol que estimula el moco cervical y suprime la producción de FSH por parte de la pituitaria o hipófisis.

La disminución de FSH ayuda a la maduración del folículo dominante. Por su parte, los niveles crecientes de estradiol disparan la segunda hormona pituitaria, LH. El brusco aumento de LH desencadena la ovulación: rompe el folículo y dejar salir el óvulo maduro.

La producción ovárica de estradiol cae bruscamente durante este periodo previo a la ovulación. Después de la ovulación el folículo ovárico se transforma en cuerpo amarillo o cuerpo lúteo. El **cuerpo amarillo**, estimulado por la hormona luteinizante, segrega grandes cantidades de progesterona y estradiol. La progesterona prepara la matriz para la gestación; es la hormona más abundante durante la segunda mitad del ciclo menstrual.

Cuando no hay embarazo —unión del óvulo con el espermatozoide—, en el día doce a catorce del ciclo, el cuerpo amarillo del ovario deja de producir hormonas. El descenso de las hormonas comienza y, alrededor del día 28, se desprende la mucosa uterina —capa interna del útero— y se produce la **menstruación**.

Los niveles muy bajos de estrógenos y progesterona al final del ciclo alertan a la hipófisis, que libera nuevamente gonadotrofinas. Y el ciclo vuelve a comenzar.

¿Qué sucede en la menopausia?

En la menopausia el ciclo menstrual concluye. Ya no se repetirá más. Como consecuencia no hay más menstruación, ni ovulación. Y las hormonas que enviaba el ovario a la sangre durante el proceso de maduración del óvulo, es decir estrógeno y progesterona, disminuyen lentamente.

La menopausia es en realidad un solo día; ese único día en el que se produce la última menstruación. Cuando ha pasado un año sin que se repita la menstruación, entonces podrás decir que aquella fue tu última menstruación y que allí terminaron tus ciclos menstruales.

"Hasta hace muy poco se creía que la menopausia era provocada por un agotamiento de los folículos del ovario, lo que progresivamente producía una deficiencia en la producción de hormonas, en particular de estrógenos. Sin embargo, existe la sospecha de que el cerebro es, en realidad, el órgano que desencadena la menopausia. Allí, en el hipotálamo, aparecen las primeras modificaciones del proceso debido a que se produce una irregularidad en el tipo y la calidad de la hormona que desencadena el proceso de la ovulación: la hormona liberadora de gonadotropina (GnRH). La menopausia es precedida de un periodo de transición denominado premenopausia. En este periodo existe una disminución progresiva de la función ovárica que se caracteriza por alteraciones menstruales con ciclos disovulatorios desparejos, consecuencia de una ovulación irregular. En el periodo premenopáusico se presenta una insensibilidad progresiva a las gonadotropinas, en la que pueden distinguirse tres etapas. En la primera, la FSH comienza a elevarse y la fase folicular se acorta. En la segunda fase se hace más evidente la ineficiencia de la FSH para estimular la maduración folicular, observando una mayor concentración de FSH, la ovulación es irregular y el cuerpo lúteo de mala calidad, manifestándose con fases lúteas cortas, incremento de estradiol y disminución de progesterona. En la tercera fase la LH también comienza a aumentar y los ciclos son largos." (Arturo Zárate y col. Revista de Menopausia http://encolombia.com/me-novol6200-transicionhor.htm)

En la *postmenopausia* aparecen altos niveles de hormona luteinizante (LH) y sobretodo de FSH; disminuye la prolactina y hay insignificantes niveles de estradiol y progesterona.

Por esa razón, uno de los primeros análisis para detectar la perimenopausia es la medición de las hormonas hipofisarias en la sangre: la hormona folículo estimulante aumenta de 10 a 15 veces, y la luteinizante, de 3 a 5 veces.

¿Desaparecen totalmente los estrógenos?

No; sólo desaparecen los estrógenos producidos por los ovarios.

Durante el periodo fértil de la mujer, el 95 % del estrógeno: el estradiol, es fabricado por los ovarios. El 5% restante y que circula durante la menopausia es el producto de la interrelación entre las glándulas suprarrenales[1] y el tejido graso. La hormona que producen se llama estrona. La estrona es una clase de estrógeno de acción más débil. Los andrógenos, que son hormonas características del varón pero que existen normalmente en la mujer y son producidas en las suprarrenales y en los ovarios, pueden convertirse en estrona. Esta conversión se hace también en el tejido adiposo, y en las glándulas suprarrenales.

Por eso se ha observado que las mujeres de mayor peso tienden a poseer mayor nivel de estrona. Pero atención: la obesidad es un factor de riesgo porque complica el panorama cardiovascular, aumenta las grasas sanguíneas y produce mayor probabilidad de aterosclerosis y accidentes cerebrovasculares. Si a los cincuenta estás excedida de peso, te recomiendo adelgazar. Además de recuperar una bella silueta, reducirás el peligro de sufrir una enfermedad cardiovascular.

Gorditas o delgaditas, todas por igual, alrededor de los cincuenta años nos despedimos de los ciclos que garantizaban la menstruación.

---

[1] La glándula suprarrenal es la principal encargada de adecuar nuestra respuesta frente a las situaciones de estrés.

¿Existe la menopausia artificial?

Existe. Aquellas mujeres que han sufrido una histerectomía —extirpación total del útero— y conservan los ovarios, dejan de menstruar. Se la llama **menopausia artificial** porque el nivel de hormonas ováricas se conserva intacto aunque la menstruación desaparece. En los casos en que la extirpación del útero es parcial, no se produce amenorrea, es decir la menstruación se mantiene.

Estos casos de menopausia artificial, o quirúrgica, son bastante frecuentes, sobre todo en países desarrollados. En los Estados Unidos, el porcentaje de mujeres que ha sufrido una histerectomía es alarmante. Una de las problemáticas que puede presentarse es que los ovarios dejen de funcionar. Se cree que la cirugía puede comprometer la irrigación de los ovarios; pasado un tiempo de la misma, estos cesarían de funcionar produciéndose una menopausia.

Se habla de **menopausia quirúrgica** cuando es preciso extirpar también los ovarios; la consecuencia inevitable es una menopausia súbita. Los síntomas descritos para la menopausia natural se adelantan, en este caso, de forma dramática. Como los ovarios producen gran parte de la testosterona que es la encargada de mantener el deseo sexual, cuando faltan ambos ovarios el compromiso sexual puede ser considerable.

Culminación del ciclo menstrual

En la premenopausia la gran variación en los ciclos menstruales nos indica que la transición ha comenzado. Si aparece una amenorrea —ausencia de menstruación— de seis meses, la posibilidad de reiniciar los ciclos es rara.

Las menstruaciones francamente prolongadas y abundantes, llamadas metrorragias, son habituales en esta etapa; ello se debe al comienzo de la anarquía por ovular o no ovular. Aunque estos síntomas son frecuentes y suelen tener un origen hormonal, se aconseja realizar una exhaustiva exploración y descartar toda posible causa patológica. La más común es la presencia de fibromas.

No todas las mujeres viven la menopausia de igual manera ni sufren las mismas molestias. Los fenómenos que la rodean son tan personales como la vida y el ser de cada mujer. Ninguna sabe de antemano cómo será su propia menopausia. Ninguna la puede prever... sólo tomar precauciones y prepararse para cuando llegue.

Aunque en el Departamento de Obstetricia y Ginecología de la Universidad de Sydney, Australia, compararon los síntomas que las mujeres premenopáusicas imaginaron que iban a tener y 10 años más tarde se repitió la investigación. Encontraron que la severidad de los síntomas premenstruales en la premenopausia predice el tipo y la severidad de los síntomas en la postmenopausia. Y que la severidad de los síntomas esperados por las mujeres también predice el tipo y la severidad de los síntomas menopáusicos experimentados.

Cada mujer tiene un proyecto de vida y sabe cuánto es capaz de hacer para mantenerse en condiciones de salud. Por eso importa tanto la información del médico como la propia para mejorar la calidad de vida.

Conocer la prevención de las posibles patologías asociadas a la menopausia nos da a todas las mujeres la posibilidad de asegurarnos un futuro con menos trastornos.

En la mayoría de los centros médicos y ginecológicos de avanzada se compromete a la mujer a la participación activa de su proceso de menopausia, a través de fascículos y de libros que contienen toda la información apropiada, por medio de la internet, en las consultas en las que los especialistas disponen de tiempo para dar explicaciones claras y responder a todas las inquietudes de la mujer.

Estar informada te servirá para comprender esa gama de pequeños y sensibles cambios que tú percibes sin saber de dónde vienen. Conocer cómo se relacionan las hormonas y los cambios en esta nueva etapa te facilitará el diálogo con el médico y te permitirá participar activamente en las determinaciones a tomar.

LA QUÍMICA DEL AMOR

El famoso elixir del amor, aquel poderoso inductor del sentimiento con el que tratábamos de ganar el corazón de nuestro amado, en verdad existe en nuestras células y viaja por nuestro interior.

El amor romántico es un fenómeno universal. No existe ninguna cultura humana en la Tierra que no lo haya experimentado. Si es universal, debe existir una base biológica que lo sustente, afirma Helen Fisher, la excelente antropóloga de la Universidad Rutgers, NY, y autora de ¿*Por qué amamos?*

Al intentar comprender científicamente al amor nos topamos con una variedad de sustancias químicas y su poderoso influjo emocional del que no tenemos registro ni control. (www.thenakedscientists.com/HTML/Columnists/clairemcloughlincolumn1.htm)

Claire McLoughlin, del Departamento de Publicaciones de la Royal Society of Chemistry, hace una cuidadosa cronología de cómo las hormonas diseñan las sucesivas etapas del amor.

Tres etapas tiene el amor y cada una posee sus propias características emocionales y su explicación científica.

Primero surge el *deseo* impulsado por dos poderosas hormonas sexuales: la testosterona y el estrógeno. Gracias a esas hormonas olvidamos nuestra común realidad diaria y volamos en busca de algo más:

El *enamoramiento*. Esta segunda etapa del amor es el momento en que somos "heridos por el amor"; no dormimos, no comemos y nuestra retina y nuestras neuronas están absorbidas por la persona amada.

Cuando nos enamoramos la palma de nuestras manos transpira, podemos tartamudear y quedar sin aliento ante nuestro enamorado, no pensamos claramente y sentimos que mariposas nos vuelan en el estómago.

Todo esto lo ocasionan unas sustancias químicas llamadas: dopamina, noradrenalina y serotonina cuando irrumpen en nuestro cerebro. La noradrenalina y la serotonina están relacionadas con el placer, mientras que la dopamina nos hace felices. Estos productos químicos del amor son controlados por una sustancia que también se encuentra en el chocolate y las fresas, la feniletilalamina o PEA. Ésta es la que controla la transición del deseo al amor. Pariente de las anfetaminas, la PEA nos da esa excitación que ansiamos.

Algunas personas se convierten en adictos al amor. Son aquellos que necesitan constantemente un amor intenso y buscan vivir en esa adicción exultante constantemente. Por eso van tras relaciones cortas que duran lo que el nivel de PEA les permite.

Los adictos al amor tienen un problema agregado, con el uso y el abuso, se van volviendo insensibles a esos químicos, así que al Don Juan, o a su equivalente femenina, le cuesta cada vez más encontrar esa excitación buscada. Los maridos y esposas persistentemente infieles son generalmente "adictos al amor".

Si el enamoramiento es exitoso, si el amor sigue presente en la pareja, vendrá el apego.

El **apego** es lo que mantiene a las parejas unidas una vez que el enamoramiento ha desaparecido. ¿Por qué se produce ese cambio? Pareciera que es un cambio biológicamente necesario. ¿Acaso podríamos estar en el estado anterior por siempre?

¿Cuál es el ingrediente que mantiene juntos a los enamorados? Dos hormonas son fundamentales durante esta fase del amor: la occitocina y la vasopresina.

La *occitocina* es la hormona del apego. Además de despertarlo entre los enamorados, también se segrega durante el orgasmo. Por eso una hipótesis afirma que a mayor sexo, mayor apego.

La occitocina ya era bien conocida por años como inductora del parto; es la que produce las contracciones del útero y la salida de la leche en la lactancia. Se la bautiza también la "hormona del abrazo".

La otra hormona, la **vasopresina**, es la hormona de la monogamia. Lamentablemente, los humanos no estamos incluidos en ese grupo.

Las **endorfinas** también están vinculadas al amor perdurable. Esas hormonas productoras de placer son parecidas a la morfina, pero no tienen sus efectos perniciosos.

Amor frustrado

Fisher y colegas se preguntaron *¿qué pasa con el amor frustrado?* Estudiaron a un grupo de enamorados que habían sido abandonados y concluyeron que el cerebro está muy activo en esta ocasión, incluyendo zonas del mismo relacionadas con el dolor, con el comportamiento obsesivo-compulsivo, con el control de la rabia y con áreas vinculadas al propósito de adivinar qué está pensando el otro. Lejos de cambiar las actividades del cerebro involucradas con la dicha romántica previa, Fisher descubre que el enamorado empieza a querer incluso más a quien lo ha rechazado.

En el año 2005, varios grupos investigaron el rol de la occitocina en los humanos y la vincularon con la socialización temprana, y la confianza. Michael Kosfeld y sus colaboradores, de la Universidad de Zurich, en Suiza, mostraron que aplicando occitocina con un spray vía nasal, los participantes de un juego de confianza se mostraron más confiados hacia los otros participantes humanos, pero no hacia una computadora.

Robert Sussman, de la Washington University y coautor de *Man the Hunted*, explica que la raza humana sobrevivió gracias al poder de la occitocina que promueve la confianza entre la gente y la cooperación en grupo.

Confianza, cooperación, amor, ésas son las fuerzas que permitieron al hombre primitivo desarrollarse y llegar a ser el hombre actual.

¿No es maravilloso que la biología se evidencie a través de tan novedosos y sorprendentes medios, y que los investigadores nos den cada día un nuevo conocimiento acerca de lo que pasa en ese mundo maravilloso que es nuestro cuerpo y nuestra mente. Y esto es sólo el comienzo...

Podemos preguntarnos si no le estamos quitando poesía al amor cuando lo explicamos científicamente. Sin embargo, la explicación científica convalida la existencia del amor, lo vuelve más real y a nosotros, más humanos. (www.rsc.org/chemistryworld/Issues/2006/February/CupidChemistry.asp)

Relato del quinto encuentro

Son las 8 y 45. Ya han llegado todas. Sus voces son casi un murmullo; poco a poco, el volumen aumenta: risas, exclamaciones.

Me acerco y me hacen un lugar en el círculo. Un breve silencio. Luego entre risas me explican:

—*Estamos comentando qué cosas nos atraen más de un hombre.*

—*A mí me conquistan con la palabra.*

—*Lo primero que me llega es la intensidad de su mirada.*

—*Las manos.*

—*Cómo está vestido.*

—*En la calle les miro el bulto.*

Las palabras de Clara detienen el flujo de comentarios. Nos miramos: sabemos que estamos en confianza para compartir este tema sin vergüenza.

—*Vaya, por fin alguien que se atreve a decirlo...* —*exclama Beatriz*— *¿Ustedes imaginan que el volumen del bulto guarda relación con el tamaño del órgano? No lo crean. No, no lo crean.*

—*¿De qué estás hablando? ¿Qué es el bulto sino el pene y los testículos?* —*se sorprende Malena.*

Beatriz e Isabel comentan entre ellas. Por fin Isabel dice:

—*Yo me llevé cada fiasco. Hay algunos que tienen un arte especial para acomodárselo. Pero cuando se desnudan descubres que en realidad tienen un aparato minúsculo.*

—*¿Creen que el tamaño del pene interviene en la satisfacción de la mujer? Sí. Sí. No. Sí...*

—*Para mí es importante* —*agrega Viviana*—. *Pablo está bien dotado y me gusta verlo y saber que voy a jugar con su linda anatomía. Es un fauno, me erotiza imaginarlo. Su tamaño me llena bien, aunque ahora tengo que agregarle dosis generosas de jalea lubricante. Pero lo hacemos en un juego, lo masajeo bien, y él me pinta la vulva de K-Y.*

—*Ya lo creo* —*se entusiasma Beatriz*—. *Basta mirar las ofertas del diario en el rubro servicios varios para mujeres; las cualidades que resaltan son: superdotado, dotado, colosal y algunos agregan: cálido, con experiencia, atlético y masculino. Los avisos exaltan los aspectos que las mujeres anhelan.*

—Mi mejor amante fue un hombre que tenía un hermoso pene y un cuerpo muy bien modelado —insiste Clara—. Me excitaba mirarlo, tocarlo... era un placer que sobrepasaba lo sexual; era un placer erótico y estético a la vez. Todo era armónico en su cuerpo y, de alguna manera, ese cuerpo se amalgamaba a las mil maravillas con el mío —rememorando con una semisonrisa—. ¡El placer se me notaba en la cara! En aquella época varias personas me encontraron más atractiva y más contenta. (Como se dice en mi pueblo: bien servida.) Es machista pero...

Se ríen. Amalia rompe el silencio que sigue a la intervención de Clara. Me pregunta:

—¿Tú qué piensas del tamaño?

—Creo que influye... aunque no es lo único. Creo que un pene de buen porte no es de desdeñar: resulta un estímulo más efectivo. El tamaño también influye en la seguridad que le brinda al varón a la hora de la conquista. Posiblemente la mujer se regocije ante ese símbolo de la potencia masculina. No en vano el hombre, comparado con otros animales semejantes, es un macho muy bien dotado. El gorila, corporalmente mucho mayor, ostenta un pene y un par de testículos menores que el más humilde de nuestros semejantes. La mayor capacidad de satisfacer a la mujer debe haber influido para que nuestros antecesores de grandes penes se hayan reproducido más y hayan conservado ese preciado atributo. Pero el erotismo no pasa exclusivamente por el tamaño del pene. Importa, como señalaba Clara, la especial manera como se amoldan los cuerpos —un hombre con panza dificulta la proximidad con su pelvis y el pene se ve más pequeño porque está empujado por la grasa—. También cuenta lo considerado que sea el varón con el cuerpo y el deseo de esa mujer. Hay varones más atentos, más generosos, que tienen una relación de empatía, que acarician y observan si ésa es la caricia que gusta; o besan mezclándose con la mujer. Son los menos. Lamentablemente muchos hombres necesitan el placer femenino como un galardón propio, o bien desconocen lo que ellas necesitan y no pueden averiguarlo.

—¡¿Por qué?!

—Pueden existir muchos motivos: la exigencia a ser potente, el miedo a la intimidad, la competencia por el poder, el temor al rechazo, el desconocimiento del propio cuerpo, la falta de permiso erótico... Pero atención, las mujeres también estamos sintiendo una exigencia agregada a las antiguas trabas.

Se hace un silencio.

—Pero no desesperen, ser sinceros, conocer los gustos del otro y los propios y saber compartirlos, y el amor, son ingredientes difíciles de lograr pero qué bien que hacen.

—Yo prefiero mucho juego a un pene grande. Además, con la menopausia, puede resultar molesto —afirma Malena—. Estoy reconsiderando a los breves; son menos dolorosos.

Silvia titubea, cuando aparece un breve silencio irrumpe:

—Creía que mi falta de ganas se debía al desinterés de Joaquín, a la premenopausia, a mis kilitos de más. Ahora todo se aclaró... estoy saliendo con un compañero de la oficina —nos mira buscando nuestra aprobación.

La atención de todas se centra en ella, se hace un silencio esperando sus palabras. Retoma el relato dubitativa, mirando a Viviana:

—Justamente él, mi amante, es tamaño estándar. Pero es un buen amante y le gusta complacerme. Le conté de los sextoys y de que estoy contenta de estar en este grupo. Y ¿qué hizo? A la cita siguiente se presentó con un juguete. Ahora cuando estoy por llegar, trato de contenerme...

Silvia parece otra, está atractiva y contenta.

—Sabes que las mujeres somos multiorgásmicas. Podemos tener un orgasmo y otro y otro y, a veces, varios sin que se pierda la continuidad.

Clara sonríe:

—Tengo un cajón lleno de juguetes sexuales de todas las clases. Fui comprando tratando de dar con el que realmente me satisficiera. Hasta que lo encontré, y entonces todos los demás quedaron en el cajón, sin uso. El que tengo es perfecto para mí y lo descubrí gracias a la doctora Ruth, la abuelita sexóloga.

—Después de mi vivencia aquí, la semana pasada, resolví comprarme uno y no dejar que el tiempo pase. Elegí un sextoy que se enchufa porque me lo recomendaron diciéndome que es más potente.

—¿Qué pasó?

La pregunta sobraba, la sonrisa de Malena era muy elocuente.

—¡Descarga eléctrica! Después volví a jugar y, ex profeso, no lo usé directo en la vulva. Hice el ejercicio de sensualidad con George.

—¿George?

—George Clooney, lo bauticé así porque él me parece un tío que es guapo y vive bien.

Sonrisas y miradas entre ellas. El clima emocional del grupo es muy positivo. Estas mujeres tienen mucha energía y la están poniendo en acción.

—Yo busco uno menos apasionado —reclama Beatriz— porque mi deseo es cada vez más flojo. Me cuesta excitarme, me cuesta acabar, me cuesta fantasear. No me reconozco; solía ser muy calentona.

—Yo estoy descubriendo un hombre nuevo en Gustavo —los ojos de Amalia, redondos de excitación—. El domingo nos reservamos toda la tarde para nosotros. Lo planeamos así especialmente. Me arreglé bien y fuimos de compras; compramos un precioso estimulador vulvar. Sabíamos lo que queríamos; habíamos investigado en la internet. Gustavo estaba tan entusiasmado como yo. Ya en casa, nos bañamos juntos y nos hicimos masajes probando el estimulador en todo el cuerpo. Me pregunto: ¿Cómo nunca antes habíamos logrado entendernos tanto? No parece un marido. No sé qué ocurrió en el medio...

—No existe respuesta para eso, cada una deberá encontrar el medio de llenar su vida amorosa y sexual de placer y satisfacción.

—Vamos a abandonar la comodidad de los almohadones y divertirnos con un ejercicio especialmente indicado para prevenir la osteoporosis.

Entrego una cuerda a cada una y las invito a dar unas vueltas al salón saltando la cuerda. El golpeteo suave contra el piso ayuda a fortalecer la estructura ósea y aumenta la función de los osteoblastos, las células encargadas de formar hueso.

Una música brasileña las acompaña con buen ritmo.

—Cambien de velocidad, cada una encuentre distintos ritmos que les resulten cómodos pero no excesivamente cómodos. Por favor, "transpiren la camiseta".

Malena parece una gacela, Silvia salta con pequeños pasos, Clara aparenta no haber saltado nunca a la cuerda, Beatriz se detiene para secar su sudor. Insisto con la consigna durante unos minutos.

—Ahora disminuyan paulatinamente de velocidad; permitan que su cuerpo recupere el estado de reposo poco a poco. No es aconsejable someter el cuerpo a un esfuerzo y detenerse de golpe.

—¡Qué divertido! —exclama Silvia.

—Voy a comprarme una cuerda. Puedo saltar unos minutos cada mañana —afirma Amalia.

—Así sí —interviene Isabel—. Así yo también quiero participar. Fundemos el club "Huesos sanos en cuerpos contentos"; ya nos veo trotando en ropa de gimnasia y saltando a la cuerda. Parece todo un símbolo —mirándome—. Tendrías que organizar grupos de cuerda, caminata y gimnasia en el parque.

—*Excelente idea: funden ese grupo y cada una de ustedes propóngale a una amiga que se integre para compartir un rato en un parque saltando, corriendo, caminando. Seguramente les quedará muy agradecida.*

Con ese casi acuerdo y la parte práctica de la semana nos despedimos.

Práctica del capítulo 5

Alimentación consciente

Somos lo que comemos

La alimentación nos brinda la energía y los materiales imprescindibles para vivir. Saber qué comer y guardar un equilibrio parejo y natural en nuestra dieta es vital para mantenernos sanas.

La importancia de la alimentación no se reduce a lo que se come. Desde el comienzo de la vida, cuando el bebé mama del pecho materno, establece un vínculo indestructible entre satisfacción energética y satisfacción afectiva.

Comer bien no sólo implica procurarnos alimentos saludables; también importa en qué condiciones lo hacemos. El vertiginoso ritmo de vida que nos impone nuestra cultura no siempre nos permite saborear los alimentos ni disfrutar de la compañía ni del momento de tranquilidad necesarios para una buena digestión.

Es frecuente que nos saltemos alguna comida con la idea de adelgazar. Ese error nos lleva a ingerir más alimento en la próxima comida y ese exceso se deposita como grasa. Y además es una tentación para comer entre horas, que es la manera de ganar kilos con comida carente de energía.

Haz al menos tres comidas diarias y resérvate un tiempo para ellas. El desayuno no puede tomarse en tres minutos; es la primera alimentación después de muchas horas de reposo. El almuerzo es una pausa entre la actividad de la mañana y la de la tarde; reservarte cinco minutos antes de almorzar te permitirá conectarte con el placer de comer. La merienda —muy desacostumbrada en los Estados Unidos— tiene su razón de ser: darnos energía para llegar al momento de la cena. Las frutas enteras o en jugos, el pan integral y los quesos descremados son un buen reemplazo del croissant o los bagels. Una cena menos abundante puede calmar los calores nocturnos. Un vaso de leche caliente endulzado con una cucharadita de miel, un té de tila hecho con leche, ayudan a conciliar el sueño.

Cada etapa vital tiene requerimientos alimentarios especiales. La menopausia exige menos calorías y una dieta cuidada y natural que brinde un buen aporte de calcio, hierro y vitaminas (C, D, E). Si es rica en proteínas vegetales y pobre en grasas, mejor. Esto no significa comidas aburridas ni insulsas. Importa conocer los componentes de los diferentes alimentos... y combinarlos de acuerdo con nuestro gusto.

Nuestro proyecto de vida es hasta los 90 o 100 años. Cambiar nuestros hábitos alimenticios es fundamental ya que así mejoraremos la cantidad y, sobre todo, la calidad de nuestra vida futura.

¿Qué significa eso? Ten en mente una dieta saludable y apetitosa. Eso no sólo te ayudará a mantenerte en línea, también reducirá las grasas que se estacionan en esos lugares indeseados del cuerpo y tus músculos lucirán más tensos. La dieta baja en grasas te ayudará a evitar las enfermedades que aparecen con los años. Comer 3 o 4 ingestas de diversos vegetales y gustosas frutas, si deseas una carne, mejor de pescado, pavo o pollo o carnes rojas magras. Una dieta con al menos 4 porciones de frutas y vegetales, carnes magras y evita las bebidas de cola.

Hacer un esfuerzo para comer más frutas, verduras y carnes magras te ayudará no sólo a mantener a raya la grasa corporal, también a luchar contra las enfermedades que aparecen con la edad, afirma la doctora Marie A. Bernard, profesora de cátedra del departamento de medicina geriátrica de la Universsdad de Oklahoma.

Tener un programa entretenido para después del retiro es también esencial para mantener el cerebro despierto, la mente activa y una circulación cerebral adecuada. Salir a caminar, ir al gimnasio, pertenecer a un club o encarar aquella carrera que siempre te gustó, eso te permitirá un nuevo grupo de amigos y amigas y los ejercicios corporales necesarios para mantenerte vital. (http://www.msnbc.msn.com/id/16713130/#storyContinued)

¿Qué como, cómo, cuándo?

Analiza tus hábitos alimentarios, toma conciencia de qué alimentos te sientan bien y cuáles te resultan pesados. Si necesitas perder peso, registra en una libreta la hora de tus comidas habituales de toda la semana. Consigna la hora de comienzo, los alimentos ingeridos, cuáles son más calóricos, cuáles más pesados, cuáles más apetecibles. Escribe en el momento de la comida para no olvidar nada. Toma nota también si comes entre horas. Al cabo de una semana evalúa cómo es tu alimentación, cuántas veces comes fuera de las comidas regulares, en qué momentos te descontrolas, qué proporción de grasas, proteínas e hidratos de carbono consumes. Busca satisfacerte plenamente durante las comidas regulares; de esa manera evitarás echar mano a los saciadores habituales —galletas dulces y golosinas— de entre horas.

Incluyo la pirámide del doctor Walter Willett, de la Universidad Harvard, como guía para señalar su base fundamental: el ejercicio físico como modo de salud y para controlar el peso. Algunas recomendaciones ya no se mantienen, como la de limitar el pescado; actualmente se lo recomienda diariamente, si es posible.

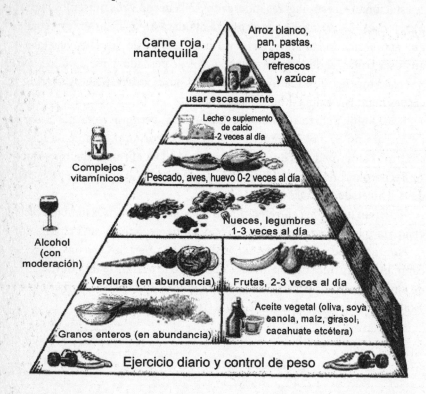

Fuente: mypyramid.org, una pirámide interactiva.www.healthierus.gov/dietaryguidelines

Sustituye las gaseosas con azúcar por agua, o agua con gas. Una ensalada en verano, una sopa de verduras en invierno, pueden ser parte de un almuerzo.

Si necesitas azúcar come una fruta fresca o desecada, si deseas masticar algo fibroso elije una verdura como el apio o la zanahoria crudos.

Trata de elegir tu menú de cada día; aunque tengas poco tiempo, aunque se trate de una ingesta sencilla, pregúntate qué es lo que deseas comer en cada oportunidad. Disfruta de la comida; siente su aroma, saborea su gusto, paladea cada bocado, percibe su sabor peculiar, siente la tensión de tus maxilares al masticar y la aspereza o la suavidad del alimento al tragar.

TABLA DE COMIDAS REGULARES

	DESAYUNO	ALMUERZO	MERIENDA	CENA
HORA				
QUÉ COMES				
QUÉ TE GUSTA MÁS				
CUÁL TE SIENTA MEJOR				
CUÁL ES MÁS CALÓRICA				
COMIDAS ENTRE HORAS				
QUÉ COMES				
POR QUÉ PUEDES REMPLAZARLA				

¿Quién entiende de calorías?

Mejor que lidiar con calorías, concéntrate en alimentos de buena calidad y en porciones pequeñas. La capacidad de tu estómago es comparable al hueco de tus dos manos enfrentadas entre sí. Ese es el límite de lo que puedes comer por ingesta.

Las porciones que sirven en los restaurantes de los Estados Unidos se han triplicado a lo largo de los años. Así que atención, no se trata de comérselo todo. Y los postres suelen ser grandes y cargados de cremas y grasas.

Los vegetales

Además de hidratos de carbono, aportan gran cantidad de fibras, vitaminas y minerales imprescindibles. Para evitar que pierdan sus condiciones aconsejo consumirlos crudos o en cocciones breves (al vapor o en microondas).

Tienen bajo valor calórico. Protegen contra el cáncer, los accidentes cardiovasculares y las infecciones.

Busca combinar estas verduras:

De hoja: acelga, espinaca, lechuga, radicheta, rúcula. El berro, que contiene calcio, debe comerse crudo.

Tomates, zapallitos, zanahorias, remolachas, rabanitos, cebollas, ajos.

Las de la familia de las coles (repollo, brócoli, coliflor, repollitos de Bruselas) se consideran las más efectivas contra el cáncer.

Las de color amarillo, naranja, rojo o verde oscuro (calabaza, zanahoria, espinaca) poseen grandes cantidades de vitamina A.

El ajo y la cebolla parecen disminuir los niveles de colesterol en la sangre.

Las papas y las batatas son excelentes fuentes de proteínas, potasio y vitamina C. Se ha observado que el potasio colabora en la disminución de la presión arterial.

Los cereales y los granos

El trigo, el centeno, el arroz, la avena, la cebada, el maíz, son más saludables si se consumen enteros, no refinados y, si es posible, con cáscara.

Los porotos de soja contienen esteroides vegetales —estrógenos vegetales—. Los granos como las lentejas, los porotos, las arvejas, los garbanzos, pueden resultar deliciosos y convertirse en el plato principal de una comida. Enteros, con todas sus fibras, alcanzan a satisfacer nuestro apetito. Muchas de las vitaminas y los minerales se encuentran en la cáscara.

Las fibras (salvado, trigo integral, arroz integral) y partes no digeribles de los alimentos, aumentan la actividad intestinal. Además de evitar el estreñimiento aportan menos calorías por gramo de comida. Las fibras ayudan a prevenir el cáncer de colon y posiblemente también el de mama. Las mujeres africanas y asiáticas, que consumen más fibra y menos grasas, padecen estas enfermedades con menor frecuencia. Las fibras también contribuyen a disminuir los niveles de colesterol sanguíneo reduciendo el riesgo de enfermedad vascular.

El germen de trigo, el arroz integral, la avena arrollada (no la instantánea), la polenta son alimentos ricos en fibras. El pan integral, las pastas y las masas preparadas con harina integral pueden convertirse en costumbres saludables.

Abandonar paulatinamente las harinas blancas, los azúcares, las grasas, colabora a mantener nuestro peso estable, a perder esas redondeces corporales exageradas, además de cuidar nuestra salud.

Las frutas

Son fuentes de vitaminas y minerales y su variedad las convierte en un indiscutido placer para los ojos y el paladar. Algunas personas las descartan por su alto contenido en hidratos de carbono.

La presencia de fibras en la fruta impide la entrada brusca de azúcar en sangre. Las frutas —y sus hidratos de carbono— se metabolizan lentamente sin producir un desequilibrio de la glucemia. Las frutas frescas o secas satisfacen más plenamente, durante mayor tiempo, sin empalagar.

Consume la fruta (y la verdura) inmediatamente después de cortarla ya que la oxidación destruye rápidamente sus vitaminas.

Los *berries* de colores llamativos: azul, rojo, púrpura, como las frutillas, moras, zarzamoras, arándanos, frambuesas, son las frutas de mejor *ranking* como agentes antioxidantes; es decir que neutralizan el daño producido por los radicales libres. También disminuyen el nivel de LDL o colesterol malo en las arterias. Puedes comerlas frescas, o licuarlas congeladas, mezcladas con yogurt líquido descremado y mmm, qué delicia. Acostúmbrate a consumir golosinas naturales. Las frutas secas: higos, dátiles, ciruelas, damascos, pasas de uva, nueces, avellanas, pueden considerarse golosinas naturales y resultan muy apetitosas.

Cuando elijas frutas secas, como avellanas y castañas de cajú, que sean sin sal agregada.

Los pescados, las aves, las carnes

La carne debe limitarse en las dietas pobres en grasas. Consumir pequeños trozos y carnes magras es una manera de lograrlo. En una cultura como la nuestra, en la que se ha entronizado la carne como fuente de proteínas, resulta difícil reducirla o eliminarla por completo. Los vegetarianos gozan de buena salud y están más protegidos frente a los infartos y al cáncer. La carne se debe cocinar a bajas temperaturas y evitar las frituras porque pueden ser cancerígenas.

Las aves deben consumirse y cocinarse sin la piel.

Los pescados como el salmón, la trucha, la caballa, el arenque, tienen aceites que reducen los niveles de colesterol y disminuyen el riesgo cardiovascular.

La leche, los quesos, el yogur

La necesidad de consumir calcio en la menopausia convierten a la leche y al yogur descremados en excelentes alimentos. Algunos quesos con poca grasa ya están en los supermercados. Aquellos adultos que rechazan la lactosa pueden consumir leche de soja, sobre todo para cocinar.

Sugiero no usar crema de leche, ni manteca. Ambas poseen alto contenido de grasa y demasiadas calorías. Los quesos duros, ricos en grasas y muy salados, no son convenientes en esta etapa.

Los huevos

Hasta hace pocos años existía la costumbre de agregar un huevo en el desayuno. Debido a su alta concentración de proteínas se lo consideraba un alimento privilegiado. Hoy se sabe que la yema contiene tanto colesterol que es aconsejable reducir su consumo a no más de dos por semana. En la actualidad existen diferentes tipos de huevos; los de gallinas libres (*cage-free*) son indudablemente los mejores. También son buenos los que tienen omega-3 porque las gallinas han sido alimentadas con lino. El mejor modo de cocción es pasado por agua, poché o duro. Si puedes, evita los fritos.

La clara, también rica en proteínas, no contiene colesterol y puede consumirse sin problemas. Sola, remplaza al huevo entero y es muy útil en la repostería y en la cocina, a la hora de hacer una *omelette*.

Las grasas

Las grasas de los alimentos pueden ser saturadas, polinsaturadas o monoinsaturadas. Las saturadas son generalmente de origen animal y son sólidas a temperatura ambiente. Las que se encuentran en las carnes rojas, el pollo, la manteca, el queso, la crema de leche y la leche entera, elevan el colesterol sanguíneo.

Las grasas polinsaturadas son líquidas a temperatura ambiente y se las encuentra en los vegetales como el maíz, la soja, el girasol. Los aceites, salvo el de coco, reducen los niveles de colesterol. Pero cuidado, no conviene extralimitarse; las nuevas investigaciones señalan que además del colesterol malo (LDL) también desciende el bueno (HDL). Las grasas monoinsaturadas son las más benéficas; están presentes en los aceites de oliva, de maní y de sésamo. Los aceites de maíz, oliva, soja y girasol, tienen también ácidos grasos esenciales y vitamina E. Utilízalos en crudo o, en pequeñas cantidades para la cocción (alcanza con pintar la sartén). Evita los aceites hidrogenados. Las frituras en abundante aceite son muy nocivas.

Las grasas tienen más del doble de calorías por gramo que los azúcares o las proteínas. También se asimilan mejor y con menos trabajo digestivo —lo que significa menor consumo de calorías— y se depositan como grasa. La cantidad de grasas no debería superar el 25 % del total de la dieta diaria.

Se ha comprobado que los alimentos ricos en grasas aceleran el riesgo de la enfermedad cardiovascular y el infarto. A partir de la menopausia, la dieta rica en grasas catapulta a las mujeres al frente de las encuestas; sí, las mujeres son las que sufren más infartos de miocardio y mueren con mayor frecuencia a consecuencia de este mal. La dieta pobre en grasa produce una disminución de peso efectivo y constante, un aumento de energías y garantiza un estado saludable.

Los azúcares, los dulces

Los dulces deben reducirse al mínimo. Son una fuente fácil de calorías, pero no se utilizan en su totalidad ni se aprovechan por completo. Al almacenarse se convierten en grasa.

Se llama "veneno blanco" al azúcar refinado porque eleva bruscamente el nivel de glucosa en sangre. La hiperglucemia desencadena la liberación de insulina para aminorar el impacto del aumento de azúcar. La insulina baja el nivel de glucosa y vuelve a desencadenar la necesidad de más azúcar. El círculo vicioso que se establece puede originar una sobreproducción de insulina. Esto se puede evitar con el consumo de azúcares naturales (frutas), miel y no refinados.

El descenso de estrógenos produce un cambio en el metabolismo que se manifiesta con una desesperación por comer algo dulce. Aquellas personas que tienen una adicción por los dulces, que no pueden pasar sin "regalarse" alguna golosina, prueben las frutas frescas y secas; acostumbrando el paladar a estos dulces naturales encontrarán el manjar deseado. Las verduras y las frutas son ricas en hidratos de carbono naturales y resultan nutrientes efectivos. Contienen fibras insolubles que absorben agua y ayudan a la evacuación intestinal, y fibras solubles formadas por partículas microscópicas que viajan en las arterias eliminando el colesterol y los triglicéridos.

La costumbre de premiar al niño con un chocolatín o con caramelos, la utilización del término "dulce" para destacar aspectos agradables, la asociación automática entre el placer y lo dulce, están profundamente arraigados en nosotros. Por eso nos puede llevar un tiempo aprender a modificar la costumbre de regalarnos con dulces cargados de azúcar blanca ante cualquier frustración. Si embargo el cuidado de la salud y el control del peso estarán agradecidos.

El agua

El agua constituye un nutriente fundamental del organismo. Casi la mitad del peso de una persona adulta está formado por agua: es el medio que permite transportar los alimentos a las células y que ayuda a eliminar los desechos del organismo. El agua mineral aporta además minerales como calcio y magnesio (aunque hay que estar atentos a los altos contenidos de sodio, que pueden elevar la presión sanguínea).

Con el paso de los años la piel y las mucosas pierden agua y se tornan secas y más vulnerables. Mantener una buena ingesta de agua evita la deshidratación, favorece la salud y mejora la humectación de la piel y los tejidos internos. Se aconseja consumir alrededor de 2 litros de agua por día —preferentemente sin gas—, o jugos de frutas, frutas y verduras (sandía, melón, tomate, lechuga, berenjenas).

Las bebidas de cola tienen azúcar y gas, una combinación muy poco saludable. Esto no se mejora en aquellas que tienen aspartame en lugar de azúcar. Trata de reemplazar estas bebidas por agua con limón, o té helado sin cafeína.

La sal

El cloruro de sodio —la sal común— en cantidades excesivas puede ser perjudicial, porque incrementa la pérdida de calcio a través de la orina y puede debilitar los huesos. También contribuye a elevar la presión sanguínea y agrava los calores.

Los pueblos que se alimentan con mucha sal, como el japonés, tienen un alto índice de hipertensión y el riesgo cerebrovascular es muy alto.

El potasio, pariente cercano del sodio, tiene un efecto benéfico sobre la presión arterial y suele remplazar al sodio en los sustitutos de la sal común. La calabaza, la patata, los porotos, las verduras de hoja verde, las frutas (banana) son ricas en potasio.

Aquellas personas que consumen diuréticos deben estar atentas: su uso constante produce una pérdida de potasio que requiere complementarse en la dieta.

Los minerales

Están presentes en el organismo y participan de importantes funciones. Se obtienen de la dieta ya que el organismo no los produce.

El calcio. Los estrógenos permiten la fácil utilización del calcio por el hueso. Cuando llega la menopausia, y aun antes, es aconsejable que el profesional recomiende un régimen con alto contenido en calcio para evitar la osteoporosis.

La leche, el yogur, el queso descremados son fuentes ricas en calcio. El repollo, el brócoli, la soja, el salmón, las almendras, poseen calcio en abundancia.

Puede resultar conveniente agregar comprimidos de calcio para cubrir la necesidad de 1 500 mg/día.

FUENTES DE CALCIO EN LOS
ALIMENTOS

FUENTE	PORCIÓN	CALCIO (MG)
Leche y Yoghurt	8 onzas	300-450
Queso	3 onzas	300- 450
Huesos en sardinas y salmon enlatados	3 onzas	181-325
Comidas fortificadas con calcio (jugos y leche soja)	8 onzas	200 -300
Verduras verde oscuras y frondosas	1/2 taza	50-100
Nueces y semillas	1 onza	25-75

Fuente: The University of Arizona http://ag.arizona.edu/pubs/health/az1179.pdf

¿Qué disminuye la absorción de calcio?

El ácido oxálico presente en la espinaca, la semilla de soja, el cacao y la col rizada lo disminuye. La fibra insoluble, como el salvado de trigo, y el apio.

El tanino del té.

Tan importante como el calcio es la vitamina D que permite su absorción a nivel del intestino. Para activar la vitamina D se necesita la exposición al sol. Pero atención, es necesario evitar los rayos del sol en las horas pico y utilizar siempre una pantalla solar. La Fundación Nacional de Osteoporosis recomienda al menos 1 200 mg de calcio y 400 a 800 UI de vitamina D. Otra fuente de vitamina D son los lácteos fortificados con la vitamina. También se encuentra en la yema de huevo y en el aceite de hígado de bacalao.

No tomes más de 50 microgramos o 2000 UI/día.

Para combatir la osteoporosis se necesita además de calcio, ejercicio. Un estudio con un grupo de mujeres demostró que, además de la ingesta de calcio, aquellas que caminaban diariamente 20 minutos con tobilleras con pesitas tuvieron una mejoría ostensible en corto tiempo comparadas con aquellas que sólo tuvieron la dieta de calcio.

El fósforo. Este mineral, que se halla en diversos alimentos, es necesario para la correcta fijación del calcio en los huesos.

El magnesio. Especialmente indicado para mejorar los estados de debilidad y cansancio.

El manganeso. Es aconsejable recibir el manganeso de los alimentos en comidas como las espinacas, el té y las hierbas, los granos y el arroz, las semillas de soja, los huevos, los frutos secos, el aceite de oliva, las chauchas y las ostras. Los suplementos no son recomendables ya que la sobredosis es peligrosa.

Las vitaminas

Colaboran en la regulación de las funciones del organismo. Actúan en pequeñísimas dosis; cuando faltan pueden ocasionar enfermedades.

Las vitaminas forman parte de diversos alimentos. Una dieta variada y balanceada nos aporta las vitaminas necesarias. La costumbre de agregar vitaminas en forma de medicamentos sin consultar al médico es contraproducente. Tampoco está absolutamente comprobada la efectividad de las vitaminas no naturales como antioxidantes; aclara con tu médico si te conviene o no tomarlas.

La vitamina A. La vitamina A y los carotenos tienen un efecto benéfico en la piel y en la visión nocturna. También tienen acción antiinfecciosa. Los carotenos están de moda por su función antioxidante (es decir que protegen contra la acción cancerígena de los radicales libres presentes en el organismo).

Encontramos la vitamina A en la leche y sus derivados, en los pescados (atún, salmón, caballa). Los betacarotenos, en el tomate, calabaza, zanahoria, zapallo, maíz, durazno y damasco.

La vitamina B. Es la encargada de cuidar el sistema nervioso. La vitamina B1 cumple un rol indispensable en el funcionamiento del sistema nervioso, además de contribuir con el crecimiento y el mantenimiento de la piel. Se encuentra en cereales integrales, verduras, lácteos y carnes. La vitamina B12 es un factor necesario en la maduración de los glóbulos rojos. Se la encuentra en huevos, carne de aves, mariscos, leche y derivados.

Como es de difícil absorción se administra sublingual o en parches.

La vitamina C. Protege de las infecciones y colabora en la construcción del tejido de sostén del organismo. Se la encuentra en el tomate, la papa y principalmente en frutos como el kiwi, la naranja, el limón, el pomelo.

La vitamina D. Permite la absorción del calcio. Se la encuentra en la leche, el queso, el salmón. La exposición al sol —pautada y cuidadosa— favorece la absorción de esta vitamina.

La vitamina E. Los aceites de girasol y maíz crudos, los cereales integrales, son fuentes de vitamina E. Los suplementos con vitamina E están contraindicados ya que aumentan el riesgo de la enfermedad cardiovascular.

La coenzima Q10. Actúa como antioxidante, es un nutriente esencial para las células, ayuda a fortalecer los vasos sanguíneos. El salmón, el atún, las sardinas, las carnes rojas, la soja, el aceite de canola (colza) son fuentes de esta coenzima.

DHA . Es la forma más compleja del omega-3 y lo llaman el omega 3 "inteligente". Es importante para toda la familia. No se produce en el organismo y es difícil obtenerlo por la dieta ya que no está presente en muchos alimentos. Aún está en experimentación y no se conocen con claridad sus beneficios. Está presente en el salmón, el atún fresco, el arenque y la caballa. (Las mujeres embarazadas deben limitar el consumo de atún a no más de 2 latas o un pescado fresco por semana debido a la posible presencia de mercurio.)

El alcohol

Algunos especialistas afirman que el alcohol entorpece la utilización de los estrógenos por lo que aconsejan limitar su consumo. Otros han observado que uno o dos vasos de vino por día aumentan el colesterol bueno (HDL). Relacionan el consumo moderado de alcohol con la aparición del cáncer de mama y con el incremento de la hipertensión. En cuanto a su abuso, afirman que aumenta el riesgo de la osteoporosis. Aunque todavía no se ha dicho la última palabra, todos los científicos concuerdan en el riesgo de excederse con el alcohol. Para los varones se recomienda dos bebidas diarias, para las mujeres, una.

Algunas mujeres buscan en el alcohol una huida para la depresión. La edad, la ausencia de proyectos propios, la soledad, el nido vacío, pueden ser situaciones muy dolorosas. La terapia psicológica puede ser una ayuda efectiva para salir de la depresión y encontrar nuevas motivaciones vitales.

El café, el té, el chocolate, las gaseosas

¿Qué tienen en común el café, el té, los chocolates, algunas gaseosas y las pastillas para adelgazar? La cafeína.

Los latinos, tan acostumbrados al cafecito, debemos saber que conviene consumirlo con moderación. Aunque el hábito dependa de la sensación de bienestar, agudeza mental, despertar inmediato, producto de la rápida concentración de glucosa en la sangre —ya poco saludable— la pérdida de grandes cantidades de vitaminas y minerales, en especial el calcio, por la intensa acción diurética, aconseja consumirlo discretamente. No conviene pasar de los 300 mg de cafeína, esto es no más de tres tazas de café diarias.

La cafeína aumenta la frecuencia de "los sofocos" y el dolor y el tamaño de los quistes benignos de mama fibroquística. Además, eleva la presión arterial y el nivel de colesterol sanguíneo. Y su efecto estimulante agudiza el problema del insomnio.

El cigarrillo

¡Cuánto se ha dicho ya acerca del cigarrillo! Seguramente ya sabes que el cáncer de pulmón es la causa principal de muerte por cáncer y que fumar es lo que causa la mayoría de los casos. Y es la causa del 30% de las muertes por ataque cardiaco. El cigarrillo aumenta el riesgo de cánceres en otros órganos, además de ocasionar trastornos respiratorios serios y complicaciones prenatales. El riesgo de muerte está directamente relacionado con el número de cigarrillos diarios.

Y tú sabes que esos riesgos pueden ser evitados. ¿Por qué afecta tanto el tabaquismo? Porque el monóxido de carbono y la nicotina le roban al cuerpo el oxígeno necesario y bloquean la luz de los vasos sanguíneos, obligando al corazón a trabajar más duramente para suplir a las células de su alimento: el oxígeno. Fumar también produce depósitos de grasa en las arterias, incrementa el riesgo de la aparición de coágulos, aumenta la presión sanguínea, adelanta la menopausia y disminuye el colesterol bueno (HDL).

La pérdida paulatina del gusto y del olfato, el envejecimiento precoz de la piel, la coloración oscura de los dientes, son otros padecimientos de los fumadores.

Recientes investigaciones demuestran que las personas deprimidas tienen mayor riesgo de volcarse al hábito del cigarrillo. De igual modo, un alto porcentaje de fumadores comienza con el hábito durante una baja de su condición anímica. Entre los fumadores regulares el consumo del cigarrillo depende de los estados negativos. La idea de que el cigarrillo atenúa la depresión sustenta esta costumbre.

Dejar el cigarrillo no es fácil pero hay muchas maneras de hacerlo y vale la pena intentarlo. Existen programas como "stop-smoking" o remedios como los chicles masticables o los parches con nicotina. (http://www. baptisthealth.net/vgn/images/portal/cit_449/54/54/49701192RiskFactors-BCVI(Eng).pdf)

LA INFORMACIÓN EN LOS ALIMENTOS

Una recomendación: al comprar un alimento estudia los componentes de lo que estás por consumir. Así estarás segura de incorporar un verdadero nutriente y no un destructor de tu organismo.

Ahora que en casi todos los envases figura el porcentaje de los componentes del alimento, resulta mucho más fácil hacer un control. Fíjate en la cantidad de sodio o sodium, en los transfat, y en las grasas saturadas. Presta atención a las comidas congeladas semipreparadas que atraen con luminosas etiquetas de bajas calorías y grasas. En general tienen una sobredosis de sal y de otros componentes para "mejorarles el gusto."

La necesidad de consumir calcio en la menopausia convierten a la leche y al yogur descremados en excelentes alimentos. Los quesos descremados ya están apareciendo en nuestras góndolas. Aprovéchalos luego de estudiar si están fabricados con leche semidescremada o descremada.

Algunos productos llevan el sello *light*; atención, puede referirse a que no contienen azúcar (sólo edulcorantes) pero lo suplen con grasas y otros extras.

Evita los productos enlatados: tienen mucha sal y están energéticamente "muertos".

Para información acerca de cómo entender las etiquetas de informe nutritivo (Nutrition Facts) consultar: www.health.gov/DietaryGuidelines/ dga2005/document/pdf/brochure.pdf

Capítulo 6

······································

LA MEDICACIÓN EN LA MENOPAUSIA

Para que los estrógenos sean efectivos se deben tomar por lo menos durante diez años. De acuerdo con un estudio presentado recientemente en el New England Journal of Medicine, *se confirma la estrecha relación entre la terapia de reemplazo hormonal (*TRH*) y el cáncer de mama. Sopesar estos riesgos frente a los beneficios de la* TRH *puede ser una de las más difíciles decisiones que la mujer tenga que asumir. Y no debe eludirla.*

Germaine Greer-Aging, *El cambio*

Básicamente (con la terapia de reemplazo hormonal) usted les está ofreciendo a las mujeres la posibilidad de incrementar su riesgo de sufrir un cáncer de mama a los 60 para evitar un ataque cardiaco a los 80. ¿Cómo puede tomar usted esta decisión por la paciente.

Doctor Isaac Schiff, Jefe de Obstetricia y
Ginecología, Hospital General de Massachussets

Me siento como un conejillo de Indias.

Integrante de un grupo

La amable sonrisa se congeló en su rostro:

—¿Menopausia? ¿Qué es eso? —exclamó la importante sexóloga.

Corría el año 1995; sentadas en el sillón del más famoso servicio sexológico de Nueva York, antes de entrar como su invitada al exclusivo ateneo profesional, sentí que mi respiración se cortaba; había pronunciado la palabra tabú.

—¡Aquí no existe la menopausia! Les damos hormonas antes de que se produzca —remató enfática.

Al día siguiente, al visitar a otro médico en otro centro sexológico, advierto qué ocurre: la exigencia de la vida estadounidense —una juventud eterna— no admite los cambios naturales que afectan al cuerpo; mucho menos los que señalan el paso del tiempo. Afortunadamente, ese médico tenía un concepto más real de la salud.

—Por favor, doctora, siga investigando acerca de la menopausia, continúe su labor con los grupos y escriba ese libro acerca de sus experiencias —confirmó el especialista.

Estas palabras pertenecen al doctor Raúl Schiavi, entonces director del Servicio de Sexología del Hospital Mount Sinai y uno de los investigadores más reconocidos en su especialidad. Mi desconcierto ante su vehemencia se aclara de inmediato. "Aquí es un tema tan combatido que mucho me temo que la doctora que lo está investigando no pueda concluir su trabajo debido a los boicots recibidos del medio profesional."

¿Y nosotros, los latinos —pensé— no la boicoteamos? Hoy la situación ha cambiado. La información acerca de la menopausia está en todos lados y se invita a las mujeres a participar de jornadas cardiovasculares, de cáncer de seno, de osteoporosis y más; y muchas ofrecen los estudios correspondientes en forma gratuita. La realidad cambia más fácilmente que nuestros prejuicios. ¿Cuántas mujeres participan de estas jornadas? ¿Cuántas siguen las indicaciones de los especialistas?

El menú de posibilidades es amplio; resulta útil conocerlo.

Existen conductas activas: dietas específicas, ejercicios corporales, deportes, tratamientos médicos sintomáticos y generalizados, tratamientos homeopáticos, naturistas, hormonales, psicológicos. También existen conductas pasivas, juicios y prejuicios sociales, culturales, de nuestro medio cercano, de nuestros amigos, de nuestra familia, de nosotras mismas. Creencias de las que no nos damos cuenta pero que se expresan en la actitud que asumiremos.

Es necesario tener conciencia de todas y cada una de esas conductas. Sólo así nos daremos la oportunidad de elegir la que es mejor para cada una. Mantener una actitud responsable, optar disponiendo de todos los argumentos, nos permitirá elegir el camino para cuidar nuestra vida. Algunas mujeres, lamentablemente, buscan que el médico les "calme" los síntomas con tranquilizantes, con antidepresivos, que no sólo esconden el problema sin solucionarlo, sino que lo agravan.

El profesional no debe decidir por nosotras. Él será, sin duda, un consejero informado, un interlocutor eficaz. Pero es preciso tener una postura activa y no depositar en él una decisión que nos pertenece. Si percibimos que el especialista consultado no nos escucha o sigue un plan preestablecido que aplica a todas por igual, independientemente de lo que buscamos y necesitamos, si carece de la capacidad de contenernos emocional e informativamente en este momento, entonces dejemos a ese médico. Recuperemos nuestros análisis y busquemos un o una profesional que pueda asistirnos mejor. No olvidemos que ese médico nos acompañará muchos años. Sin duda, se deben encarar planes de concienciación en ambos frentes:

- Por el lado de la mujer, luchando contra la idealización del sacrificio que la lleva a olvidarse de sí misma, y enseñándole a tener una actitud positiva respecto a su salud y a exigir más y mejores cuidados.
- Por el lado de los profesionales, impulsándolos a que consideren los deseos profundos de la mujer que consulta, que respeten su decisión por encima de la influencia de los laboratorios.

La importancia de la menopausia se desvirtúa, muchas veces, en la lucha entre recetar a rajatabla la terapia de reemplazo hormonal (TRH) o señalar sólo los riesgos que ésta puede acarrear. Lucha estéril: no se centra ahí la inquietud de la mujer que consulta ni la importancia de los cambios que ella está viviendo. Tampoco las posibilidades de tratar eficazmente la menopausia se reducen a la terapia hormonal. Por eso es fundamental que la mujer aprenda a reconocer qué le está pasando, evalúe con justeza sus cambios, se informe acerca de las diferentes terapéuticas y pondere las ventajas y riesgos de la medicación.

Al leer esto quizá te estés diciéndote a ti misma: "¡Qué cuestiones difíciles!" Y, tal vez, agregues una reflexión: "Mi mamá nunca tomó hormonas y está sana con sus ochenta años".

Conozco más de una mujer que excede los 85 años y que ha superado perfectamente la menopausia. También he visto mujeres encorvadas, con sus vértebras deformadas por la osteoporosis.

Hasta hace cuarenta años se ignoraba la influencia de las hormonas en la salud cardiovascular y se descuidaba la osteoporosis. Las consecuencias eran la invalidez y la muerte prematura de muchas mujeres.

Aún hoy, que se conocen estos riesgos, no se toman suficientes cuidados ni se le realizan a la mujer todos los exámenes necesarios. Aún ahora, que se advierte el considerable aumento de ataque cerebral o infartos en la menopausia, tampoco se efectúan los estudios necesarios para detectar tempranamente el compromiso cardiovascular. Con demasiada frecuencia los médicos le quitan importancia a los síntomas que sugieren un cuadro cardiaco en la mujer, dilatan su derivación al cardiólogo y desestiman la necesidad de llevar a cabo los estudios diagnósticos pertinentes.

No corramos ese riesgo. Es necesario conocer los cambios y las posibles consecuencias de la menopausia, reclamar del profesional una actitud responsable y todos los estudios que permitan un diagnóstico explícito para encontrar la terapéutica más adecuada con nuestro cuadro clínico y nuestra forma de pensar.

La conversación con el especialista te permitirá conocer las terapias, más o menos invasoras, y descubrir cuál es la más conveniente para ti.

Estados unidos y la women's health initiative

Cuando la Women's Health Initiative (whi) detuvo bruscamente el mayor estudio de terapia hormonal combinada realizado en los Estados Unidos porque había demostrado que las mujeres que tomaban estrógeno y progesterona tenían mayor riesgo de padecer cáncer de seno, ataque cerebrovascular, coágulos pulmonares y ataques cardiacos, 14 millones de mujeres estadounidenses que estaban en terapia hormonal en ese tiempo —la mayoría con Prempro— entraron en pánico. También los médicos que convencían a sus pacientes de que la terapia de reemplazo hormonal era la mejor cura para la menopausia se quedaron sin herramientas terapéuticas.

Los teléfonos en los consultorios enloquecieron y los profesionales se vieron invadidos por consultas de mujeres desesperadas temiendo estar al borde del infarto, la hemorragia cerebral o el cáncer mamario.

Después del informe de la nih llevado a cabo a través de la *Women's Health Initiative* (whi), el número de mujeres en terapia de reemplazo hormonal descendió a seis millones y está en esa cifra desde entonces.

Inglaterra y el million women study

En agosto del 2003, el diario líder en el mundo médico, *The Lancet,* publica un artículo de la profesora Valerie Beral y colaboradores revelando los primeros resultados obtenidos por el Million Women Study, estudio nacional de la salud que involucra a **más de un millón de mujeres** británicas de 50 años y más. El estudio confirma que el uso actual y reciente de la TRH puede aumentar el riesgo de cáncer de seno en las mujeres.

La terapia hormonal ocasionó un estimado de 20 000 casos más de cáncer, de los cuales 15 000 están asociados con la terapia hormonal combinada (estrógeno-progesterona). El estudio acerca de cómo la TRH afecta la salud del seno femenino se realizó en Inglaterra entre los años 1996 y 2001, en mujeres entre 50 y 64 años.

Las mujeres que están actualmente en TRH tienen un 22% más riesgo de muerte por cáncer de seno comparado con aquellas que nunca la usaron. El riesgo es sustancialmente mayor en aquellas mujeres que usaron la terapia combinada: estrógeno-progesterona. (Para más información ver: www. millionwomenstudy.com)

En diciembre del año 2006, el periódico *The New York Times* confirma una noticia largamente esperada: el índice del cáncer de seno ha disminuido un sorprendente 15%.

El cáncer de seno, la forma más común de cáncer en la mujer, disminuyó drásticamente entre agosto del 2002 y diciembre del 2003. El motivo, suponen los científicos, es que muchas mujeres abandonaron el tratamiento de reemplazo hormonal durante ese periodo debido a las conclusiones del mayor estudio acerca del tema realizado por la Women's Health Initiative.

Alrededor de 200 000 nuevos casos de cáncer de seno son diagnosticados cada año en los Estados Unidos y alrededor de 40 000 mujeres mueren por esta causa. Es decir que en ese periodo estudiado 14 000 mujeres evitaron el cáncer de seno escapando de la terapia de reemplazo hormonal.

Más acerca de la WHI

El de la WHI es uno de los más grandes estudios realizados en los Estados Unidos. Se inició en 1991. Se eligieron 161 000 mujeres en una edad media correspondiente a la postmenopausia. Los resultados mostraron diferencias significativas entre las mujeres de 50, de 60 y de 70 años. Cuanto mayor era la mujer al iniciar el tratamiento, mayor el riesgo. Y cuanto más corto el tratamiento, menor el riesgo. Posiblemente la edad de las integrantes tuvo alguna influencia en los resultados.

Éste es el motivo por el cual algunos médicos estiman que medicar con estrógenos antes de la menopausia podría reducir el riesgo de la enfermedad cardiaca cuando se administra en un tiempo breve. Pero nadie está seguro de ello. Lo que sí está comprobado es que empezar la terapia hormonal cuando han transcurrido varios años desde la menopausia, es absolutamente riesgoso.

Menor tiempo de administración terapia ----------------- menor riesgo
Menor dosis ---menor riesgo
Mayor edad mujer ---mayor riesgo

Todos los días se inicia alguna investigación para echar más luz sobre el modo en que la terapia hormonal influye en la salud femenina. El dinero de los laboratorios es el que soporta la mayoría de estas investigaciones. La Women's Health Initiative se llevó a cabo con el dinero público estadounidense —628 millones de dólares— más el soporte dado por el laboratorio Wyeth-Ayerst, que fabrica Premarin y Prempro, las dos formas de TH líderes, que esperaban que el resultado del estudio confirmara que la terapia hormonal era preventiva de la enfermedad cardiaca. El resultado demostró todo lo contrario.

En el año 2004 aparecieron los resultados de otra rama del estudio WHI que se hizo en mujeres medicadas con Premarin, es decir sólo estrógenos. Se demostró entonces que el uso de Premarin en esas dosis estaba asociado a mayores riesgos de hemorragia cerebrovascular y coágulos sanguíneos.

Muchos años antes de estas conclusiones, ya había documentos bien explícitos señalando los riesgos de la terapia hormonal; la mayoría realizados por laboratorios independientes y que no fabricaban ni vendían tratamientos hormonales.

RESULTADO DE LA WOMEN'S HEALTH INITIATIVE

RIESGO	TRATAMIENTO	TRATAMIENTO
	ESTRÓGENO + PROGESTERONA	SÓLO ESTRÓGENO
ATAQUE CARDIACO	RIESGO AUMENTADO	NINGÚN EFECTO

HEMORRAGIA CEREBRAL	RIESGO AUMENTADO	RIESGO AUMENTADO
COÁGULOS Y TROMBOSIS SANGUÍNEA	RIESGO AUMENTADO	RIESGO AUMENTADO
CÁNCER DE SENO	RIESGO AUMENTADO	VARIABLE
RIESGO DE OSTEOPOROSIS	MENOS FRACTURAS	MENOS FRACTURAS
CÁNCER DE COLON	MENOR RIESGO	NINGÚN EFECTO

Un poco de historia

Durante siglos, los médicos y recientemente también los laboratorios han buscado un paliativo para los síntomas del climaterio. Terribles sangrías, infructuosas purgas, remedios con mercurio, ácido sulfúrico y belladona fueron minando la vida de las mujeres y las expectativas de los profesionales de la salud.

Los primeros intentos con hormonas datan de 1923, pero es en la década de los 60, a partir de la instrumentación de los anticonceptivos hormonales, cuando se logra una hormona que puede ser administrada sin consecuencias lamentables evidentes. Ya veremos que ésta también fue una apreciación médica inexacta y que costó muchas vidas femeninas.

Entre 1963 y 1973 la mitad de la población femenina de Estados Unidos recibía terapia de reemplazo estrogénico (TRE) —sólo estrógenos—. El doctor Robert Wilson se hizo famoso al publicar *Feminine Forever* (Siempre femeninas) en 1965. Antes de la publicación, Wilson había administrado estrógenos a 5 000 mujeres por más de cuarenta años. Creó un estereotipo: la mujer "rica en estrógenos", siempre joven, atractiva y sexualmente dispuesta.[1] *Feminine Forever* se convirtió en un éxito editorial y en un su-

---

[1] En un estudio sueco (Lingren y col.) entre 1867 mujeres de una ciudad universitaria, el 68 % de las mujeres con TRH tenían una sexualidad activa comparada con un 61 % que no tenían TRH. La razón más frecuente para disminuir la actividad sexual era la falta de compañero. El 7 % de las mujeres solas eran sexualmente activas. Coincide con los estudios de Pfeiffer y de Kinsey y col.: la razón mayor para disminuir los encuentros sexuales se debe a la falta de compañero o a las dificultades sexuales del mismo. Myers y col. no encontraron efectos reales de la TRH en la respuesta sexual.

culento negocio para Wilson. Cuando se detectó un aumento del 10% de cáncer de endometrio como consecuencia del reemplazo estrogénico, el *boom* se diluyó estrepitosamente. Los laboratorios, los médicos, las mujeres, huyeron despavoridos de las hormonas exógenas.

Y llegamos al año 2002 y a los resultados de la WHI...

¿Hay que evitar la menopausia?

Me pregunto: si una mujer sigue menstruando cuando ha superado los 54 años los médicos entran en alerta porque evalúan que esa mujer está en riesgo. Consideran que las hormonas elevadas, después del tiempo calculado para la menopausia habitual, son peligrosas. Y estamos hablando de hormonas naturales; aquellas elaboradas por la mujer y que no tienen ningún rasgo que las haga parecer ajenas, cosa que sí tienen todas las hormonas del tratamiento hormonal.

Si las hormonas naturales y propias de la mujer son peligrosas, por qué agregar las sintéticas cuando la normalidad parecería indicar que la mujer tiene la menopausia, y la detención hormonal alrededor de los 51 años. Y ahí culmina su tiempo para la maternidad y comienza una nueva etapa de su vida. Ésa parece ser la forma en que la mujer ha podido sobrevivir mejor y la manera en que el sexo femenino se ha perpetuado en la especie humana.

Cuidemos a las mujeres. Respetemos su naturaleza.

Con razón, cuando se trata de terapia hormonal, nos sentimos perdidas. El panorama actual es confuso, sobre todo si lo vemos desde la creencia de que las TRH son la solución para nuestra menopausia.

Hoy está claro que no existe una cura maravillosa. Tampoco la había antes del 2002 y de los resultados de la WHI, aunque millones de mujeres y sus médicos así lo creían. Tampoco en los años sesenta y setenta del sueño "femenine forever".

Bajo ese sueño subyace la idea de que la mujer de 50 y más está enferma a menos que reciba hormonas. Hoy sabemos que la administración de hormonas es riesgosa. Quizá debiéramos construir el proyecto de una mujer que desarrolla todas sus potencialidades con su cuerpo de 50 y más.

Nuestro cuerpo necesita ser cuidado con atención, con conocimiento, sin falsas creencias. Confiemos en él. Evaluemos si realmente necesitamos hormonas antes de tomar esa decisión.

TERAPIAS

Dietas

Una *dieta saludable* es la primera terapia para tener en cuenta. Somos el producto de lo que comemos: la dieta equilibrada permite prevenir las enfermedades que están en incubación mucho antes de dar síntomas aparentes.

Cuanto más *balanceada* sea la ingesta, más sencillo te resultará mantenerte físicamente saludable y en armonía con tu estado mental y emocional. Mantener el cuerpo delgado y saludable requiere hábitos sanos y puede convertirse en un sistema de vida.

Los *regímenes extremos y discontinuos* resultan ineficaces para perder peso de manera estable y garantizan frustración y estrés físico y emocional. Luego de años de desconocimiento hoy sabemos que la sal está relacionada con la hipertensión, el azúcar con la diabetes, el colesterol con la cardiopatía, el tabaco con el cáncer de pulmón.

Para lograr una salud óptima elimina al máximo las sustancias tóxicas como el tabaco, la cafeína, el azúcar blanco, el alcohol, los productos refinados (harinas blancas, arroz blanco, pan blanco).

La alimentación con abundantes *granos y cereales, frutas y verduras, rica en fibras y pobre en grasas,* aporta todos los componentes necesarios para una nutrición completa. No olvides que una dieta con pocas grasas tiene bajas calorías y permite saciarse sin engordar. Y tiene la ventaja de que resguarda de los accidentes cardiovasculares y de ciertos cánceres.

Ejercicio físico

El cuerpo es un hermoso instrumento; el ejercicio físico nos facilita conocerlo, trabajarlo, entender sus posibilidades y sus limitaciones, y aprender a aceptarlo.

El trabajo físico brinda energía, bienestar y armonía y es fundamental para la salud. Libera tensiones y aumenta la vitalidad física y mental. La mujer que cuida su cuerpo, lo trabaja con aplicación, puede valorar otros aspectos —la fuerza, la capacidad de respuesta, la armonía, la belleza.

La caminata, la relajación, el yoga, la gimnasia, el ciclismo y los deportes permiten oxigenar el organismo, mantenerlo en armonía, y producen la liberación de sustancias que actúan como antidepresivos naturales.

Beneficios

- Cardiovasculares.
- Aumento del HDL, colesterol bueno.
- Evita y mejora la osteoporosis.
- Evita el sobrepeso.
- Mejora la memoria.
- Rejuvenece el cerebro incrementando el número de neuronas.
- Disminuye el estrés.
- Mejora los sofocos.
- Mejora el insomnio.

Además de prevenir la osteoporosis, la gimnasia aumenta el nivel del colesterol bueno —HDL—, mejora el funcionamiento cardiovascular y respiratorio, disminuye el cansancio y favorece el sueño, permite la relajación mental y alivia el estrés.

El objetivo del trabajo corporal es lograr un cuerpo sano, agradable, ágil y querido. Ejercítate al menos cuatro veces a la semana durante 60 minutos; o bien diariamente por 30 minutos y pronto verás los resultados.

El ejercicio corporal ayuda a descargar tensiones, produce un cansancio natural y facilita la relajación. Los ejercicios de yoga y la respiración profunda colaboran a tranquilizar el cuerpo y la mente y son efectivos para evitar el insomnio.

Los cortos descansos o las breves meditaciones evitan el estrés. Sentada o acostada, cierra los ojos y trata de dejar tu mente en blanco. Descubrirás cómo estás despierta para la actividad siguiente.

TRATAMIENTOS NATURALES

Las hierbas fueron los primeros remedios; desde siempre han constituido la base de la medicina natural que ha curado durante siglos a la especie humana. Actualmente los estudios realizados en botánica, farmacología y medicina han confirmado la validez del poder curativo que tradicionalmente se les atribuye.

El tratamiento basado en hierbas puede constituir una parte importante de tu programa nutricional para prevenir o aliviar los síntomas de la menopausia. Deben ser utilizadas como un complemento que provee diversos nutrientes necesarios para el cuidado de la salud en esta etapa. Ciertas plantas poseen hormonas naturales y diversas sustancias capaces de calmar las metrorragias, los calores, el insomnio y otros síntomas del climaterio. Por ejemplo los porotos de soja son ricos en esteroides preformados (parientes de los estrógenos).

El tilo, la flor de la pasión, la valeriana, son hierbas naturales sedativas sin efectos colaterales indeseables conocidos. Puedes tomarlas solas o combinadas, en forma de infusión o de tintura si buscas un efecto más contundente. Una taza de té de tilo disuelto en leche descremada caliente y endulzada con miel, puede producir tanta somnolencia como una suave canción maternal. (Véase *Menopausia sin medicina* en lista de libros recomendados.)

Los remedios sintomáticos

Tratamiento homeopático

La homeopatía consiste en diluciones infinitesimales de sustancias naturales y puede ser una terapéutica muy efectiva para la mujer en esta etapa de transición.

La terapia homeopática clásica, que utiliza un solo remedio por vez, es muy efectiva para aliviar los calores de la menopausia. En una primera entrevista extensa —alrededor de dos horas—, el especialista se ocupa de conocer a la paciente y sus síntomas, de manera de elegir el remedio homeopático específico para ella. Un homeópata diestro encuentra el remedio exacto de entrada o al segundo intento. Es importante señalar que en homeopatía el remedio incorrecto no produce daño y que ser paciente ayuda para no abandonar ante la primera dificultad.

Cuando la mujer recibe su remedio encuentra alivio a sus síntomas en un tiempo que no supera las cinco semanas. Y sin el temor de los efectos colaterales.

Acupuntura

La **acupuntura y la digitopuntura** son técnicas de medicina alternativa que utilizan la inserción de agujas o la presión de los dedos en el cuerpo para restaurar la salud y el bienestar en el paciente. También se las utiliza ampliamente para el tratamiento del dolor. La definición y la caracterización de los puntos a trabajar, está estandardizada actualmente por la Organización Mundial de la Salud (OMS).

La acupuntura es posiblemente la práctica más comúnmente asociada con la medicina tradicional china y diversos tipos de acupuntura se practican y se enseñan actualmente en todo el mundo. De acuerdo con la concepción china, la acupuntura maneja la energía vital *chí*, o *qui*, que fluye por el cuerpo.

Actualmente, profesionales de la Universidad de Stanford están investigando si la acupuntura puede ayudar a aliviar los sofocos. Aunque este estudio es el primero en concentrarse en la acupuntura para tratar los sofocos, un estudio piloto reciente en Inglaterra descubrió que la acupuntura redujo la frecuencia y la gravedad de los sofocos en mujeres que estaban siendo tratadas con Tamoxifen para el cáncer de mama. "Mi esperanza era que los sofocos disminuyeran, pero en varias mujeres desaparecieron" comentó el doctor Yael Nir. (http://news-service.stanford.edu/news/2003/may21/hotflash.html)

TERAPIA DE REEMPLAZO HORMONAL

La medicina ha avanzado de forma espectacular aun considerando sus aciertos y errores lamentables. Un avance tan significativo que ha permitido que las mujeres vivan más allá de los 80 años.

La oferta de posibilidades médicas es variada y la terapia de reemplazo hormonal queda restringida a aquellos casos que no han respondido a ninguna otra estrategia de tratamiento y que necesitan alivio.

Cuando el profesional aconseja la terapia de reemplazo hormonal (TRH) debe explicar a la mujer con total claridad y precisión cómo es el proceso que se instaura en su organismo.

Se recomienda que las dudas e inquietudes relacionadas con el estudio WHI y con la menopausia en general sean prontamente aclaradas entre la paciente y su médico tratante.

Precauciones con la terapia de reemplazo TRH

Aquellos especialistas que recomiendan la terapia hormonal se plantean la siguiente duda: ¿Cuándo es el momento de empezar y por cuánto tiempo se puede administrar?

Hoy se sabe que el tiempo de administración debe ser el más breve posible. *Uno o dos años* es el máximo indicado y siempre con una frecuente evaluación del estado de salud de la mujer. Los médicos que utilizan la terapia hormonal especulan que los resultados de la WHI están relacionados, en parte, con la edad —avanzada con referencia al momento de la menopausia— en que las mujeres comenzaron la terapia hormonal en el estudio. De manera que los médicos recomiendan iniciar la terapia hormonal lo más próximo al momento de la menopausia.

Sin embargo, la presunción de que comenzar la TRH más temprano disminuye los riesgos conocidos de las hormonas, no tiene ningún fundamento científico hasta el momento.

Es un intento para ayudar a aquellas mujeres que han probado otros tratamientos sin éxito.

Lo que sí se sabe es:

- *Menor tiempo de tratamiento hormonal, menor riesgo.*
- *Menor dosis, menor riesgo.*

La terapia hormonal varía de acuerdo al tipo de estrógeno elegido, a la dosis, y a la forma de administración. Tú y tu médico podrán elegir de acuerdo a tu historia clínica, al problema a solucionar y a la forma que se acomode mejor a tu modo de vida.

Antes de considerar la indicación de la terapia de reemplazo hormonal es necesario descartar la presencia de los siguientes antecedentes:

La TRH no debe aplicarse si existe:

- Historia conocida o sospechada de cáncer de mama.
- Tumores estrógeno-dependientes conocidos o sospechados.
- Hemorragia vaginal sin diagnóstico.
- Enfermedad hepática crónica o aguda.

- Antecedentes de tromboembolismo venoso, ataque cardiaco o cerebral.
- Alergia al estrógeno.
- Posibilidad de embarazo.

Es preferible evitarla en casos de:

- Familiar directo con cáncer de mama o de endometrio.
- Hipertensión.
- Enfermedad fibroquística de mama.
- Enfermedad cardiaca.
- Epilepsia.
- Endometriosis.
- PAP —estudio del cuello uterino— anormal.
- Diabetes.
- Enfermedad vesicular.

¿Qué estrógeno?

La forma más común y recomendada es la que se fabrica a partir de la orina de yegua preñada; su nombre: Premarin. También se usa estrógeno sintético.

El médico debe recordarte que la terapia hormonal, además de los riesgos señalados, puede producir hinchazón, sangrados inesperados, senos blandos, náuseas y dolor de cabeza. Ten presente que cualquier consejo médico que recibes es la opinión de otro, ajeno a ti.

TERAPIA COMBINADA–ESTRÓGENO Y PROGESTERONA

Existen dos formas de terapia combinada:

1. Terapia cíclica o secuencial; estrógenos tomados del día 1 al día 20 del ciclo y la progesterona del día 15 al día 24, reiniciando la toma el día uno. Ésta es la forma preferida por los médicos que quieren imitar al máximo el ciclo menstrual ya que un número significativo sangra después de la supresión de la progesterona.

2. Terapia continua, estrógenos y progesterona se dan ininterrumpidamente. La administración continua de ambas hormonas produce la atrofia del endometrio uterino y en consecuencia, generalmente, no se desprende y no sangra (si no se interrumpe la medicación).

La terapia hormonal combinada tiene otros efectos secundarios: cambios de humor, y hemorragias uterinas más intensas que las producidas con estrógenos exclusivamente.

Sólo estrógenos

Las mujeres que tienen útero y ovarios recibirán estrógenos más progesterona. Aquellas mujeres que no tienen útero como consecuencia de una histerectomía, usarán solamente estrógenos. Si durante la cirugía también extirparon los ovarios antes de la edad de la menopausia, quizás el médico recomiende estrógenos hasta llegar a la edad de la menopausia —en el intento de lograr cierta protección cardiovascular y ósea.

Si la mujer no tiene ovarios y conserva el útero deberá recibir estrógenos y progesterona.

Anticonceptivos orales

Aquellas mujeres que están en la perimenopausia y que todavía menstrúan pero quieren hormonas debido a que los sofocos, los cambios bruscos hormonales, o los sangrados extremos les impiden una buena calidad de vida —y que han probado otros recursos sin éxito— se les recomienda anticonceptivos orales.

Actualmente los anticonceptivos tienen una baja dosis hormonal y ayudan a disminuir los sofocos y a regular los periodos y controlar el sangrado. Además evitan el embarazo, posible en esta etapa.

"Es realmente demasiado pronto para decir si la píldora, cuando es tomada por mujeres jóvenes, produce cáncer de seno más tarde. Concluir que (la píldora) no produce efectos perjudiciales a largo plazo podría ser prematuro...", comentó el profesor Klim McPherson, de la Escuela de Higiene y Medicina Tropical de Londres en la publicación de *The Journal of Epidemiology and Community Health*.

Terapia localizada

Algunos especialistas defienden la vía de administración transdérmica o local de la TH porque mantiene estables los niveles hormonales en sangre y porque posee menos efectos secundarios que la terapia oral.

Los estrógenos por vía oral —pastillas— elevan el riesgo de sufrir daños a nivel hepático y tiene mayores posibilidades de que la mujer desarrolle tromboembolismo venoso. Además, como las hormonas son captadas y eliminadas por el hígado, requieren una dosis muy superior a la de los parches, cremas y jaleas.

Los parches eluden el hígado disminuyendo el riesgo de coágulos sanguíneos. Los parches también tienen algunas desventajas: la absorción de la hormona varía mucho de una paciente a otra, puede provocar reacciones en la piel y entre un 4% y 8% de las ocasiones el parche se pierde porque no se adhiere bien.

Las terapias hormonales más utilizadas son Premarin (estrógenos combinados), que se usa cuando la mujer no tiene útero después de la menopausia y, Prempro (mezcla de estrógenos y acetato de medroxyprogesterona), que se usa cuando la mujer conserva el útero. El motivo de esta conducta clínica es que, como el estrógeno produce cáncer del endometrio uterino, se le agrega progesterona para evitarlo. Pero la progesterona entorpece en parte, el alivio que trae el estrógeno. Así que se cuida su uso cuando no hay útero.

Daños y beneficios de la terapia
de reemplazo hormonal

Daños comprobados:

- Aumenta el riesgo de cáncer de endometrio.
- Aumenta el riesgo de cáncer de mama.
- Aumenta el riesgo de enfermedad.
- Aumenta el riesgo de hemorragia cerebral, apoplejía o *stroke*.
- Aumenta el riesgo de embolias pulmonares.
- Aumenta el riesgo de demencia en mujeres de 65 años y mayores.

Beneficios

- Reduce el riesgo de cáncer de colon.
- Reduce el riesgo de fracturas.
- Alivia los calores y los sudores.
- Disminuye la sequedad y la atrofia vaginales.

Si bien hubieron beneficios con la terapia de estrógeno más progestina, incluyendo menos casos de fracturas de cadera y de cáncer de colon, en el balance el daño resultó mayor que el beneficio. El estudio de la WHI, que estaba programado para correr hasta el 2005, fue interrumpido después de un promedio de 5.2 años debido a los severos daños observados.

Tratamiento de reemplazo hormonal bioidéntico

La definición de hormonas bioidénticas es lo que implica el nombre: hechas de las plantas y modificadas para emparejar idénticamente la estructura química de las hormonas elaboradas naturalmente por nuestro cuerpo. Hace unos años, sin embargo, el término bioidéntico se asocia a hormonas creadas a medida.

Lo cierto es que todas las terapias hormonales, provengan del gran laboratorio o de la farmacia, son drogas. Todas ellas pueden alterar la química del consumidor. (http://www.oonahealth.com/spanish/newsl_dec05.html)

¿Qué los diferencia de los tratamientos hormonales corrientes?

Se obtienen de plantas como la soja y la batata, también llamada papa dulce o boniato. Pero una vez en el laboratorio, ¿seguirán siendo naturales o serán sintéticas?

Algunas son a medida. Esto, que parece un factor a favor, produce, sin embargo, cierta inquietud ya que deposita en la mujer la responsabilidad de sentir si su organismo tiene suficiente estrógeno o progesterona o testosterona. Y en el encargado del laboratorio, la responsabilidad de mezclar los ingredientes y las dosis con extremada eficacia, así como garantizar que los productos utilizados tengan la dosificación y la elaboración correcta.

Existen otras terapias también llamadas bioidénticas que ya vienen preparadas por el laboratorio con dosis definidas. Varias contienen una dosis menor de la hormona 17-beta-estradiol, están aprobadas por la Federal Drug Administration (FDA), y se venden con receta en las farmacias. Algunos como Estrace, Estrosorb o Estrogel, vienen en forma de pastilla, parches, anillos vaginales y gel y en variadas dosificaciones.

Los tratamientos bioidénticos tienen los mismos riesgos y necesitan cuidados semejantes a la TH conocida. Recomiendan un uso breve y la consulta médica cada tres meses. Por ahora, desconocemos si tienen riesgos adicionales o si, por el contrario, son menos perjudiciales.

De tal modo que la FDA y el American College of Obstetrician and Gynecologists, entre otros, la desaconsejan. La alternativa de la terapia bioidéntica tiene riesgos desconocidos ya que se ha hecho muy poca investigación al respecto. "Simplemente no tenemos información, y pienso que sería irresponsable prometer esto a las mujeres sin la información", afirma el doctor Isaac Schiff, jefe de Obstetricia y Ginecología del Massachussets General Hospital de Boston. "Nadie ha comprobado que la terapia bioidéntica es más segura o menos riesgosa que el Premarin."

El tiempo y más estudios darán la respuesta. Para eso se necesitan muchos años de investigación y considerable soporte económico.

Para averiguar acerca de las diversas formas de tratamientos hormonales ve al Apéndice 2 y visita: http://www.menopause-online.com/estrogens.htm

SOFOCOS O *HOT FLASHES*

Cambio de vida, antidepresivos o terapia hormonal

De acuerdo con la Northern American Menopause Society, existen más de 475 millones de mujeres en la menopausia en el mundo, y hasta un 75% experimenta algún tipo de sofoco.

Para combatir los sofocos, lo primero es cambiar el estilo diario de vida. Vestirte en capas de ropa, abandonar las comidas picantes y el alcohol, dejar el cigarrillo, ingerir menos calorías, hacer ejercicio físico regularmente, abandonar el café, relajarse y disminuir el estrés.

¿Por dónde se empieza?

Vestirte para los calores es hacerlo como las cebollas, en muchas capas de ropa de puro algodón, que sea de fácil quita y pon y sencilla de lavar. Guarda un atractivo top de algodón como último vestido.

El menú anti-sofocos evita las comidas pesadas, picantes y muy condimentadas, fundamentalmente el ajo, la cebolla, la pimienta y algunas frutas como la naranja, el pomelo, el tomate y la frutilla. También las comidas muy calientes, los baños a altas temperaturas, los saunas y el ejercicio físico intenso en los días de mucho calor.

Cuando comienzan los sofocos:

- Bebe agua fresca, u otras bebidas frías
- Practica respiración amplia y profunda.

También disminuirás la intensidad de los sofocos, poniendo los brazos bajo el agua fría.

Para dormir:

- Elige ropa de algodón para ti y para la cama.
- Ambientes frescos y ventilados y un ventilador de pie al lado de tu cama que no perturbe a tu acompañante —salvo que él también tenga sofocos, como pasa en algunos casos—, te permitirán descansar mejor. Recibe con júbilo a los días fríos y olvida la calefacción.

Evita el cigarrillo. Las fumadoras tienen más sofocos y estos parecen aumentar con el número de cigarrillos.

Cuida tu dieta. Las mujeres excedidas en peso tienen más sofocos. Una menor ingesta produce menos calorías y menor temperatura corporal. Aprovecha esta oportunidad para refrescarte y recuperar la figura.

La meditación, el yoga, los masajes y los baños de inmersion en agua templada con sales relajantes y música suave, reducen el estrés y también la frecuencia de los sofocos.

El ejercicio físico regular, en general, alivia los calores, disminuye el estrés y mejora el descanso nocturno; pero esto no ocurre por igual en todas las mujeres. En días de calor extremo, ejercítate en sitios con aire acondicionado y dedícate a una actividad menos energética. Las ropas que eliminan la transpiración, y una botella de agua mineral bien fría te servirán en estos casos.

TRATAMIENTOS

Soja o soya

Si bien sus virtudes para mejorar los sofocos no están comprobadas, muchas mujeres sienten alivio consumiéndola en forma de deliciosos menús con tofu o leche de soja. El Nacional Institute of Aging, dará los resultados de un importante estudio en pocos años. Pero mientras tanto, aprovechemos las virtudes de la soja en los alimentos.

En cuánto a los suplementos, no están avalados científicamente ni son tan recomendables pues contienen isoflavonas de la soja que imitan a los estrógenos. Consulta con tu médico antes de incorporar suplementos de soja.

Black cohosh o cimicífuga racemosa

Aunque muchas mujeres lo usan como opción frente a la terapia hormonal, un estudio en 351 mujeres que sufrían de sofocos y sudores nocturnos encontró que aquellas mujeres que recibían Black Cohosh mostraron muy poco alivio y los resultados fueron muy próximos a las que recibían el placebo (ninguna droga). El estudio se publicó en los Anales de Medicina Interna en diciembre del 2006.

Pero no todo es mala noticia ya que las mujeres que recibieron placebo también mostraron un alivio de sus sofocos —sin que tenga que ver con el efecto de ninguna droga—. Por eso existe la esperanza de que se puedan obtener beneficios terapéuticos con la meditación o la auto-hipnosis.

Si puedes relajar tu mente apropiadamente, podrás también relajar tu cuerpo.

Ginseng

El **ginseng**, utilizado por más 4 000 años, es una controvertida raíz que, afirman muchos, tiene potentes efectos benéficos. Uno de ellos es el ***control del equilibrio térmico*** del cuerpo. Además se le otorgan propiedades de rejuvenecimiento, reconstrucción de los tejidos corporales, regulación de la presión sanguínea (aunque su uso prolongado puede traer hipertensión) y recuperación de la potencia sexual.

El gingseng también es recomendado cuando existe sequedad vaginal, calores, sudores y en los casos de estrés. El chino y el coreano se consideran los de mayor calidad.

Hasta hace poco se creía que la **vitamina E**, además de proteger el aparato cardiovascular, entre otras maravillas, tenía un efecto aliviador de los calores. Actualmente se desaconseja la vitamina E para evitar el riesgo cardiaco y también en otros casos. Antes de tomar suplemento de vitamina E consulta con un especialista.

Aunque los llamados tratamientos naturales parecen inofensivos, son remedios y tienen efectos en el organismo y pueden interferir con otros medicamentos que estés tomando. Consulta con tu médico antes de usarlos.

Si no has encontrado alivio luego de probar por un tiempo las sugerencias anteriores y sientes que la frecuencia o la intensidad de tus sofocos están alterando tu vida diaria de manera insoportable, debes consultar con tu médico para encarar una terapia con antidepresivos o una terapia hormonal.

ANTIDEPRESIVOS

Los antidepresivos son una buena opción para aquellas mujeres que no quieren seguir un tratamiento hormonal.

Existen tres drogas para elegir. Paxil —paroxetine— Effexor —venlafaxine— y Prozac —flouxetine—, pueden ayudar a algunas mujeres cuando los sofocos son intolerables. Aunque ésta no es la indicación precisa de los antidepresivos, pueden dar alivio al mismo tiempo que se evitan las hormonas. Este efecto secundario de los antidepresivos fue observado en mujeres con cáncer de seno que tenían menos sofocos cuando tomaban antidepresivos. Los sofocos son comunes en las mujeres con cáncer de mama y con los antidepresivos se observó un 50 a 60% de disminución de los sofocos.

En el año 2003 un estudio del Centro Integral de Cáncer, de la Universidad de Michigan (University of Michigan Comprehensive Cancer Center), encontró que la dosis de 12.5 mg de Paxil reduce los sofocos un 62%, mientras que la dosis de a 25 mg los reduce un 65%. Esto no es tanto como el 80 a 90% de reducción que se obtiene con la terapia hormonal, pero no está nada mal.

Los antidepresivos actúan también en el dormir, el humor y el apetito. Pero no mejoran la sequedad vaginal ni el deseo sexual; en realidad, la mayoría de ellos, disminuye el deseo sexual.

Mientras tanto, la compañía Deponed Inc. está buscando la aprobación de la FDA para un tratamiento antiepiléptico —Gabapentin— para el alivio de los sofocos.

Los médicos recomiendan usar antidepresivos para aliviar los sofocos por un periodo máximo de 6 meses. (http://www.prevention.com/article/0,5778,s1-1-93-152-3292-1,00.html--Mary Jane Minkin, MD)

TERAPIA HORMONAL

Algunos doctores indican hormonas para aquellas mujeres con sofocos severos siempre y cuando la mujer no tenga historia de cáncer de seno, ataque cardiaco, cáncer de endometrio, coágulos de sangre en los pulmones y las piernas o apoplejía cerebral, no fume ni tenga otro tipo de riesgo.

En el caso de estar en la perimenopausia —todavía menstruando—, los anticonceptivos pueden ser una forma de medicación de baja dosis hasta el tiempo de la posible menopausia. La mujer que recién entra en la menopausia y que conserva su útero, será medicada con estrógeno-progesterona para evitar el cáncer de endometrio.

No conviene usar hormonas por más de un año y esto con control médico. Los efectos hormonales se verán a partir de las tres o cuatro primeras semanas; y es claro que se puede interrumpir el tratamiento en el momento que la mujer lo desee. Y conviene hacerlo luego de algún tiempo, ya que así probará si todavía sigue con los sofocos.

¿Cuál es la mejor vía de administración?

Una de las más recomendables es el parche porque, a diferencia de las pastillas, va directamente a la sangre sin pasar por el hígado ni el estómago, lo que se cree disminuye el riesgo de coágulos sanguíneos. Las cremas y los geles aplicados en la piel tienen la misma vía de asimilación. Tú y tu médico encontrarán la forma más adecuada a tu gusto.

217 LA MEDICACIÓN EN LA MENOPAUSIA 217

Cuidando mi sexualidad

Metrorragias, sangrado excesivo o fuera del ciclo

La premenopausia está caracterizada por el desbalance hormonal que produce cambios de duración del ciclo y en el sangrado. Falta de periodos, periodos demasiado frecuentes, gotitas en la ropa interior, coágulos, periodos muy copiosos o casi inexistentes, todo eso es la manifestación de los cambios hormonales.

Puede haber ciclos que aparecen cada 23 o 35 días, o tres veces en el mismo mes, o desaparecen por meses; considera la irregularidad en referencia al ritmo que era habitual para ti. Por eso es recomendable una consulta con el ginecólogo. Un análisis de sangre pondrá en evidencia los niveles de FSH y permitirá deducir cómo es la respuesta de tus ovarios: a mayor FSH, menos estrógenos. Un examen pélvico anual y un papanicolau son medidas preventivas de buena salud.

Los ciclos irregulares indican un desbalance hormonal, pero no siempre tiene que ver con la premenopausia. Existen algunos cuadros que pueden causar hemorragias anormales:

- Hemorragia muy copiosa.
- Coágulos en la sangre.
- Sangre entre periodos.
- Menstruaciones que duran más de una semana.
- Sangre después del sexo.

Si se presenta alguna de estas circunstancias, consulta con tu médico. (http://www.noperiod.com   http://www.womentowomen.com/SYMirregularperiods.asp)

Una vez aclarado el origen de esas hemorragias, es necesario **agregar hierro** a la dieta. El temor a la constipación que puede provocar se evita probando diferentes compuestos.

Es aconsejable **evitar el alcohol, la cafeína,** las comidas muy condimentadas, que exacerban las hemorragias y producen la pérdida de estrógenos a través de la orina.

Para la *irritación y los cambios emocionales* es aconsejable la acupuntura. También colabora la *vitamina B 6* que se encuentra en *el arroz integral, los porotos de soja, las nueces, el maní, el pollo, el cerdo y el pescado.*

La *disminución del magnesio* produce *ansiedad y tensión nerviosa.* Para evitarlo se recomiendan las dietas con *vegetales y granos integrales.* Para los cambios emocionales nada mejor que una rutina de ejercicios físicos que inundan de las estimulantes endorfinas y mantienen el cuerpo ágil y en buena forma.

La vitamina B6 y el magnesio alivian los espasmos de la uretra y la vejiga y ayudan a evitar la cistitis.

Cuida tu *ingesta* de sal y de azúcar. Y asegúrate de tomar de un litro y medio a dos de agua diarios.

En cuanto a la estética, no dudes en utilizar buenas cremas de belleza, adecuadas a tu tipo de piel, para humectar el rostro, el cuello y todo el cuerpo. No ahorres en cremas lo que estás dispuesta a gastar en una cirugía estética. Lubricar la piel desde dentro —con un régimen sano— y desde fuera —mediante buenas cremas—; es fundamental para mantener el rostro saludable y lozano.

El *aceite de sésamo* —o cualquier aceite vegetal, no mineral— disuelto en el agua del baño o esparcido en toda la piel antes de dormir o un rato antes de la ducha matinal es muy recomendable para evitar la sequedad del cuerpo. Evita las cremas con hormonas que pueden ayudar en un primer momento, aumentando momentáneamente la humedad de la piel, para posteriormente dejar en evidencia arrugas aún más marcadas.

El ejercicio físico mejora el estado corporal, tanto como el anímico; beneficia la circulación, oxigena las células e incrementa las endorfinas —hormonas naturales euforizantes—; es decir, produce bienestar.

No olvides tomarte unos minutos para la relajación; cierra los ojos e imagina un lugar calmo y placentero, abandona la tensión del cuello, relaja y empuja los hombros hacia abajo, y respira profundamente.

SEXUALIDAD Y HORMONAS

Viagra femenino

Finalmente, en el 2004, los laboratorios anunciaron que sacarían un equivalente del sildenafil —la droga presente en Viagra— para la mujer. ¿Qué produce el sildenafil? Igual que en el varón, la relajación del músculo liso que permite que las estructuras esponjosas y cavernosas del clítoris se llenen de sangre y entren en erección.

Pero la sexualidad femenina es diferente de la masculina; mujeres y hombres no respondemos de igual manera. Es decir que la mayor irrigación sanguínea en el clítoris producida por el viagra femenino, no significó un aumento del placer de la mujer en los estudios del laboratorio.

Sin embargo, más de una dama ha probado las pastillas azules de su amante y ha experimentado placeres, a veces desconocidos, gracias al viagra masculino.

Pero atención, no se debe usar sin el asesoramiento médico. Mujeres y hombres en medicaciones cardíacas que contienen nitratos, y otros cuadros médicos, deben abstenerse del sildenafil. Los riesgos pueden ser tan severos como la muerte súbita, el paro cardiaco o la hemorragia cerebral.

Si se trata de aumentar la vascularización del clítoris sin riesgos puedes probar con un buen estímulo manual o lingual, con un juguete sexual, o con el succionador del clítoris bautizado *Eros Clitoral Therapy*, que no tiene contraindicaciones pero necesita receta médica para su compra.

Las fórmulas habituales que contienen testosterona están diseñadas para el uso masculino. Hasta el presente, entonces, los médicos que la recetan usan las fórmulas masculinas, con dosis especulativamente suficientes para la mujer. Aunque la Food and Drug Administration (FDA) no aprueba el tratamiento de testosterona sola para la mujer debido a la falta de investigación, algunos médicos recetan *Estratest*, una combinación de estrógenos y testosterona que nunca ha sido aprobada por la FDA y que se supone tiene un riesgo semejante al de los estrógenos y los progestágenos. En caso de usar testosterona se recomienda elegir parches o cremas en lugar de la vía oral.

Recientemente la Sociedad Norteamericana de Menopausia (The North American Menopause Society, NAMS), publicó una declaración urgente pidiendo a los médicos que consideren todas las otras posibles causas de disfunción sexual antes de recetar testosterona.

Para la medicación con testosterona es aconsejable el asesoramiento de un médico especialista en terapias sexológicas y acostumbrado al manejo de dosis y demás detalles de la medicación. Un médico que deberá seguir de cerca la respuesta de la paciente a la hormona.

¿Pero es normal que una mujer de media edad tenga los niveles de testosterona de alguien de 20? "No es natural que eso (la testosterona) esté ahí (después de cierta edad)", dice James Simon, profesor clínico de la George Washington University Medical School. Y agrega: "Sólo en los últimos 100 años las mujeres han vivido lo suficiente como para necesitar terapia hormonal." Algunas defensoras de la salud femenina se oponen al uso de remedios para estimular el deseo sexual. "No hay normas en términos de deseo sexual, ni deberían haber existido nunca." Tratar la falta de libido con una droga "causa la falta de atención al real problema sexual y a sus orígenes. Simplemente porque una droga produce una respuesta no es razón para pensar que la situación previa era una enfermedad", opina Leonore Tiefer, profesora asociada de la New York University Medical School.

Procurando encontrar la llave de oro, Procter & Gamble, creó *Intrinsa*, un parche con testosterona que la compañía estima solucionará el problema de la falta de deseo en la mujer. En el año 2000, el New England Journal of Medicine publicó los resultados de algunos estudios del parche de testosterona de P&G, que mostraba el incremento del deseo sexual en mujeres cuyos ovarios habían sido extirpados. Eso se repitió en otros estudios publicados en el 2005.

Jan Shifren, directora del Vincent Menopause Programa at Massachussets General Hospital, está investigando el uso de Intrinsa en mujeres en una menopausia natural. Todas las mujeres antes del estudio mostraron insatisfacción con su vida sexual. Los datos mostraron que el parche de testosterona les devolvió el deseo sexual. Esta investigación fue presentada en la North American Menopause Society, el año pasado.

Pero hete aquí que ambas mujeres de la investigación, las que recibieron testosterona y las del placebo, reportaron un aumento de la frecuencia coital y del placer sexual. Los investigadores especulan que aquellas mujeres con el placebo —sin contenido de testosterona— deseaban tener mejor vida sexual e incrementaron la comunicación con sus compañeros.

Parecería claro que el deseo sexual de la mujer no depende exclusivamente del nivel de la testosterona.

Me pregunto, si la comunicación franca y amorosa de la pareja que provoca la excitación femenina, aumenta también el nivel de testosterona en la mujer.

Cada mujer tiene su propia manera de experimentar el placer y de encontrar la satisfacción. Jugar, probar diversas posturas para la penetración, comunicarle a tu pareja lo que te gusta y lo que no te gusta son algunos de los caminos que te llevarán al goce. Y a disfrutarlo en compañía. (www.washingtonpost.com/wp-dyn/content/article/2005/09/19/AR2005091901235. html; *Meeting Women's Desire for Desire*)

Para el sexo no hay edad

El *New England Journal of Medicine* acaba de publicar un estudio estadístico realizado por la Universidad de Chicago entre 3 005 personas de 57 a 85 años. El estudio observó que personas de esas edades han mantenido una vida sexual activa, al menos durante los doce meses previos a la investigación. La mitad reportó algún problema; los varones: impotencia; las mujeres, falta de deseo, sequedad vaginal y ausencia de orgasmo. Uno de cada siete hombres utilizó Viagra u otras sustancias.

Según el estudio, el hábito sexual de los mayores estadounidenses disminuye a medida que aumenta la edad. El 73% de los encuestados de entre 57 y 64 años se confiesa activo sexualmente, mientras que la tasa disminuye al 53% para aquellos de entre 65 y 74 años, y se reduce aún más (al 26%) para los de edades comprendidas entre 75 y 85.

Sólo un pequeño porcentaje tocó el tema de su sexualidad con su médico. "Desde una perspectiva médica y de salud pública, tenemos la oportunidad y la obligación de dar una mejor educación al paciente y aconsejarle sobre problemas sexuales relacionados con la salud y potencialmente tratables", afirmó la doctora Stacy Tessler, de la Universidad de Chicago y directora del estudio.

Como consecuencia de la falta de educación sexual para los mayores, los investigadores se mostraron preocupados ante el hecho de que cerca del 15% de los nuevos infectados en EUA por el virus del sida (VIH) son mayores de 50 años.

Un importante porcentaje participó activamente de la investigación demostrando su interés en mantenerse sexualmente activos.

Mal dormir-insomnio

"Despiértenme sea la hora que sea, aunque esté en una reunión de ministros", bromeaba el presidente Reagan con los representantes de la prensa. Probablemente la falta del dormir lo vencía en situaciones inesperadas. Pero él siempre estaba listo; ésa es nuestra exigente vida actual.

Antes de que Tomás Edison inventara la luz eléctrica las personas solían dormir por la noche unas diez horas. A partir de entonces, el dormir fue siendo remplazado por las horas dedicadas a la "diversión". Desestimamos el valor del descanso para vivir mejor. Dormir es un proceso biológico necesario para cubrir las necesidades de la vida despierta.

La dificultad de conciliar el sueño así como la mayor frecuencia de despertares durante la noche se deben a cambios hormonales, a los calores, y también a problemas o factores psicológicos. La melatonina, la hormona encargada de avisarte que ha llegado la hora de dormir y que induce el sueño, disminuye con el paso de los años y llega a niveles mínimos en la menopausia.[2]

El insomnio es un mal hábito muy tratable. Aprender a dormir te ayudará a *resetear* tu reloj interior a las ocho horas de sueño necesarias para recuperarte con nuevas energías.

Los hipnóticos pueden empeorar el cuadro, si es necesario úsalos con gran cautela y sólo en casos aislados.

LA HIGIENE DEL BUEN DORMIR

La mayoría de los problemas de insomnio aparecen debido a la falta de equilibrio en el ciclo vigilia-sueño. Para evitarlo es necesario observar una higiene del sueño.

Estas sugerencias funcionan mejor cuando se convierten en rutinas. Acostumbra a tu cuerpo a responder a una serie de señales y edúcalo para que se vaya relajando en la medida en que te aproximas a la cama.

Aquí van algunas indicaciones que pueden ayudarte a superar esta desagradable contingencia:

- Mantén hábitos saludables durante el día y antes de dormir.
- Acostúmbrate a una rutina del descanso: horarios estables para acostarte y para levantarte.

---

[2] Thomson y Oswald realizaron una prueba en la que daban a algunas mujeres estrógenos y a otras, un comprimido idéntico pero sin efectos medicinales. Ambos grupos desconocían cuál era el comprimido con estrógenos. Sin embargo, en el grupo que recibió estrógenos se observó una mejora evidente en el sueño. Más facilidad para dormir, menos despertares y mayor frecuencia de sueños (que garantizan un dormir profundo). Asimismo se observó un aumento de triptofano —que facilita el sueño— en aquellas mujeres tratadas con estrógenos. (Véase Instrucciones para la higiene.)

Ya en la cama

- Al acostarte, cierra los ojos y deja que el cuerpo se ablande sobre el colchón.
- Unos simples ejercicios de relajación pueden ayudarte. Contrae los dedos de los pies y estíralos, repite lo mismo con los tobillos, tensa las piernas; contrae los dedos de las manos, las muñecas, tensa todo el brazo; tensa y luego afloja hombros, pecho, abdomen, glúteos. Si no logras relajar alguna parte de tu cuerpo, imagina que envías el aire hacia esa zona por el interior de tu cuerpo; que el aire llena esa zona y la relaja.
- Pon atención a tu respiración mientras haces el ejercicio anterior.
- Cuando te has relajado respira de modo que la espiración dure el doble de la inspiración. Inspira por la nariz, espira por la boca. No fuerces ningún ejercicio; procura encontrar placer en esta relajación.
- Existen CD con programas para relajarse y dormir que también pueden ayudarte.

Antes de ir a la cama

- Reserva un tiempo para la relajación antes de dormir.
- Pon tus pensamientos en orden para no llevarte preocupaciones a la cama.
- Date un baño de pies o un baño de inmersión con agua templada que produce una relajación natural. Se pueden agregar sales relajantes.
- Un té de hierbas con manzanilla o camomila, tilo; un vaso de leche templada con miel, unas galletas dulces, ayudan. Los hidratos de carbono producen somnolencia debido a la presencia de triptofano, un aminoácido que estimula la secreción de serotonina (neurotransmisor del cerebro que facilita el sueño).
- No a los estimulantes antes de dormir: café, nicotina, alcohol ni gaseosas ya que la mayoría contiene cafeína.
- Come tu cena una horas antes del descanso para garantizar una buena digestión. Evita las comidas pesadas pero siéntete satisfecha. El hambre no colabora con el dormir.
- Investiga y pregúntale a tu médico cómo influyen en el descanso

ciertos alimentos y vitaminas, minerales y suplementos alimentarios y los medicamentos que usas.

- Busca una actividad entretenida y relajante antes de retirarte para dormir. Evita las películas o historias violentas o deprimentes en la noche.
- Revisa tu nivel de estrés y ansiedad.
- Leer algo entretenido y optimista te permitirá apartarte de las preocupaciones de ese día.
- Evita consumir mucha carne por la noche.

Siesta

La siesta, costumbre lamentablemente abandonada, es una magnífica fuente de nuevas energías. Actualmente en Nueva York se han puesto de moda los "dormitorios por hora"; se ha comprobado que la siesta aumenta el nivel del rendimiento en mujeres y en varones.

Al atardecer

- Caminar o hacer ejercicios de estiramiento suaves.
- Evitar los ejercicios intensos por lo menos 5 horas antes de dormir.

Durante el día, con luz natural

- El ejercicio físico intenso por las mañanas te ayudará a descargar las tensiones, a usar energía, y a mantener la buena salud corporal.

Generales

- Evita los medicamentos para dormir.
- Perturbaciones del ciclo menstrual pueden alterar tu sueño.
- Mantén la habitación ventilada, silenciosa y a oscuras.
- Elije un colchón confortable y de cierta rigidez.
- Si sufres calores nocturnos usa ropa de cama y de dormir de algodón que absorbe la transpiración. Incluye un ventilador cerca de ti.
- ¿Cómo descansa tu compañero? Ronquidos y movimientos no te ayudan.

- La leche, el queso, el pollo, el pescado, las verduras y las legumbres contienen triptofano, por lo que es conveniente su inclusión en la cena.
- Asegúrate de hacer una dieta diaria saludable que incluya frutas y verduras, vitaminas y minerales. Si agregas suplemento vitamínico mineral, que sea temprano en el día.
- La siguiente postura de yoga ayuda a la relajación: sentada sobre los talones con el torso volcado hacia adelante (en la posición de plegaria mahometana), la cabeza apoyada en el suelo y las manos en la espalda, imagina que el cuerpo pesa tanto que la frente se hunde en el piso.
- Si te despiertas en medio de la noche, levántate y escribe todo lo que tienes en tu mente; desembarázate de lo que te aqueja confiándoselo al mudo cuaderno. Cuando hayas vaciado tu inquietud, prepárate un té de hierbas —Sweet Dreams es muy efectivo— y vuelve a la cama; ya nada te queda por hacer en esa noche, sólo descansar.
- *Usa la cama sólo para dormir o para disfrutar del sexo.*

Si luego de probar lo anterior por un tiempo no logras dormir mejor, consulta con un especialista.

¿Qué es un diario de sueño?

Lleva un **diario de sueño** por dos semanas. En el diario registrarás la hora en que te acuestas, cuánto tiempo estás despierta en la cama antes de dormirte, con qué frecuencia te despiertas durante la noche, cuánto tiempo te quedas levantada, a qué hora te despiertas, y si te levantas inmediatamente o te quedas un rato remoloneando en la cama por la mañana. Evalúa cómo dormiste, cuánto descansaste y cuán despierta y activa estuviste el día siguiente.

¿Aprender a dormir?

El dormir es un hábito que se aprende. Desde los bebés hasta los adultos y los mayores necesitamos aprender y acostumbrar a nuestro reloj interno a volver a distinguir el día de la noche. A apagar las luces, a cerrar la puerta de las preocupaciones, a aflojar nuestras tensiones, a relajar los músculos;

a respirar hondo y percibir cómo el aire penetra en nuestro cuerpo llenándolo de oxígeno y cómo al salir junto con el anhídrido carbónico se van todas aquellas cosas que ya no necesitamos.

Hacer cambios en los hábitos a la hora de dormir ayuda a muchas personas.

SEXO Y SUEÑO,
DIFERENCIAS ENTRE EL VARÓN Y LA MUJER

Para los varones, el encuentro sexual suele ser un excelente relajante y los ayuda a dormir.

A muchas mujeres, por el contrario, las despierta.

Averigua qué pasa contigo, y disfruta del sexo cuando no te impida dormir.

¿Las tabletas para dormir me pueden ayudar?

La venta de pastillas para dormir en los Estados Unidos es un negocio floreciente para los laboratorios y dramático para los consumidores. Desde el año 2000 hasta hoy las ventas se han duplicado. Algunas consecuencias del uso de las más conocidas van desde dormirse mientras se está manejando hasta caminar dormido.

Es fundamental saber que no son una cura. Pueden ayudar un par de noches, pero brindan sólo un alivio temporal. Cuando se consumen por más tiempo producen un efecto rebote; inhiben los mecanismos propios del dormir, y provocan insomnio.

Las tabletas para dormir pueden no ser seguras si tienes ciertos problemas de salud. Consulta con tu médico antes de usarlas.

OSTEOPOROSIS

Para prevenir la osteoporosis, nada mejor que combinar la *dosis diaria de calcio* —1 500 mg—, 400 a 600 UI de *vitamina D, sol y actividad física*.

Ejercicio físico

El ejercicio físico es una indicación primordial para la osteoporosis ya que la acción de tensión muscular y/o el peso del cuerpo sobre el piso estimula la acción de los osteoblastos formadores de hueso nuevo.[3] Vale de ejemplo un estudio reciente que mostró la diferencia de caminar usando tobilleras con algo de peso y caminar sin llevar peso. La reosificación de la articulación coxo-femoral —la cadera— fue sorprendente al usar pesas.

Como vemos la combinación de movimiento y peso resulta un constructor óseo; el mejor ejercicio para tus huesos es el de resistencia al peso. Éste es un tipo de ejercicio que te fuerza a trabajar en contra de la gravedad. Los ejercicios aeróbicos, los deportes como el tenis, el basketball, o escalar montañas son inmejorables. Si prefieres caminar a buen paso, correr, subir escaleras, saltar a la cuerda o bailar al ritmo latino, todas son opciones variadas y para cada gusto.

La natación no es un ejercicio de resistencia al peso pero es muy beneficioso para la salud cardiovascular.

Iniciar el día con una actividad aeróbica es magnífico, no sólo para la salud, sino para el buen estado del cuerpo por dentro y por fuera. Al aire libre o en el gimnasio, entre los árboles o en medio de las pesas y los aparatos, siguiendo el ritmo de profesores estimulantes, a solas o con grupos amigos, dedicarás de 30 a 60 minutos por lo menos cuatro veces a la semana a reconstruir el soporte de tu cuerpo. Ganarás una mejor postura, una columna recta, abdominales planos y soporte en esas áreas corporales tan difíciles de controlar, como los tríceps —en la parte posterior de los brazos— y los aductores (es decir que acercan el miembro), en el interior de los muslos.

Iniciarás tu día con un cóctel de endorfinas naturales que te predispondrán para una buena jornada. Consulta con tu médico antes de iniciar el plan de ejercicios. Al comenzar una rutina de ejercicios, es posible que tengas algo de dolor y malestar en los músculos. Si la molestia no es importante, ejercitar nuevamente al día siguiente ayuda a disminuir la molestia. Si el

---

[3] Estudios efectuados por la Universidad de Wisconsin en una población de tercera edad comprobaron la importancia del ejercicio físico para mantener la salud de los huesos. La experiencia se realizó con un grupo de mujeres de 80 años de edad en promedio; a un primer grupo no se le administró ninguna dieta, al segundo grupo se le agregó calcio y al tercero sólo ejercicios de brazos y piernas estando sentadas. Los dos últimos grupos mostraron un mejoramiento del estado óseo, primordialmente el grupo que hizo ejercicios físicos.

dolor persiste más de 48 horas, es posible que te estés esforzando demasiado y que necesites ir más despacio. No te obligues a hacer un ejercicio que te resulta difícil o inseguro sólo porque lo hacen tus compañeros.

Si tienes osteoporosis, cuida tu columna vertebral. Averigua cómo protegerla evitando actividades que flexionen, doblen o tuerzan la columna. Los ejercicios de mucho impacto pueden producir una fractura. Si sientes algún dolor o malestar en el pecho, consulta a tu médico antes de tu próxima sesión de ejercicios.

Éstos son cuidados principales pero no deben asustarte ni inhibir tu actividad física. La mayoría de los gimnasios tiene gente experimentada. Y seguramente tú conoces tu cuerpo. Si tienes dudas, conversa con el profesor o consúltalo con tu especialista.

Ésta es una actividad para tu beneficio; elige las clases o los aparatos con los que te sientas más a gusto. ¡Disfruta tu actividad! Ése será el mejor estímulo para perseverar. (http://geosalud.com/osteoporosis/ejercicios.htm)

En el Apéndice 2 de este libro encontrarás todos los sitios de internet que te pueden aportar datos para clarificar tus dudas y responder a la gran mayoría de tus preguntas.

Calcio

Se calcula que la necesidad básica de calcio por día en la menopausia es de 1 200 a 1 500 mg y que la ingesta no alcanza para cubrir esas necesidades. Los suplementos con calcio son una magnífica, y muy popular, medida. Vienen en dosis de 500 miligramos y se aconseja no más de esa dosis por vez, ya que el intestino absorbe sólo esa cantidad.

El suplemento de calcio se presenta en dos formas: el carbonato de calcio y el citrato de calcio. El carbonato de calcio es la forma más común y económica pero debe ser administrada junto con las comidas. Tiene 40 mg de calcio por cada 100 mg de suplemento. Tums y Viactiv (caramelos blandos); cada uno contiene 500 mg de calcio sumado a vitaminas D y K. Esta forma de calcio necesita jugos gástricos para su absorción, por lo que se recomienda tomarlo con las comidas. Atención si estás en una medicación anticoagulante como la cardioaspirina ya que la vitamina K es un coagulante sanguíneo.

El citrato de calcio se presenta en forma de exquisitos bombones masticables de 500 mg de calcio, y también está agregado a jugos y a lácteos. Es de mejor absorción, se puede tomar en cualquier momento del día, pero tiene menor concentración de calcio.

Evita tomar más de 2 500 mg de calcio por día.

Bifosfonatos

Para aquellas mujeres que tienen osteopenia u osteoporosis existen varios medicamentos. Los más comunes son los bifosfonatos que inhiben la reabsorción ósea. Fosamax y Actonel son los más populares. El Fosamax reduce, en mujeres mayores, el riesgo de fractura de cadera en un 50% , y el de columna en un 90%. La duda es si estos efectos desaparecen cuando se abandona la medicación. (Fosamax dejó de tener acción protectora ósea en mujeres que abandonaron el remedio después de 10 años de uso. Actonel es aún muy joven en el mercado; ha mostrado una cierta perdurabilidad luego de cinco años de administración.)

Los bifosfonatos en pastillas deben ser la primera ingesta de la mañana. Es necesario tomar la pastilla con por lo menos 240 ml de agua corriente con el estómago vacío y no comer nada hasta que hayan transcurrido 30 minutos. La ingesta se hace estando sentada o de pie para minimizar el riesgo de contacto con el esófago. Después de tragar la pastilla es necesario permanecer parada o sentada con la espalda erecta durante por los menos 30 minutos; eso minimiza el riesgo de reflujo y mejora la absorción de la droga.

Fosamax puede producir efectos gastrointestinales como náusea, acidez y dolor estomacal, diarreas, úlceras esofágicas y esofagitis, difíciles de tolerar. Por eso no debe administrarse a mujeres con enfermedad gastrointestinal superior activa y debe suprimirse ante cualquier síntoma esofágico.

Osteoporosis y tratamiento hormonal

¿Ayuda la terapia hormonal en el tratamiento de la osteoporosis?

La mayoría de las fracturas de la osteoporosis ocurren en edad avanzada, a los 70, 80 y más. En los primeros cinco años después de la menopausia, la pérdida ósea es del 2 % anual. Luego este porcentaje disminuye gradualmente hasta el 1 %. Pero si la terapia estrogénica se abandona, la pérdida ósea se precipita a niveles de la postmenopausia.

La terapia hormonal debe comenzarse lo más próxima posible al momento de la menopausia y no debe prolongarse más allá de uno o dos años, para evitar correr riesgos. Como en el caso de la osteoporosis debería mantenerse muchos años, los médicos consideran que *no debe usarse la terapia hormonal si hay osteoporosis.*

Como hemos visto en este capítulo existen muy variadas oportunidades de alivio para los cambios de la menopausia. En el Apéndice 2 de este libro encontrarás innumerables sitios de internet con la información en español y en inglés que intentará responder aquellas preguntas que no han sido contestadas aquí.

Relato del sexto encuentro

—Holamm... —me saluda Beatriz, con la boca llena.

—Qué... taa... —murmura Silvia, incapaz, por un instante, de modular correctamente.

Malena, Isabel y Amalia las siguen charlando animadamente. La mano de esta última sostiene una caja que parece ser la fuente del desacostumbrado saludo.

Llegan Clara y Viviana. Cuando me acerco se devela el enigmático contenido: unas deliciosas ciruelas pasa de brillante color rojo oscuro y tamaño descomunal. Aun a riesgo de quedar sin habla durante los próximos minutos acepto encantada el convite.

—Mm... —apruebo chupándome los dedos.

—Creo que voy a acostumbrarme... —señala Amalia—. Cuando leí la propuesta de las golosinas naturales me pareció un sinsentido. Aun conociendo las virtudes de las frutas secas yo, una adicta a los dulces, no me imaginaba satisfaciendo el vicio con estas inocentes frutitas. Y aquí me ven, tomándoles el gustito.

—¿Es verdad que te ayudan a mantener el peso? —se entusiasma Silvia—. Tengo terror que en la primera oportunidad mi joven amante me cante esa canción de Ricardo Arjona, de la mujer de las cuatro décadas con la grasa abdominal.

—¡Qué horror!

—Él le canta con admiración, con amor, no parece disgustado.

—Ahora me estoy cuidando —afirma Silvia—. Trato de no almorzar en el trabajo, de modo que durante la semana sólo desayuno y ceno.

—Sin embargo —le comento— los especialistas son unánimes en que es necesario mantener las cuatro comidas. Cuanto menos veces se come más grasas se asimilan. Y además, cuando te quedas con hambre, acudes muchas veces a galletas o caramelos que son alimentos pobres. —A todas: —No olviden hacer ejercicios físicos junto con el régimen para adelgazar porque si el músculo no está trabajado, se pierde masa muscular. Además, el regalo de la gimnasia o los deportes es que aumentan las enzimas lipolíticas, es decir las que consumen las grasas, y las endorfinas, que producen bienestar.

—Yo me mantengo en peso mediante el ejercicio y una dieta con muy pocas grasas —interviene Malena.

Lo confirmo:

—Los informes acerca de la menopausia son unánimes: a partir del cese de la menstruación se observa una diferente distribución del tejido graso que se deposita, sobre todo, en el abdomen. Sin embargo esa tendencia puede ser revertida con una dieta rica en granos, cereales, frutas y verduras, abundante en fibras y pobre en grasas. La dieta con pocas grasas permite comer mucho sin engordar. La ventaja más importante de esta dieta es que preserva de los accidentes cardiovasculares y de ciertos cánceres.

—Yo con los salados puedo. Lo que me mata es el chocolate —afirma Beatriz—. Y el cigarrillo. Probé varias veces para abandonarlo pero me resulta difícil...

—El cigarrillo es malo —les aclaro a todas—. Además de aumentar las probabilidades de padecer un cáncer de pulmón, adelanta la menopausia y acrecienta los calores. Abandonar el cigarrillo no es fácil. Pero cuando estás convencida del daño que produce lo intentas una vez, dos, tres, hasta que encuentras la forma de dejarlo. La actividad física, la vida al aire libre, los amigos no fumadores, las dietas livianas, ayudan a dejarlo. Y existen programas muy efectivos. Si pudieras encontrarle un remplazante inocuo para jugar con él y mantener las manos entretenidas...

—Ya que mencionas las manos entretenidas, te garantizo que las mías lo están, y mucho —se ríe franca Beatriz—. Ahora me masturbo con mucha frecuencia, y saben que siento que toda mi vulva está más turgente, la siento viva y presente. Ya no es ese lugar de ahí abajo. Ahora es mi vulva. Y juego con ella, y a veces incluyo los pubococcígeos.

—Ésa es una muy buena idea —la aliento.

—Después de todo lo que hablamos, me decidí a masturbarme con Stuart.

—Concretamente —pregunto— ¿qué significa masturbarte?

—Empecé tocándome el clítoris antes y durante la penetración, y él también me tocaba, pero no me gustaba tanto como cuando lo hacía yo. Tengo mucha confianza con él, así que ya le había contado mi experiencia con la masturbación. Entonces me dijo: "Por qué no te masturbas mientras yo te miro". El momento era íntimo, y él me lo decía con excitación, con ganas de verme caliente; a cierta distancia de él, como seduciéndolo. Disfruté haciéndolo y gocé intensamente. Mientras él se acariciaba y eso me estimulaba más. Cuando todo terminó, nos abrazamos; ésa fue la primera noche que se quedó a dormir en mi casa.

Viviana, sentada a su lado, le hace una caricia con el dorso de la mano. Todas nos sentimos conmovidas por la experiencia de Beatriz.

Luego de unos minutos Viviana participa:

—¿No es maravilloso que ocurran estas cosas? Cómo la información y el permiso sumado al apoyo de un grupo de mujeres, hasta hace tan poco desconocidas, produce este poderoso cambio. Yo lo experimento en los grupos que coordino, pero nunca son grupos de tan corta duración ni el tema es el mismo, de manera que no suceden modificaciones tan significativas. La satisfacción erótica, física y emocional parece estar al borde, esperando una ayuda para brotar.

—Compartir con todas ustedes nuestra vida íntima fue una experiencia única. Invalorable —*Beatriz me mira mientras me dice gracias en silencio.*

—Yo vine buscando solución a mi insomnio. Y lo estoy logrando —*interviene Malena*—. ¡Me llevo tanto más!

Silvia, muy emocionada, interviene:

—Aquí descubrí que dar es el primer paso para sentirse segura. Ahora estoy tranquila conmigo misma. Vine al grupo procurando seguridad y firmeza. Pero no estaba buscándola donde debía. Siempre me estaba comparando con los demás. Aquí, no quiero decir que aprendí, más bien crecí por dentro sin darme cuenta. Mi firmeza es auténticamente mía. Ya no me estoy comparando con los otros. Y saben qué, mi actitud también cambió la actitud de Joaquín, e incluso de mis hijos. —*Luego de un momento agrega:* —Todas han sido tan generosas conmigo.

Clara recuerda su experiencia en el grupo anterior y cómo esta nueva experiencia se suma al bienestar que está logrando. Las palabras de Beatriz y Clara insisten en el camino recorrido en el grupo y en los lazos fundados en él. Y es ése el tema que tomo para la despedida. Sentadas en ronda, con las manos tomadas, les cuento:

—Lucy es el esqueleto humanoide mejor conservado de todos los descubiertos; medía cinco pies y pesaba entre 60 y 100 libras. Tan pequeños eran nuestros antecesores y cómo llegaron a sobrevivir. La idea desarrollada en el siglo XX era de que habían triunfado los más fuertes. Lucy demostró que no es así. En aquel entonces no éramos cazadores sino cazados. Así que para sobrevivir, el *Australopithecus afarensis* que era Lucy, tuvo que desarrollar otra estrategia: la comunidad grupal. La confianza, el afecto, la necesidad mutua, eso permitió que Lucy se convierta en nuestra tatatata…tatarabuela. ¿Qué garantizó la unión que dio semejante fuerza a ese grupo para persistir y convertirse en el hombre actual?: la occitocina. Ésa es la hormona del apego, la que aparece con el encuentro sexual, y la que transforma el extremado enamoramiento en sólido amor. La occitocina está presente aquí.

Práctica del capítulo 6

MANTENERSE EN FORMA

Parar, pensar, evaluar

¿Me estoy cuidando adecuadamente? ¿Me alimento a conciencia? ¿Me muevo lo suficiente? ¿Elijo el ritmo de vida diario o dejo que los compromisos se impongan? ¿Cuánto tiempo dedico a mi placer? ¿Me gusta lo que hago? ¿Encuentro a las personas que quiero con la frecuencia deseada?

Hacernos éstas y otras preguntas sirve para establecer las prioridades que convienen a esta nueva etapa de nuestra vida.

Es difícil establecer cambios aislados; todos están interrelacionados. El ejercicio físico es, junto con la dieta, una parte importante del plan para mantenerte en forma y vivir mejor.

Las dietas basadas exclusivamente en la disminución de la ingesta calórica terminan, indefectiblemente, en el fracaso. Al disminuir la entrada de calorías sin que exista ejercicio corporal, los hidratos de carbono y grasas no se queman; se depositan como grasa. El entrenamiento físico sostenido aumenta el consumo de calorías a partir de los carbohidratos y las grasas.

Caminar, trotar, andar en bicicleta, nadar, practicar yoga, algunos ejercicios de gimnasia aeróbica, son actividades indicadas para este momento de la vida de la mujer. ¿Por qué? Porque permiten dosificar el esfuerzo. Son ejercicios indicados para atenuar la osteoporosis; con el agregado que permiten conectarse armónicamente con el cuerpo y establecen una relajación energizante que proviene, también, del contacto con la naturaleza.

La actividad física ayuda a no envejecer; entre otros motivos, porque mejora la condición cardiorrespiratoria, la memoria, el estado de nuestro cerebro, el colesterol, las grasas sanguíneas, la osteoporosis, la oxigenación celular, el estado corporal, el control del peso y el estado anímico. Cualquier edad es buena para iniciarla; es conveniente que esté centrada en la actividad aeróbica, en el fortalecimiento muscular, en el control del equilibrio y en la flexibilidad. Estos parámetros son los condimentos contra el envejecimiento.

Escoge el parque o el jardín más cercano a tu casa; encuentra un lugar para caminar o trotar unos minutos cuatro o más veces en la semana. Si vives lejos de una plaza opta por la vereda frente a tu casa, o la siguiente, para tu caminata. Con los pulmones pletóricos de aire y la sangre oxigenada descubrirás encantos en tu barrio que no habías percibido antes.

Recuerdo a Brenda, una americana que se hizo famosa y ocupó las primeras páginas de los periódicos por adelgazar con su propio régimen después de haber fracasado reiteradamente con los más célebres guardianes de la línea. Brenda descubrió "su fórmula": cada día una caminata. Comenzó dando vuelta una a la manzana de su casa y paulatinamente fue ampliando su trayecto. Descubrió el color de las hojas, el canto de los pájaros, las personas con las que se cruzaba. Encontró nuevos motivos de interés; la ansiedad la abandonó, y pudo ocuparse eficazmente de un régimen muy abundante pero sin grasas.

Creo que fue Cooper, el gran propulsor del *jogging*, quien dijo esta frase genial: "Desconfía de lo que pienses sentado".

Cuando tengo que resolver algo y no encuentro la salida, cuando estoy aburrida o deprimida, me calzo unas cómodas zapatillas y salgo a caminar. He encontrado en esas caminatas la energía para escribir, la claridad de ideas dentro de la confusión, la solución a ciertas angustias, la distancia justa para mirarme sin trampas. Caminar es un método magnífico para encontrarse con una misma.

Grupos de soporte y enriquecimiento

Intercambiar vivencias e información acerca de esta etapa con amigas, con compañeras; comparar las diferentes experiencias y validar los propios cambios; compartir actividades comunes para la atención de la salud, ayuda a disfrutar mejor este momento.

Las reuniones en el parque motivadas por el ejercicio físico son un modo de encontrar apoyo entre pares.

Contar con un grupo de amigas capaces de comprendernos en los momentos de dificultad contribuye a que nos sintamos menos solas, a escuchar otros puntos de vista y hallar alivio al malestar de ciertas circunstancias.

Confecciona una lista de los teléfonos de las personas más cercanas. Una llamada oportuna puede ser de gran ayuda y te brindará un apoyo magnífico así como te permitirá sentirte útil.

Masaje, incluyendo los genitales

Tú y tu compañero ya realizaron un masaje mutuo con la consigna de no incluir los genitales. En esta oportunidad, el masaje abarcará el cuerpo entero.

Compartan una ducha y relájense.

En la primera oportunidad tú fuiste la primera en recibir el masaje. Esta vez serás la primera en brindarlo.

Invita a tu compañero a que se acueste boca abajo en una posición cómoda, que cierre los ojos y se deje hacer. También tú puedes cerrar los ojos y dejar que la yema de tus dedos, tus manos, tus brazos, te guíen a través de ese territorio conocido e ignorado a la vez.

Cuando te parezca que ya lo has recorrido todo, invítalo a que se acueste cara arriba. Y repite la consigna.

Esta exploración de su cuerpo y de tus sensaciones mientras lo tocas no necesariamente tiene que excitar; y si excita, sería muy bueno que sigan adelante sin llegar al encuentro sexual. Eso ya lo tienen muy conocido; esto se trata de un mundo a explorar.

Las bondades de este masaje no están en la llegada a la meta, sino en el camino a recorrer.

Les deseo que lo disfruten.

Capítulo 7

LA POSTMENOPAUSIA

*Sé que mi alma es lo que tengo que alimentar y desarrollar;
que sola o con compañero, las dificultades para alcanzar
tu propia cima no son muy diferentes.*

Erica Jong (*Miedo a los 50*)

*Aprendí... que el tiempo te da una enorme sabiduría. La
belleza tiene que ver con el permiso para disfrutar, con
una sexualidad plena, con la energía, el trabajo y la salud.
Esto explica en parte por qué hay mujeres que, sin ser
lindas, son mucho más interesantes y atractivas. Antes de
volverse locas con la edad, las mujeres deberían plantearse
si quieren un cuerpo "para tener" o un cuerpo "para ser".
Yo elegí el cuerpo del ser. La belleza necesita contenido y el
envase no es lo único que interesa.*

Tini de Bocourt, directora de escuela de modelos.
Reportaje de Carola Saiz, en "Viva", diario *Clarín*

¿Qué nos espera después de la menopausia? Así como nuestro cuerpo es otro, también ha cambiado nuestra visión de la vida. La menopausia nos llevó a realizar un balance de las etapas transcurridas; ahora necesitamos evaluar nuestra situación actual y elaborar un proyecto de vida para la **postmenopausia**.

Más importante que los hechos en sí mismos es la evaluación que hagamos de ellos y la significación que les otorguemos. Si nuestras experiencias han sido satisfactorias, posiblemente vivamos esta etapa sin reacciones depresivas y nos atrevamos a planear un futuro promisorio.

Nuestro proyecto resultará de integrar el entramado de nuestra historia con la situación actual. Según el punto de vista con que veamos cada cosa, resultará nuestro balance. El trabajo de los grupos y el propósito de este libro es observar la propia vida desde una óptica más positiva.

Éste es también el sentido de la prevención. Como no estamos educadas para la prevención, la menopausia —y la postmenopausia— suele tomarnos desprevenidas y nos lleva a vivirla pasivamente y con pronóstico reservado.

La mujer que puede adueñarse de lo que le sucede tendrá un proceso más favorable. Conocer y tomar conciencia nos permite prepararnos anímica y físicamente para los cambios. Está demostrado que compartir las experiencias es una forma de elaborarlas y adaptarnos para vivir mejor esta transición y lo que viene después.

Ahora que conocemos nuestras posibilidades, aceptamos nuestras carencias, aprendimos a desear lo posible y a mantener el esfuerzo sólo para aquellos objetivos que nos interesan de verdad, nos hemos ganado el permiso para complacer nuestros deseos y gozar de una merecida autonomía.

En el siglo XXI, con la creciente independencia de la mujer y el extraordinario aumento de su longevidad, tenemos por delante un largo tiempo de vida. Y no contamos con un proyecto preestablecido; necesitamos diseñar nuestro propio proyecto vital. Resulta un verdadero desafío a nuestro bienestar presente y futuro establecer las respuestas personales a las situaciones que se nos presentan a partir de la menopausia.

Cuando a lo largo de su vida la mujer no ha tenido ocasión ni posibilidad de ocuparse de ella misma, cuando su mirada ha estado siempre en los otros, necesita "aprender" a tomarse en cuenta. Ahora disponemos de más tiempo para cuidarnos y podemos regalarnos las atenciones que antes dedicábamos a los demás.

Más de una puede sentir angustia ante lo que acabo de escribir, como si fuera la prueba de que ya no es querida, ni requerida. Tal vez tema ser tildada de egoísta. Alguna quizá confunda la autonomía con la soledad. Otra puede necesitar más la mirada ajena que la propia; la seducción como una reafirmación constante de la propia estima.

Pero la menopausia nos enfrenta con nuestros limites: ésta es nuestra oportunidad para tomar las riendas del resto de nuestra vida. El único compromiso de cada mujer es consigo misma.

Podemos dudar si seguir viviendo como hasta ahora, o si es el momento de cambiar, pero si no nos cuidamos nosotras, ¿quién? Si ahora no nos damos la ocasión de satisfacer nuestros proyectos, ¿cuándo? Una vez tomada la decisión es necesario comprometerse con el cambio.

Lo observo cotidianamente en las mujeres que acuden a los grupos, en mis amigas, en las colegas: *la menopausia es una señal de cambio.* La clave de esta etapa es aceptarlo y crecer con él. No nos sirve si sólo miramos nostálgicamente hacia atrás extrañando el pasado. Sí, si la entendemos como una oportunidad biológica en que la maternidad cede el paso a otros intereses igualmente femeninos.

Ya no nos alcanza vivir con el "piloto automático". Hasta aquí muchos de nuestros ciclos vitales estaban programados. Ahora todo depende de cómo nos atrevamos a llevar adelante nuestros deseos más genuinos. Éste es el mejor momento para deshacernos de viejas inhibiciones y tomar en serio nuestros anhelos.

Liberarnos del estereotipo que equipara la menopausia y la postmenopausia con la vejez y la decadencia, reconocer cuáles son nuestros deseos, atrevernos a satisfacerlos, son las únicas vías de encontrar el camino. A vivir sólo se aprende experimentando. Las respuestas que estamos rastreando no las encontraremos fácilmente; tenemos que adentrarnos en nuestro interior, despojarnos de ataduras innecesarias y buscar nuestra propia solución.

Cuando la mujer no está segura de sí misma se somete a las críticas de los hijos, del marido, de la cultura, de los medios de comunicación... y renuncia a sus proyectos. La propia estima, saber que ella también puede, le permitirá valorar sus proyectos y defenderlos frente al deseo de los otros.

Un primer paso es evaluar nuestra situación actual sin engaños ni trampas ni desconsuelo. A muchas les resulta muy útil elaborar una lista de auténticas prioridades y concretarlas. Si hemos pospuesto algún proyecto, alguna decisión, es mejor reconocerlo ahora y aceptar nuestros sentimientos al respecto. Es posible que la relación conyugal nos resulte insuficiente, que nuestra ocupación sea insatisfactoria o aburrida, que nuestro futuro nos parezca deslucido y carente de interés. Es fundamental saber dónde estamos paradas, y buscar la solución para cada situación.

Si logramos aclarar cuál es nuestra insatisfacción, esclarecer nuestras expectativas y evaluar la posibilidad de concretarlas, será más fácil atrevernos a vivir la experiencia y cambiar lo que no nos gusta. Cuanto más conscientes estemos de nuestros deseos, más fácil nos resultará encontrar la brecha para alcanzar lo deseado. Quienes compartieron lo que les ocurría con sus maridos, con las amigas, o en una terapia, descubrieron nuevas posibilidades allí donde las creían agotadas.

Cambiar no significa tirar todo por la borda sino ajustar la situación actual a nuestras necesidades presentes y a las prioridades elegidas. El modelo que establezcamos irá cambiando según transcurra el tiempo y vayamos conociendo más y más nuestros deseos y posibilidades.

Aprender a "leer" las circunstancias que nos rodean y a sacar todo el provecho posible de ellas significa un trabajo duro pero muy útil. ¡Basta de enojarme, de enfrentarme, de someterme a las circunstancias! ¿Por qué no usar toda mi fuerza para obtener lo que deseo?

RELACIONES EN LA POSTMENOPAUSIA

La pareja

Los años transcurridos y las vivencias compartidas producen cambios en nosotras y en nuestros compañeros. Luego de goces y frustraciones concretas, nuestros ideales cambian. Las expectativas actuales concuerdan más con la realidad. Lo que esperamos de él y lo que podemos brindarle ha cambiado, o debería hacerlo.

Actualizar nuestro proyecto común es la prioridad. Volver atrás y negar el tiempo pasado, convoca al fracaso. Reverdecer aquellos momentos compartidos que nos dieron placer, averiguar si siguen vigentes, nos abre una edad sin tiempo. Diversión, placer, humor, juegos, hacen al bienestar de la madurez.

Es preciso distribuir de otra forma nuestros días: reservar un tiempo para compartir y otro para los intereses propios, asegurarnos el "Sí" y el "No", la participación buscada y la soledad elegida. Garantizar nuestra intimidad nos autoriza a compartirla.

Los años de convivencia permiten apreciar otros atractivos: la confianza, el conocimiento mutuo, la seguridad de su presencia, el cariño. La intimidad posibilita desnudar las verdades más profundas. Nosotras ya no somos las mismas. Ellos también han cambiado. Las diferencias signadas por la maternidad van quedando atrás y el hombre se encuentra junto a una mujer que dispone de su tiempo, que goza de una independencia creciente y hace valer su autonomía. Como señala lúcidamente el psicoanalista argentino Juan Carlos Volnovich, ésta es una magnífica oportunidad para limar los recelos de la pareja. Una mujer independiente invita al varón a reconocerse completo: con sus potencialidades y sus debilidades... a deponer su postura de dador constante y necesario y a aceptar que los papeles de poder y debilidad, de brindar y recibir, son intercambiables, como la inspiración y la exhalación, como la sístole y la diástole. Las parejas que construyen este espacio de intercambio (hablado o silencioso) son estadísticamente las que encuentran mayor placer en el vínculo.

Planificar el tiempo común resulta una ayuda para disfrutar de la actividad con el compañero. Los deportes, la gimnasia, las caminatas, los juegos (el bridge y el ajedrez son magníficos ejercitadores para la memoria), ese curso novedoso, el teatro, el trabajo comunitario y social, las reuniones con amigos, los viajes... son propuestas divertidas que pueden despertar nuevos intereses en común.

Cuidar el futuro en términos económicos —compartir las cuentas familiares, planificar juntos las finanzas, informarnos y buscar una inversión que nos resulte satisfactoria a los dos— brinda una nueva ocasión de sentirnos participantes activas de nuestro proyecto de vida.

Ahora el trabajo ocupa menos horas; él se ha jubilado, nos encontramos más tiempo en casa. Este cuadro, típico de esta edad suele originar tensiones. Una de ellas consiste en atribuir o volcar contra el otro las frustraciones generadas por el trabajo insatisfactorio o por la ausencia de empleo. El espacio del hogar que antes era nuestro feudo, hoy está ocupado por un hombre desacostumbrado al ritmo doméstico y una mujer que lo trata como si fuera un huésped. Es imprescindible garantizar territorios propios: necesitamos nuestro lugar y nuestro tiempo para estar a solas o para compartir con otros. También debemos aceptar sus territorios.

Respetar tanto las ocupaciones como los placeres —los propios y los del compañero— aseguran el cuidado de los gustos de ambos. Reservar un tiempo (puede ser un día de la semana) para compartir una salida con el grupo de amigas y dejarlo que disfrute de la casa a solas también resulta muy estimulante. Sirve para encontrarnos con mujeres que están en una situación semejante a la nuestra, que la resuelven de ésta o de aquella manera, que nos prestan su atención y nos brindan un consejo útil y cariñoso, que nos entienden más fácilmente que los varones y a las que también podemos auxiliar. Que nos hacen sentir que no estamos solas y que esto no sólo nos ocurre a nosotras. Los amigos de la pareja también resultan divertidos compinches de aventuras y pueden proponernos nuevos proyectos para compartir.

La oportunidad es magnífica para tirar por la borda aquellos tabúes sexuales que todavía conservamos. Si tenemos un compañero cariñoso, si lo valoramos y nos sentimos valiosas, ¿qué mejor oportunidad para explorar juntos la riqueza erótica de todo nuestro cuerpo? No todos los varones se inhiben por algún cambio en su erección, ni todas las mujeres refrenan su búsqueda de un lubricante vaginal para gozar; ya no existe el miedo al embarazo, ni su deseo; todo puede ser tan efímero como un juego, todo puede resultar tan contundente como la franqueza conquistada en los años compartidos.

La mayoría de las parejas conservan y disfrutan de una vida sexual activa a los sesenta, a los setenta y después; pero no se atreven a confesarlo. Como ya lo he mencionado el 69 % de los hombres y el 74 % de las mujeres de más de 65 años tienen al menos una relación sexual por semana (Janus Report, 1993), una frecuencia considerablemente mayor que la que ostentan los solteros de cualquier edad.

¡Cuánto nos beneficiaría legitimar el deseo sexual de la edad madura y de la vejez! ¡Cuánto bienestar produciría aceptar que la excitación va y viene! ¡Qué provecho conocer que el cuerpo tiene sus horarios de mayor y menor energía! Muchas parejas eligen las horas de la mañana porque se encuentran mejor dispuestas, con mayor interés erótico. Esta mayor disposición coincide con los datos de laboratorio: el mayor nivel de testosterona se observa en el varón en las primeras horas del día. Todos los estudios evidencian la importancia de la sexualidad activa en el logro del bienestar y la vida saludable.

La masturbación es una buena vía de obtener goce sexual tanto para la mujer que se siente muy satisfecha en su relación de pareja como para la que no tiene compañero sexual. Algunas parejas utilizan la masturbación en el encuentro amoroso para garantizarse el goce y no depender del tiempo del compañero. A pesar de los prejuicios que la desacreditan, la masturbación es disfrutada por gran cantidad de mujeres solteras, casadas, divorciadas o viudas.

Cuando resulta imposible encontrar intereses comunes, cuando siempre han tenido problemas, cuando el vínculo de la pareja ha sido muy conflictivo, los cambios pueden intensificar las diferencias hasta producir un divorcio. Luego de tantos años de convivencia, algunas mujeres pueden vivirlo tan dramáticamente que lo equiparan al final de sus vidas. Después de muchos años de sometimiento su autoestima está muy debilitada. Más aún para aquellas que dependen económicamente del ex marido: el dinero las obliga a mantener una relación dispar que incrementa la propia desvalorización.

Sin embargo, luego de un tiempo comienzan a percibir el alivio de vivir sin agresión, ni desamor, ni peleas. El bienestar de este cambio les permite, muchas veces, empezar relaciones nuevas, buscar una actividad grata o concretar aspiraciones largamente pospuestas.

Algunas mujeres encuentran en el bienestar de la postmenopausia la fuerza para separarse luego de muchos años de insatisfacción. Otras pueden incluso descubrir el goce sexual por primera vez junto a un hombre más atento y solidario.

Muchas mujeres confiesan que a partir de su divorcio o viudez comenzó la mejor etapa de su existencia. Muchas describen su sorpresa al elegir y programar sus días de acuerdo con su voluntad, manteniendo relaciones amistosas o con amantes, que no perturban su autonomía. Cuando se saben dueñas de su persona, el bienestar puede ser muy intenso. Como me confesó una viuda de 65 años: "Lástima que haya tenido que pasar por situaciones tan dolorosas para adueñarme de mi vida".

Aproximadamente la mitad de la población femenina mayor de cincuenta años no tiene un compañero sexual estable. Ni lo quiere tener. La primera razón es porque existe mucha oferta de caballeros. Hoy, con 16 millones de *baby boomers,* de los cuales más del 25 % están libres, es frecuente que las mujeres encuentren un acompañante sin necesidad de establecer compromisos duraderos. Cada día más mujeres se muestran renuentes a entablar una relación que las cargue de tareas, que amenace su libertad tan costosamente adquirida. Para la mayoría, la convivencia es una condición en que las mujeres soportan las mayores cargas. Otro motivo es que los hijos están primero, de manera que para qué complicarse la vida tratando de compaginar dos mundos separados. Si la mujer tiene una ocupación que le da satisfacción personal y económica, por qué abandonar lo que estás haciendo, justo en ese momento en que la producción está al máximo, sólo porque su pareja tiene ganas de sentarse a comer o salir al cine. Cuando has llegado a los 50 y más, un amor "cama afuera" puede ser una opción formidable.

Cuando la mujer es independiente, está segura económica o intelectualmente, se atreve a establecer acuerdos más adecuados con sus deseos y sus realidades. Parejas "cama afuera", compañeros estables o variables, amantes circunstanciales; existen múltiples posibilidades cuando ella conoce sus deseos y la importancia de satisfacerlos.

Algunas prefieren a otra mujer como compañera amorosa y sexual; luego de muchos intentos encuentran en una par la satisfacción anhelada, lejos de las luchas sexistas de poder.

La mujer que llega a la menopausia ha recorrido más de la mitad del camino y tiene por delante un tiempo de vida adulta casi tan extenso como el vivido. Ahora ella es dueña de sus determinaciones y puede aprovechar su oportunidad para disfrutar esta nueva y estable etapa.

Relato del séptimo encuentro
(Seis meses después)

Estamos en un día soleado de otoño. Han pasado seis meses desde la última reunión. A través de los grandes ventanales se ven las hojas de diversos árboles. El color marrón alterna con el cobre, el rojizo, el amarillo, el violeta, los verdes. Es una fiesta de los sentidos. Lo deben percibir los pájaros que cantan sin parar, como enloquecidos por la brillante mañana.

El lugar es igual al del último encuentro, pero es diferente; vemos desde las mismas ventanas un panorama cambiado en las variadas gamas de los claroscuros. Seis meses atrás era primavera, los verdes predominaban y eran brillantes. Ahora observamos más colores, ellos marcan los diferentes modos de madurar de cada especie y de cada ejemplar.

Respiro hondo... hoy es la despedida y deja un regusto triste; hemos compartido vivencias intensas. Recuerdo sus relatos, sus alegrías y sus pesares, sus anhelos, sus sueños y sus realidades. Creo que esta reunión nos encontrará más sólidas, mejor plantadas habiendo elaborado los cambios que demanda la menopausia.

El timbre me arranca de mis pensamientos; llegan las siete mujeres con algunos paquetes: han traído champaña y unas masas de frutos secos.

Les pido que dejen todo, que se desembaracen de los abrigos, y las convoco frente a las ventanas; hoy comenzaremos la reunión con un ejercicio respiratorio.

—De pie, con los pies un poco separados, las rodillas ligeramente flexionadas y la cadera sin tensión, inspiren y exhalen por la nariz. Inhalen profundamente y perciban cómo el aire llena los pulmones y llega hasta el fondo. Vean cómo el vientre se distiende y se infla como un globo con cada entrada de aire. Sientan cómo la espléndida mañana se introduce en el cuerpo a través del aire, de la vista, del oído: somos parte de la naturaleza. Exhalen profundamente y adviertan que el abdomen y los pulmones se vacían de aire. Empujen activamente comprimiendo primero el abdomen y luego el pecho. Al exhalar salen las tensiones y el cuerpo se queda vacío, esperando la nueva bocanada de aire fresco. Agregamos un sonido en cada exhalación, cada vez más fuerte y prolongado.

Cada una escucha su propia cadencia y la distingue de las otras. Reconozco la expresión de liberación de una, de lamento de otra, de júbilo, de descarga, de fuerza... Algunas sólo conocen su interior a través del dolor, otras han aprendido a mostrar su alegría, su ser, sin el temor a sentirse criticadas.

Observar la naturaleza y regocijarnos con sus diferentes matices; aceptar que cada edad, como este otoño, tiene su belleza y aprender a disfrutarla, es parte del trabajo que hemos realizado juntas. Hoy nos encontramos aquí, cada una con su experiencia vital y con la sabiduría de comprender que esta vida nos pertenece y que es nuestro mayor bien. Cuidarla, atesorar nuestra madurez, dedicarnos a vivirla con total energía, es una meta que no debemos abandonar.

Viviana toma la palabra.

—Empecé con un grupo de amigas a ir al parque. Nos reunimos una hora, tres veces a la semana. Caminamos, hacemos gimnasia, un poco de yoga y estiramiento al comienzo y al final de cada encuentro. La que conoce alguna técnica coordina un momento del grupo. Ya somos más de 12. Los sábados, después del trabajo corporal, nos dedicamos a conocer qué le pasa a cada una. El sábado pasado fue maravilloso: como había una mujer que tenía muchos problemas con sus hijos adolescentes hicimos una reunión a la que asistieron también los hijos.

Estábamos todos mezclados y, por momentos, confundidos en una suerte de quejas y expectativas. Comprobamos que la lucha por la vida es difícil a cualquier edad. Que ellos también son vulnerables. Que podrían tomar más de nosotras si no fuéramos sus mamás. Que podríamos aprender más de ellos si no fueran nuestros hijos... De hecho, la mamá de uno resultó muy buena consejera del hijo de la otra. Ellos pidieron más, nosotras quisimos más; de modo que repetiremos la experiencia el sábado siguiente.

—¡Fue fantástico! Yo también participo —aclara Amalia—. Soy la médica en ropa de gimnasia, informal. Por primera vez estoy en contacto con el cuerpo que desea, el cuerpo sano; no el del sufrimiento, como en el hospital —nos mira—. ¡Exactamente lo que buscaba cuando llegué aquí!

Y yo —nos sorprende Beatriz—. Sí, no me miren con esas caras. Yo que era un "tronco" con mi cuerpo, ahora hago gimnasia, corro un poco. Me divierto. Hasta dejé el cigarrillo.

El rostro de varias mujeres muestra una sonrisa de ¿satisfacción? por el éxito de las compañeras.

—Entiendo tu felicidad. Estoy aprendiendo a meditar y me da una alegría interior que no conocía —comenta Malena—. Necesito una justificación para mi vida. Quiero crecer por dentro, encontrar otros valores centrados en el amor hacia los otros, sin expectativas de rembolso.

—*La búsqueda espiritual, la fe en algo superior a los patrones de esta sociedad materialista, es frecuente en la actualidad. Creo que cuando aparece ese deseo hay que seguirlo, aunque despierte la falta de comprensión de nuestros allegados.*

—*Hicimos tantos cambios en nuestra vida como en nuestra casa* —*Isabel hace un silencio como dando lugar a la sorpresa*—. *¡Reconstruimos la casa! Nos hicimos un dormitorio inmenso en el que tenemos un saloncito íntimo, con música, con* DVD *eróticos y de los otros, con una pequeña nevera... y un baño gigante con hidromasaje para dos* —*la observo, su rostro se ha suavizado, sus ojos brillan de un modo nuevo*—. *Compartimos más momentos lindos. Nuestros cambios también ayudaron a crecer a nuestras hijas. Ahora mostramos nuestro amor y nuestra pasión, nos besamos delante de ellas* —*mirándome*—. *Y, como nos aconsejaste, cada uno tiene su rinconcito propio. Todos estamos más contentos. Qué buena escuela comprobar que se puede disfrutar a los cincuenta. Es un estímulo para vivir con confianza. ¡Ah! Y no me vas a creer. Estoy haciendo danzas con Malena* —*esta vez Isabel ha logrado sorprenderme*—. *No sabes cuánto me gusta; sólo ponerme la malla y ya me siento toda una bailarina. Cuando era chica, bailaba y, créanme, lo hacía bastante bien.*

—*Yo quiero contarles que con ustedes aprendí a disfrutar. Y que el placer trae más placer. Cuando vine tenía una idea totalmente opuesta. Cuántas veces temí que la relación con mi amante estropeara mi matrimonio* —*recuerda Silvia*—. *Pero no ocurrió nada de eso. Al contrario, ahora mi relación con Joaquín está mejor que nunca. Yo estoy más excitada y hago cosas con él que antes no me atrevía a hacer* —*luego de un silencio Silvia se dirige a mí*—. *Cuánta razón tenías al decir que la rutina puede destruir la calentura. Antes Joaquín era una obligación, ahora es un descubrimiento...*

—*No es sólo la rutina. A veces nos encasillamos y los encasillamos en papeles ficticios que dañan tanto como la repetición sistemática. Cuando nos convertimos sólo en mamá, cuando ellos son sólo papá, o son como hijos y nosotras como hijas... Víctimas de esa confusión, difícil de reconocer, la relación se vuelve prohibida y el amor se achata, pierde sus matices* —*agrego*—. *Aunque un amante puede resultar una vitamina, como en este caso, yo no lo recomiendo. Muchas veces se transforma en veneno y causa más de un dolor. Considero mejor tomar al propio compañero como un amante al que hay que conquistar incesantemente. La sexualidad puede evolucionar favorablemente con los años de convivencia; la confianza, la amistad que crece con el replanteo de los valores vitales, pueden brindarle a la pareja la libertad de expresarse sin falsedades. Cuando cada uno sabe quién es y conoce a fondo a su compañero, cuando no mantienen expectativas ilusorias, se juegan otros valores en el encuentro amoroso que pueden volverlo muy intenso. Aun con la repetición, aun con la rutina. Clint Eastwood —el director de* Los puentes de Madison— *definió el amor a los 50. Él dijo: "La amistad precede al romance, a diferencia del amor en la juventud que comienza con la atracción física". Cultivar la amistad y el placer amoroso determina una elección de vida. Cuidar el erotismo estimula los sentidos, el cuerpo, los pensamientos y marca una forma de vivir, de sentir y de comunicarse con los demás y con una misma. No hay duda, el placer mejora la calidad de vida.*

—Yo puedo afirmarlo —concluye Beatriz—. Me bajé del caballo, perdí un poco la arrogancia, y empecé a mostrar que necesitaba de los demás. Ahora tengo un enamorado, también un grupo de amigos de verdad, con los que puedo mostrarme tal como soy. Y me siento querida, yo, Beatriz, no la representante política.

Clara me había mostrado un rato antes una carta en la que ella sintetizaba su situación actual. La invito a que la lea para todas:

La carta de Clara

Hasta ahora había hecho todo por mí y por los demás. Esos demás primero fueron mis padres: en mi adolescencia me esforcé para triunfar en mi carrera y darles el gusto de tener una hija profesional. Una vez logrado el diploma universitario, también según sus metas, me casé. Más de acuerdo a su deseo que al mío. Yo deseaba una relación fluida, no refrendada por la ley. Después vinieron los hijos; maravillosos y absorbentes; mi familia se convirtió en mi objetivo primero. Más tarde los hijos crecieron y mis arrugas y las canas mal disimuladas mostraban que también seguía mi proceso; que crecía y maduraba. La relación con mi marido fue cambiando. Tanto que cuando nos dimos cuenta ya no éramos una pareja.

Después de la separación, con hijos adolescentes luchando cada uno por su propio futuro, con padres ancianos que requieren un poquito de atención cada día, me encontré conmigo. A solas.

¡Sentí pánico! Todo había cambiado. Era pánico de sentirme sola, de estar conmigo misma. De pensar en mí. Aunque parezca absurdo, me daba miedo no tener la obligación —tan acostumbrada— de ocuparme de mi familia. Me sentía extraña de escuchar el sonido del silencio a mi alrededor. Lo único que veía era a Clara; Clara en todos lados. Y me resultaba insoportable. Fue duro. Muy duro. Pero eso ya pasó. Ahora estoy bien así. A veces extraño un compañero; pero no quiero cualquier compañero.

Lo peor ya pasó: los sofocos, el dolor vaginal, el colesterol y la osteoporosis están vigilados, bajo control.

Por suerte tengo un grupo de amigas en el gimnasio que me acompañan mucho. Me acostumbré a los licuados sin apuro en el bar del gym, al par de comprimidos de calcio, a la dieta de todos los días. A los fines de semana con amigos que la pasamos muy bien. A veces medito frente a un lindo paisaje cuando se pone el sol y frente a mi ventana cuando me descubro tan nerviosa que ni yo misma me soporto.

Quiero que sepas, Sonia, y también ustedes, queridas compañeras: con el dolor crecí. Y aprendí a observarme, a conocerme, a detectar mis necesidades, a satisfacerlas.

Descubrí que me siento satisfecha con menos de lo que imaginaba. Quizá se deba a que la exigencia que imaginaba en mi madre, en mi padre, en mi ex marido y hasta en mis hijos... yo misma me demandaba tanto que nunca alcanzaba a complacerlos. Era insaciable. Tal vez eso ocurra siempre con las demandas que una les atribuye a los demás. Antes corría siempre detrás de la zanahoria: si tenía un 9 me proponía un 10 para la vez siguiente. Cuando dejé de preocuparme por la opinión de los demás me di cuenta que podía sentirme satisfecha con metas concretas y accesibles. Y empecé a llenarme de deseos alcanzables.

Aprendí a estar satisfecha y en paz. Claro que existen días en los que desearía estar en otra cosa; o haciendo aquello que soñé de adolescente, o lo que hace mi amiga, o tratando de ser como esa mujer que aparece en la televisión...

Pero sé que esos no son mis anhelos. Así que los dejo ir y me digo: yo soy ésta y quiero aprovechar el camino que tengo por delante.

La carta de Clara nos ayuda a reflexionar y nos enseña que cuando nos miramos desde los ojos de los otros buscamos una aprobación que nunca llega. Somos constantemente juzgados y desconocemos nuestra propia autovaloración. Cuando nos adueñamos de nuestro juicio, nos volvemos libres y autónomas.

Con esta reflexión nos despedimos del grupo. A modo de saludo entrelazamos nuestros brazos formando un círculo de despedida.

Y esta vez, como tantas otras, experimento la enorme satisfacción de compartir esta experiencia con las mujeres de 50. No lo dudo: la menopausia es el comienzo de la segunda mitad de la vida. Un comienzo rebosante de experiencia, de autonomía conquistada, de decisión para llevar a cabo los proyectos deseados. Y de profundo amor a la vida.

Es el mediodía y el sol llena la habitación resaltando los diversos tonos y colores.

APÉNDICES

APÉNDICE 1

Las mujeres del grupo

Amalia

Amalia tiene 52 años y un año de no menstruar. Cuando llega al grupo, salvo la ausencia de menstruación, no percibe ningún cambio atribuible a la menopausia. Durante las reuniones grupales descubre, sin embargo, que no todo es tan "normal" y que su salud está en riesgo aunque ella lo desconozca.

Está casada con Gustavo, médico como ella, y tienen dos hijos. Un artículo periodístico la decide a acudir al grupo para buscar un mayor contacto con ella misma. "Tengo dos amigas que pasaron por aquí y vi los resultados. Necesito el diálogo con otras mujeres. Soy médica, vivo rodeada de varones", afirma.

Amalia pide una licencia en el hospital para venir al grupo; lo necesita, su tarea clínica es muy intensa y no suele tomarse ningún respiro.

Los análisis que le indico para conocer su actual estado de salud ponen en evidencia su elevado nivel de colesterol en sangre: 300 mg (miligramos por decilitro) de colesterol total. Y el colesterol "bueno" está demasiado bajo. Menos de dos años atrás, un análisis semejante mostró que en aquel momento su nivel de colesterol era normal. Para solucionarlo le sugiero un régimen pobre en grasas y mucha gimnasia.

Amalia es luchadora y encamina rápidamente su tratamiento. Además el grupo le permite replantear su relación con Gustavo, un buen vínculo empalidecido por la rutina.

Los ejercicios para el área genital, las lecturas informativas acerca de la sexualidad y la intimidad que surge cuando introducen un juguete sexual establecen un vínculo de intimidad desconocido hasta entonces.

El reencuentro con la masturbación abandonada hace mucho y la esperada comunicación con otras mujeres la llevan a descubrir una parte inexplorada de ella misma.

Se une al grupo de gimnasia que ha organizado Viviana para cumplir con una actividad corporal intensa y frecuente; allí disfruta de prevenir la salud —aconsejando a personas sanas— y descansa de la intensidad que le exigen los pacientes en la clínica.

Su deseo de compartir sus nuevas experiencias en las reuniones, la relación fructífera con las mujeres del grupo le abren una nueva perspectiva en este momento de su vida. La emoción de todo el grupo ante su descubrimiento de una intimidad con el marido que no había conocido nunca, es una hermosa gratificación.

Beatriz

Los sofocos de Beatriz la traen al grupo. Tiene 49 años, es divorciada y se ha dedicado con pasión a la política. Es una mujer "cerebral" y "perfecta".

Tanto que un episodio de transpiración en público la saca del cliché automático y la descubre humana e imperfecta. "Me sentí expuesta frente a la mirada de todos", afirma con vergüenza.

Beatriz no soporta que los demás la vean en esas intimidades, pero esa evidencia la impulsa a buscar ayuda por primera vez y a acercarse a los cambios que está viviendo.

Encuentra una segunda evidencia de su labilidad cuando sus genitales "gritan" durante la exploración. Descubre el goce y se asusta. Pero se atreve a seguir y se topa con sus aspectos más femeninos y sensuales.

El cuerpo sigue siendo, sin embargo, un extraño al que hay que dominar. Hasta que en un encuentro sexual con un viejo amigo rompe barreras impensadas.

Clara

Clara tiene 51 años, está separada y tiene tres hijos. Es arquitecta, trabaja de manera independiente y disfruta de su trabajo.

Hace tres años se le retira la menstruación. No experimenta casi ninguna molestia a lo largo de la perimenopausia. Pero hace unos meses comienza a sentir un creciente dolor a la penetración que le "clausura" sus posibilidades coitales.

Clara tiene una vida sexual activa, conserva un poderoso deseo erótico, pero el dolor en el coito es insoportable y enfría su deseo.

Ella pide ayuda rápidamente ya que, en otra oportunidad, ha hecho un grupo conmigo para lograr el orgasmo. Le recomiendo cambiar de ginecó-logo y la nueva especialista le recomienda, en principio, probar con jaleas vaginales antes del coito. Como sigue con molestias y su historia médica personal y familiar lo permiten, la especialista le receta además óvulos de estrógenos un par de veces a la semana. Le recomiendo los ejercicios pu-bococcígeos que ella ya conoce de su experiencia anterior.

Clara disfruta de participar del grupo. "Ahora necesito estar con muje-res como ustedes, de esta edad, para hablar sin escollos".

El conocimiento previo y las características propias de la personalidad de Clara —espontánea y decidida— hacen que ocupe con facilidad un pa-pel de guía. Ella es la que entra primera al consultorio, la que se ubica en el sillón más cómodo del lugar, la que inicia los movimientos, la graduada en los pubococcígeos. Contagia su entusiasmo y es una experta en juguetes sexuales: Ahhhh... adoro a mi sextoy.

Ha aprendido de la experiencia; lleva una vida a su gusto, se siente activa y capaz de conquistar a quien le interesa. Está agradecida con la experien-cia grupal. En la última reunión nos lee una reflexiva carta de despedida.

Isabel

Tiene 53 años, vive con su marido y tienen dos hijas que viven con sus novios.

Isabel se queja de haber engordado en los últimos meses; sin embargo tiene una figura envidiable que conserva gracias a un estricto régimen an-ticolesterol.

Uno de los motivos que la traen al grupo es la necesidad de hacer una evaluación muy sincera e inteligente acerca de cuál será su futuro: hormonas o no hormonas. En el pasado las ha tornado y tuvo que abandonarlas de-bido a las molestas menstruaciones y luego, por el riesgo demostrado en la Woman's Health Initiative. "Las toallitas son para las chicas", enfatiza.

En el término de dos años, Isabel tuvo dos fracturas y teme por la fragi-lidad de su cuerpo. La densitometría ósea evidencia una pérdida mínima de hueso. Isabel se cuida con un régimen rico en calcio pero es "alérgica a la gimnasia". Sin embargo se asocia a la actividad del grupo y planea nue-vos encuentros aeróbicos.

En una de las reuniones deja aparecer otra preocupación: su "cuarente-na" sexual. Alberto ya no tiene la misma potencia y ambos no saben cómo enfrentar la situación. Los masajes, el espacio libre para vivir la intimidad, colaboran para aflojar las exigencias.

El dialogo franco entre ellos les permite aclarar rivalidades de poder y llegar a un acuerdo. Es entonces cuando los afectos positivos aparecen.

Malena

¡Oh! Malena, qué decir de ella. Bailarina profesional de ballet, luce una figura excepcional, tal gracia en sus movimientos, y esa mata de pelo enrulado y rojizo que todas las miradas se detienen en ella. Tiene 52 años, es soltera, sin hijos. Malena se sorprende casi al entrar en la menopausia hace tres años. "El tiempo pasó sin darme cuenta", reconoce con tristeza.

Ya antes de la menopausia comienza con un insomnio muy pertinaz que le obstaculiza cumplir eficazmente con su danza y la atormenta por las noches. Hace unos meses inicia un tratamiento para dormir y consigue relajarse y dormir mejor. Pero al cabo de un tiempo —como si me hubiese acostumbrado—, el insomnio reaparece. Le recomiendo los consejos del buen dormir del capítulo 6.

La menopausia, el insomnio, la necesidad de repensar su vida la traen al grupo. Malena afirma: "Lo que necesito no es un tratamiento psicológico, ni la consulta médica alcanza para lo mío. Por eso estoy aquí: quiero reunirme con otras mujeres, contar lo que me pasa y escuchar cómo viven ustedes su menopausia."

En el cuarto encuentro, durante un ensueño dirigido, Malena revive su juventud. Sus proyectos frustrados, el naufragio de su maternidad, la enfrentan con el duelo por aquellos deseos no cumplidos. Su dolor por la renuncia ante las posibilidades del pasado, la voluntad de no repetir los mismos boicots a su persona, la impulsan a crear nuevos proyectos. De la comprensión del pasado, del reconocimiento de sus deseos actuales, de la convicción profunda de que ella es la autora de su propia historia, emerge su nueva esperanza.

La convicción de que ésta es su oportunidad vital le abre las puertas a vivencias emocionales que seguramente cambiarán su vida futura.

Silvia

Silvia tiene 48 años. Aún no entró en la menopausia pero tiene irregularidades en su ciclo: largos periodos sin menstruación y episodios de hemorragias muy copiosas. Está casada con Joaquín y tienen tres hijos.

Desde hace un tiempo se lamenta de cierta intolerancia —"me noto cascarrabias", afirma— que pone en riesgo su trabajo y compromete la independencia conquistada recientemente. Silvia está contenta con su ocupación que la da seguridad anímica y económicamente, pero teme que los cambios que anuncian la menopausia la vuelvan al pasado: una dedicación exclusiva a los hijos y al marido.

Su entusiasmo y el resultado encontrado en los ejercicios la llevan a cumplir fielmente con mis indicaciones: descubre en el yoga un remedio para sus dolores premenstruales y le dedica un tiempo en su práctica diaria.

Su desinterés sexual, que atribuye a la premenopausia y a la rutina de su relación conyugal, desaparece cuando tiene una relación apasionada con un colega dispuesto a complacerla, quien le regala un juguete sexual.

La pasión renovada, la reafirmación de su persona en el intercambio con el grupo, la autonomía recién descubierta le ayudan a encontrar el bienestar consigo misma y a disfrutar del amor con su marido.

Viviana

Viviana es una adorable y exitosa psicóloga.

Es madre de dos adolescentes; se ha separado hace años del padre de ellos. Su pareja, Pablo, es varios años menor.

Es una mujer generosa: está abierta para dar y abierta para recibir. Se reconoce en una buena etapa vital; está enamorada como nunca y se descubre autónoma. Está aprendiendo a respetar y defender sus gustos.

Lástima que la cistitis le impide disfrutar a pleno su relación amorosa. Prueba y encuentra una solución a su dispareunia con el uso de cremas y jaleas con mínimas dosis de estrógenos, prolongando su juego sexual y disfrutando del agregado de un vibrador mientras exploran con Pablo nuevas y protectoras posturas para gozar del sexo.

Su estilo emprendedor, las ganas de transmitir sus vivencias más ricas, su talento para convertir una obligación en juego, la llevan a organizar un grupo de gimnasia en el parque. Allí disfruta los ejercicios que le he recomendado, hace nuevos amigos y halla una oportunidad para poner en práctica sus cualidades de líder grupal. Y cada vez es más frecuente ver a las integrantes del grupo corriendo, caminando, haciendo abdominales y compartiendo experiencias al terminar los ejercicios en el Starbucks cercano.

APÉNDICE 2

Fuentes, referencias y sitios de interés

Este apéndice reúne la información de innumerables investigaciones de reciente aparición. Ellas son parte de la cosecha científica sobre la que he elaborado este libro

** Artículo en español

Capítulo 1

http://www.oprah.com/omagazine/200501/omag_200501_mission.jhtml

Louann Brizendine fundadora de la Clínica de Hormonas y Estado de Ánimo para Mujeres de la Universidad de California.

Estrógeno y menopausia (origen de la menopausia)
http://www.drugsinfo.us/menocore/menopause-symtoms-brain.php
http://www.nih.gov/news/pr/dec2004/nia-21.htm

Qué son las hormonas
http://www.woomb.org/bom/hormones/index_es.html **

Las hormonas (página activa de la revista *Newsweek*)
http://www.msnbc.msn.com/id/16527055/site/newsweek/

Mitos acerca de la menopausia
http://www.enplenitud.com/ **
http://www.ourbodiesourselves.org/publications/menopause/default.asp

Women's Health Initiative
http://www.4woman.gov/menopause/whi/
http://www.whi.org/
http://www.nhlbi.nih.gov/resources/recruit/whi.htm **

Estudio de Million Women Study
http://www.millionwomenstudy.org/index2.html
http://www.cancerscreening.nhs.uk/breastscreen/news/021.html

(Avis, N.E.; Kaufert, P.A.; Mckinlay, S.A. & Vass, K., 1993).
Vacuna HPV O PVH
The Faq on the HPV Vaccine
http://health.msn.com/womenshealth/articlepage.aspx?cp-
documentid=100154601

msnbc Texas governor orders STD vaccine for all girls
http://www.msnbc.msn.com/id/16948093/

Capítulo 2

Medline Plus, cambios del aparato reproductor femenino
http://www.nlm.nih.gov/medlineplus/ency/imagepages/17252.htm

No sólo las mujeres tenemos menopausia
http://www.msnbc.msn.com/id/10643970/

El biólogo David Reznik, de la Universidad UC Riverside

Sofocos
Hospital Italiano de Buenos Aires
tiene mucha y variada información:
http://www.hospitalitaliano.org.ar/comunidad/index.php ** (escribir sofocos en
el buscador del hospital.)

Women to Women
Help for hot flashes and night sweats - causes and natural solutions
http://www.womentowomen.com/menopause/hotflashesnightsweats.asp

según una investigación llevada a cabo por el premio Nobel Paul Greengard de la
Universidad Rockefeller y el Instituto Karolinska de Suecia

Nueva opinión acerca de la TH
http://www.time.com/time/magazine/article/0,9171,1607253,00.html
http://www.wtop.com/?nid=106&pid=0&sid=1105876&page=2

Insomnio
www.Womenhealth.gov
http://www.womenshealth.gov/faq/insomnia.htm

Menopausia tardía
http://www.drmirkin.com/women/2224.html

Obesidad
http://www.unizar.es/gine/402men.htm

[1] Lobo, R, (2000) *Menopause*, Academic Press, citado por L. Brizndine, The Female Brain. Nota[6]: Ante un marcado cambio anímico es necesario descartar la influencia de la disminución estrogénica tanto como otras variables posibles

Ansiedad
http://www.womentowomen.com/depressionanxietyandmood/anxiety.asp

Sangrado
http://familydoctor.org/e470.xml **

Tremin Trust
http://www.pop.psu.edu/tremin/

NoPeriod.com
http://www.noperiod.com/FAQ.htlm

Migrañas
http://www.unizar.es/gine/2g004.htm **

según una investigación llevada a cabo por el premio Nobel Paul Greengard de la Universidad Rockefeller y el Instituto Karolinska de Suecia.

Kegel exercises: How to strengthen your pelvic floor muscles
Mayo Clinic
http://www.mayoclinic.com/health/HealthyLivingIndex/HealthyLivingIndex
http://www.mayoclinic.com/health/kegel-exercises/WO00119

Capítulo 3

[2] La ejercitación del músculo sexual descrita en la parte práctica de capítulo 2 ayuda a aumentar la turgencia vaginal, mejora la lubricación y la intensidad del orgasmo.

[3] El lactobacilo es un habitante normal que garantiza la acidez del medio vaginal. Con la disminución hormonal, también disminuyen los lactobacilos aumentando el PH vaginal. afirma el Dr. Hill M. Word, profesor en estudios de la mujer en Penn State,

[4] *Two years after; sex without estrogen: remedies for the midlife mind and body*, R. Marantz Henig, the New York Times, June 6, 2004.
según la Dr. Leonore Tiefer, profesora clínica asociada de psiquiatria de la New York University School of Medicine
"Una de cada tres mujeres no tiene interés en el sexo" afirmaba Nacional Health and Social Liffe Survey y desde el año 1987 figura en el Manual de la American Psychiatric Association´s Diagnostic and Satistical Manual of Mental Health Disorders (DSM).

Louann Brizendine, autora de un libro fascinante *The Female Brain* y directora del Women´s Mood an Hormone Clinic, en UCSF.

No hay suficientes datos que confirmen que la testosterona afecta la libido, afirma la doctora Vivian Dickerson, ginecóloga del UCI Medical Center y presidenta electa del American College of Obstetricians and Gynecologists

Meeting Women's Desire for Desire
http://www.washingtonpost.com/wp-dyn/content/article/2005/09/19/AR2005091901235.html

Mejor sexo, mejor salud
http://www.entornomedico.org/salud/saludyenfermedades/mejorsexo.html **
http://www.unizar.es/gine/sex301.htm **
http://www.saludelamujer.com/saludSexual/saludSexual30551.aspx **

Deseo sexual
http://www.nytimes.com/2007/04/10/health/10brod.html
http://www.nytimes.com/2007/04/10/science/10desi.html

Falta de deseo sexual - Low Sex Drive
http://www.womentowomen.com/sexualityandfertility/sexaftermenopause.asp
http://bibliotecadigital.ilce.edu.mx/sites/ciencia/volumen3/ciencia3/158/html/sec_10.html **

Sexo vida   Andrógenos y sexualidad femenina
http://sexovida.com/colegas/androgenos1.htm **

El clítoris
http://www.unizar.es/gine/sex301.htm **
http://www.the-clitoris.com/spanish/html/s_health.htm **

Fantasías sexuales
http://mujer.terra.es/muj/articulo/html/mu213952.htm **
http://www.espaiterapeutic.com/index.php?option=com_content&task=view&id=61&Itemid=120

Femme Mentale
http://www.sfgate.com/cgi-bin/article.cgi?file=/c/a/2006/08/06/MNG3HKAMVO1.DTL
http://www.itconversations.com/shows/detail1565.html
Cerebro femenino y orgasmo
http://www.clarin.com/diario/2005/06/21/sociedad/s-03103.htm **

Lorraine Dennerstein,
http://www.theage.com.au/news/Science/The-good-woman-
doctor/2004/12/04/1101923380674.html

Sexo por puro placer
http://www.elpais.com/articulo/portada/Sexo/puro/placer/elpepusoceps/
20070216elpepspor_6/Tes?print=1 **

Sistema nervioso emocional
http://www.psicologia-online.com/   **

Hasta nuestras abuelas...
http://www.msnbc.msn.com/id/16287113/

Global study ...
http://www.msnbc.msn.com/id/15501173/

Comunicación en la pareja
http://homestar.org/bryannan/tannen.html

El piensa, ella piensa,
http://www.nytimes.com/2006/12/10/magazine/10wwln_q4.html

Seducción, problemas de pareja y cómo solucionarlos.
http://www.tnrelaciones.com/claves_pareja/index.html **
http://mujer.terra.es/muj/articulo/html/mu212531.htm **
http://www.ugr.es/~ve/pdf/pareja.pdf **
http://www.consultasexual.com.mx/Documentos/satisfacci%C3%B3n.htm **
http://www.smartmarriges.com (ver ventana couples workshops)

Atlas del cerebro
http://www.psicoactiva.com/atlas/limbic.htm **
http://psicoteca.blogspot.com/search/label/cerebro **

Tricomonas y transmisión sexual
http://www.msnbc.msn.com/id/16582393/

Capítulo 4

Enfermedades cardiovasculares

Infarto de miocardio
Ataque al corazón (Ataque Cardiaco o Infarto Cardiaco) http://www.
stayinginshape.com/3chsbuffalo/libv_espanol/h01s.shtml **
Lecciones de cómo evitar la enfermedad cardiaca:
http://www.nytimes.com/2007/04/08/health/08heart.html
www.stayinginshape.com/3chsbuffalo/libv_espanol/h01s.shtml **

http://www.ninds.nih.gov/disorders/spanish/accidente_cerebrovascular.
htm#CVA **

Infarto: Sobrevivir Dr. A. Guijarro Morales http://web.jet.es/aguijarro/ **
Recomendado: http://web.jet.es/aguijarro/1.html **
http://personales.jet.es/aguijarro/abuela/ **

Baptist cardiac & Vascular Institute
Reducir el riesgo de enfermedad cardiaca y vascular
http://www.baptisthealth.net/vgn/images/portal/cit_
449/54/54/49701192RiskFactors-BCVI(Eng).pdf
www.americanheart.org **
American Heart Association (en español a la izquierda de la barra de menú).
www.healthfinder.gov
www.americanheart.org/simplesolutions

Columbia University
Programa de Cardiologia Preventiva del Hospital New York Prebysterian
http://www.hearthealthtimes.com/pdf/Heart_Health_Times_Winter_2006.pdf
http://circ.ahajournals.org/cgi/reprint/CIRCULATIONAHA.107.181546v1
http://www.hearthealthtimes.com/pdf/spanish/metabolic_syndrome.pdf **

Journal of Women's Health
http://www.liebertpub.com/publication.aspx?pub_id=42
DIARIO EL PAIS http://www.elpais.com/articulo/salud/Nuevo/modelo/calcular/
riesgo/cardiaco/mujeres/elpepusocsal/20070220elpepisal_2/Tes?print=1 **

Ataque cerebrovascular
Nacional Institute of Neurological Disorders and Stroke
Accidente Cerebrovascular:
http://www.ninds.nih.gov/disorders/spanish/accidente_cerebrovascular.htm **

Universidad de Miami, medicina on line (Medicine on Line Stroke of Luck)
http://www6.miami.edu/ummedicine-magazine/winter2001/stroke.html

Cardiopulmonary Resuscitation (CPR) www.americanheart.org/cpr

Presión sanguínea
FUENTE Reducing your risk of Herat and vascular disease-Baptist Cardiac &
Vascular Institute www.baptisthealth.net

http://www.seh-lelha.org/club/cuestion56.htm
Mujer e hipertensión revista Newsweek
http://www.seh-lelha.org/club/cuestion56.htm
Guía de comida para evitar la hipertensión
http://hp2010.nhlbihin.net/mission/partner/sp_healthy_eating.pdf **
Guia conoce tu nivel de colesterol
http://www.nhlbi.nih.gov/health/public/heart/other/sp_chonu.pdf **

Association's High Blood Pressure Website
www.americanheart.org/hbp

Colesterol
American Heart Association's The Cholesterol Low Down
www.americanheart.org/cld
National Heart, Lung, and Blood Institute www.nhlbi.nih.gov
Importancia de las lipoproteínas   http://www.monografias.com/trabajos11/
lipop/lipop.shtml **

Diabetes
American Heart Association's Heart of Diabetes
www.americanheart.org/diabetes
National Diabetes Education Program
www.ndep.nih.gov

Obesidad
http://www.menopausia.org/scripts/menopause.dll/el_sobrepeso_y_la_
obesidad_en_la_mujer_en_la_perimenopausia.htm **
Ver más información en el capítulo sexto.

¿Sofocos y problemas del corazón?
http://www.msnbc.msn.com/id/3037964/site/newsweek/

Cáncer

Cáncer de seno
National Cancer Institute (Instituto Nacional del Cáncer)
http://www.cancer.gov/espanol/pdq/tratamiento/seno **
(Abraído-Lanza AF et al. Breast and cervical cancer screening among latinas
and non-latina whites. Am J Public Health 2004;94(8):1393–1398.) © 2007
Organización Panamericana de la Salud.
http://www.sisterstudy.org/spanish/supporting_all_list_spa.htm **
Ver http://www.cancer.org/docroot/esp/content/esp_5_1x_que_es_11.asp **
http://health.msn.com/womenshealth/articlepage.aspx?cp-
documentid=100154601
www.news.com.au/story/0,23599,20923946-2,00.html
http://www.nlm.nih.gov/medlineplus/spanish/news/fullstory_44512.html **

Cáncer de cuello uterino
http://www.nlm.nih.gov/medlineplus/spanish/cervicalcancer.html **
http://www.nlm.nih.gov/medlineplus/spanish/news/fullstory_44707.html **
Nacional Cancer Institute (Instituto Nacional del Cáncer)
http://www.cancer.gov/espanol/sabersobre/cervix **
Si estás en los Estados Unidos o en uno de sus territorios, puedes pedir estos
folletos del NCI y otras publicaciones si llamas al Servicio de Información sobre
el Cáncer (CIS) al 1-800-4-CANCER. Es posible también pedir publicaciones en
línea en http://www.cancer.gov/publications

The University of Texas MD Anderson Cancer Center
La sexualidad después del cáncer ginecológico
http://www2.mdanderson.org/depts/oncolog/sp/articles/04/10-oct/10-04-dialog.
html

Cáncer de endometrio
American Cancer Society
http://www.cancer.org/docroot/esp/content/esp_5_1x_que_es_11.asp **
http://www.nci.nih.gov/espanol/pdq/tratamiento/endometrio/Patient **
http://www.med.umich.edu/1libr/aha/aha_endocan_spa.htm **
Revista Panamericana de Salud Publica
Cáncer del endometrio (PDQ): Tratamiento (Instituto Nacional del Cáncer)
http://familydoctor.org/e021.xml **

Osteoporosis
Medline http://www.nlm.nih.gov/medlineplus/spanish/ency/article/000360.
htm#Definición **
Osteoporosis y artritis
http://geosalud.com/osteoporosis/osteo_artritis.htm **

Estrés
http://www.nlm.nih.gov/medlineplus/spanish/ency/article/003211.htm **
http://www.monografias.com/trabajos14/estres/estres.shtml **
http://www.portalfitness.com/Nota.aspx?i=285 **

Mamografía
http://www.cancerdemama.com.br/mulher/mamo/mamo.htm

Juguetes sexuales
www.goodvibes.com
www.evesgarden.com
www.blowfish.com/catalog/guides/vibrators.htlm

Capítulo 5

Guía general de las hormonas
http://med.javeriana.edu.co/fisiologia/pdf/HIPOTALAMO-HIPOFISIS.PDF **

Medline Plus
Hormone Levels
http://www.nlm.nih.gov/medlineplus/ency/article/003445.htm#visualContent

Cómo se comportan las hormonas en el ciclo ovárico
http://www.uc.cl/sw_educ/biologia/bio100/html/portadaMIval8.2.6.html **

The Female Brain by Louann Brizendine MD
http://www.uam.es/departamentos/medicina/farmacologia/especifica/F_
General/HH-diapos.pdf **
Fuente: med.javeriana.edu.co/fisiologia/pdf/HIPOTALAMO-HIPOFISIS.PDF **

Fuente: Arturo Zarate y col. Revista de Menopausia ---http://encolombia.com/
menovol6200-transicionhor.htm **

http://www.msnbc.msn.com/id/16527055/site/newsweek/
http://bensbookblog.blogspot.com/2007/02/female-brain-by-louann-brizendine-
md.html
http://www.chron.com/disp/story.mpl/life/books/reviews/4139992.html

Cupid's Chemistry
http://www.thenakedscientists.com/HTML/articles/article/
clairemcloughlincolumn1.htm/
Claire McLoughlin, del departamento de publicaciones de la Royal Society of
Chemistry, Science of Love—Cupid´s Chemistry,

http://www.rsc.org/chemistryworld/Issues/2006/February/CupidChemistry.asp
http://www.monografias.com/trabajos16/filosofia-del-amor/filosofia-del-amor.
shtml#quees **

La ciencia y el hombre
http://www.uv.mx/cienciahombre/revistae/vol16num1/articulos/oxitocina/
oxittocina.htm **

Understanding Menopause
http://www.msnbc.msn.com/id/16501009/site/newsweek/

Helen Fisher, la excelente antropóloga de la Universidad Rutgers, NY. Autora de
"¿Por qué amamos? Why we love", Henry Holt, New York, 2004.

Michael Kosfeld y sus colaboradores, de la Universidad de Zurich, en Suiza,

Newsweek publicó un fantástico artículo: "The Evolution Revolution", acerca de
la evolución de la raza humana. En el mismo, Robert Sussman, de la Washington
University, y coautor de "Man the Hunted",Marzo 19, 2007.

Fuente: mypyramid.org, una pirámide interactiva. www.healthierus.gov/
dietaryguidelines

Madres a largo plazo
http://servicios.laverdad.es/panorama/reportaje310305-2.htm **

Ejercicio físico y control del peso
Guia de actividad fisica
http://hp2010.nhlbihin.net/mission/partner/sp_physical_activity.pdf **

El National Institutes of Health (Instituto Nacional de Salud) tiene varias e interesantes páginas en español para la salud : http://www.nih.gov/
A la derecha figura una flecha con la información en español.
http://www.nhlbi.nih.gov/health/public/heart/other/sp_salt.pdf **
American Heart Association's :
Σ Fitness Website (La página de habilidad física) : www.justmove.org
Σ Recipe & Nutrition (recetas y nutrición) : www.deliciousdecisions.org
Σ Physical Activity for women (actividad física para la mujer: www.americanheart.org/choosetomove
American Dietetic Association (Asociación Dietética Americana): www.eatright.org
National Heart, Lung and Blood Institute Obesity Education Initiative (Instituto nacional del corazón, pulmón y sangre) : www.nhbi.nih.gov/health/public/heart/obesity/lose_wt/index.htm
U.S. Department of Agriculture http://www.mypyramid.gov
Information for food content and calories http://fnic.nal.usda.gov/
Yoga posturas y ejercicios
http://www.yogaflow.org/ejercicios_yoga/ejercicio-yoga-energia-espinal.html **
Yoga Journal http://www/yogajournal.com
Fuentes de calcio http://ag.arizona.edu/pubs/health/az1179.pdf

Nota Reducing your Risk of Heart and Vascular Disease. http://www.baptisthealth.net/vgn/images/portal/cit_449/54/54/49701192RiskFactors-BCVI(Eng).pdf

Para información acerca de cómo entender las etiquetas de informe nutritivo (Nutrition Facts) consultar:
www.health.gov/DietaryGuidelines/dga2005/document/pdf/brochure.pdf -

Capítulo 6

Inglaterra y el Million Women Study: www. millionwomenstudy.com

Terapia de reemplazo hormonal
Medline Plus
http://www.nlm.nih.gov/medlineplus/spanish/ency/article/007111.htm **
www.menopause-online.com

Mayo Clinic.com
http://www.mayoclinic.com/health/hormone-therapy/WO00046

Revista de menopausia
http://encolombia.com/menovol6200-riesgos.htm **
http://encolombia.com/menovol6200-transicionhor.htm **
http://www.fisterra.com/guias2/PDF/Menopausia.pdf **

Menopause online

Información acerca de los productos de la TRH
http://www.menopause-online.com/estrogens.htm

Colegio Americano de Obstetras y Ginecólogos y TRH
http://encolombia.com/medicina/menopausia/meno8402-posicionfeder-b.htm
**

Meeting Women's Desire for Desire
http://www.washingtonpost.com/wp-dyn/content/article/2005/09/19/
AR2005091901235.html

Terapia reemplazo hormonal muy general
http://www.nlm.nih.gov/medlineplus/spanish/ency/article/007111.htm **

Nueva opinión acerca de la TH
http://www.time.com/time/magazine/article/0,9171,1607253,00.html
http://www.wtop.com/?nid=106&pid=0&sid=1105876&page=2

Nombre de la TRH a la venta y dosis de TH
http://www.menopause-online.com/estrogens.htm

Hormonas bioidénticas
http://jcem.endojournals.org/cgi/content/full/90/11/0-a **

Women to Women
http://www.womentowomen.com/bioidentical-hrt/talkingtodoctor.asp
http://www.oonahealth.com/spanish/newsl_dec05.html **

Medicina alternativa

Mayo Clinic http://www.mayoclinic.com/health/alternative-medicine/

Office of Dietary Supplements-National Institute of Health
Suplemento de calcio: http://ag.arizona.edu/pubs/health/az1179.pdf **
http://ods.od.nih.gov/

Sofocos
Hospital Italiano de Buenos Aires
Tiene mucha y variada información:
http://www.hospitalitaliano.org.ar/comunidad/index.php **
y escribir sofocos en el buscador del hospital
ó
http://www.hospitalitaliano.org.ar/comunidad/index.php?col_izquierda=col_
izquierda.php&contenido=ver_curso.php&id_curso=100 **

Tratamientos no hormonales
http://editorial.unab.edu.co/revistas/medunab/pdfs/r82_rt_c2.pdf

¿Meditación para aliviar sofocos?
www.msnbc.msn.com/id/16269464/print/1/displaymode/1098/

Acupuntura para aliviar los sofocos
http://news-service.stanford.edu/news/2003/may21/hotflash.html

Antidepresivos para los sofocos
Mary Jane Minkin, MD
http://www.prevention.com/article/0,5778,s1-1-93-152-3292-1,00.html

en el año 2003, un estudio del Centro Integral de Cancer, de la Universidad de Michigan, (University of Michigan Comprehensive Cancer Center

Sangrado
http://www.noperiod.com/
http://www.womentowomen.com/SYMirregularperiods.asp

Cáncer

Guía sobre el cáncer de mama
http://www.y-me.org/espanol/resource_library/Every%20woman's%20guide_
Spanish.pdf **

El ejercicio ayuda a la recuperación del cáncer de seno
http://info.cancerresearchuk.org/news/pressreleases/2004/october/47401 **

Sexualidad

En búsqueda del Viagra femenino
http://www.nytimes.com/2007/04/10/science/10wome.html
ó
http://www.nytimes.com/2007/04/10/science/10wome.html?_r=1&ref=science&
pagewanted=print&oref=slogin

http://www.bremolanotide.com/bremelanotide-bulletin
ó
http://www.bremolanotide.com/bremelanotide-bulletin/#bremelanotide-results-
postmenopausal-women

Association of Reproductive Health Professionals
What you need to know http://www.arhp.org/factsheets/sexualhistoryquestions.
cfm

http://query.nytimes.com/gst/fullpage.html?sec=health&res=9C0DE1DB1E3EF9
35A35755C0A9629C8B63

http://homepage.psy.utexas.edu/homepage/group/MestonLab/Resources/
articles/aging.htm

http://www.nytimes.com/2007/04/10/health/10brod.html?_r=1&ref=health&ore
f=slogin
http://www.nytimes.com/2007/04/10/health/10brod.html?pagewanted=print
http://www.nytimes.com/2007/04/10/health/10conv.html?_r=1&oref=login&ref
=science&pagewanted=print

Meeting Women's Desire for Desire
www.washingtonpost.com/wp-dyn/content/article/2005/09/19/
AR2005091901235.html

"No es natural que eso (la testosterona) esté ahí (después de cierta edad)", dice
James Simon, profesor clínico de la George Washington University Medical
School.

Leonore Tiefer, profesora asociada de la New York University Medical School,
agrega.
Jan Shifren, directora de Vincent Menopause Programa at Massachussets
General Hospital, está investigando el uso de Intrinsa

Juguetes sexuales
Sitios de venta por Internet
http://www.evesgarden.com
http://www.goodvibes.com
Tiendas :
Miami: Dejá Vu Love Boutique, 1011 Fifh Street, Miami Beach, 33139 (305) 534
9669

California: Good Vibrations, San Francisco, 603 Valencia Street, y varias otras
direcciones.
www.goodvibes.com (tiene un (info desk) sitio de información para elegir el
producto).

New York, Eve´s Garden, 119 W. 57 St. piso 12, New York, NY 10019 (800) 848
3837

Insomnio
Cómo dormir bien
http://familydoctor.org/e110.xml
http://www.healthysleeping.com/
http://www.healthysleeping.com/

National Center on Sleep Disorders Research
NHLBI Health Information Center
Phone Number(s): (301) 592-8573
Internet Address: http://www.nhlbi.nih.gov/sleep
American Insomnia Association
Phone Number(s): (708) 492-0930
Internet Address: http://www.americaninsomniaassociation.org/

National Sleep Foundation
Phone Number(s): (202) 347-3471
Internet Address: http://www.sleepfoundation.org/

Reordenar tu reloj interno
http://www.womentowomen.com/fatigueandstress/insomnia.asp

Osteoporosis
Guia de Calcio
The University of Arizona
http://ag.arizona.edu/pubs/health/az1179.pdf
http://www.msd.com.ar/msdar/hcp/ipp/fosamax.html **
http://geosalud.com/osteoporosis/ejercicios.htm

Vitaminas
MSNBC Jacqueline Stenson
http://www.msnbc.msn.com/id/16655168/

Memoria
http://www.elpais.com/articulo/futuro/Aroma/rosas/mejorar/memoria/
elpepufut/20070411elpepifut_1/Tes **

Como el cerebro renace
http://www.time.com/time/magazine/article/0,9171,1580438,00.html

Ser bilingüe retrasa la demencia
http://www.msnbc.msn.com/id/16611042/

Juegos para la memoria
http://brainage.com/launch/training.jsp

http://www.aulafacil.com/Tecestud/Lecciones/Lecc16.htm   **

Rehabilitación
http://medigraphic.com/pdfs/fisica/mf-2001/mf011b.pdf **

Atención médica
http://www.ahrq.gov/news/focus/focwomen.htm

Cigarrillo
American Cancer Society : www.cancer.org
American Lung Association: www.lungusa.org
University of Wisconsin's Center…: www.ctri.wisc.edu

Diferencias biológicas en la respuesta a la medicación
http://www.pubmedcentral.nih.gov/articlerender.fcgi?artid=1307609

Para averiguar acerca de tratamientos hormonales ver:
http://www.menopause-online.com/estrogens.htm

Capítulo 7

http://www.amazon.com/gp/pdp/profile/AVR7XAXTFT3K9/ref=cm_blog_dp_
pdp/104-1942924-1827139

Finanzas
http://www.womens-finance.com/marriage/husbandkeeps.shtml

Guías generales

Guía general completa de la menopausia
http://www.infodoctor.org/rafabravo/guiamenopausia.pdf **

Guía para todo la familia
http://www.nhlbi.nih.gov/health/public/heart/obesity/wecan_mats/parent_hb_
sp.pdf **

Guía para padres
http://www.nhlbi.nih.gov/health/public/heart/obesity/wecan_mats/ad_full_
sp.pdf **

Guía para mantenerse activo
http://www.nhlbi.nih.gov/health/public/heart/other/sp_act.pdf **

Workplace Wellness with Heart at Work Online: www.americanheart.org/haw

American Academy of Family Physicians: http://familydoctor.org/

National Women's Health Information Center: http://womenshealth.gov/faq/
heartdis.htm

Vídeo del National Institute of Health
http://videocast.nih.gov/PastEvents.asp?c=11

Centro de control y prevención de las enfermedades (Centers for Disease
Control and Prevention) : www.cdc.gov

http://www.theage.com.au/news/Science/The-good-woman-
doctor/2004/12/04/1101923380674.html

Sexo por puro placer
http://www.elpais.com/articulo/portada/Sexo/puro/placer/elpepusoceps/
20070216elpepspor_6/Tes?print=1 **

Sistema nervioso emocional
http://www.psicologia-online.com/ **

Hasta nuestras abuelas...
http://www.msnbc.msn.com/id/16287113/

Global study...
http://www.msnbc.msn.com/id/15501173/

Comunicación en la pareja
http://homestar.org/bryannan/tannen.html

Él piensa, ella piensa
http://www.nytimes.com/2006/12/10/magazine/10wwln_q4.html

Seducción, problemas de pareja y cómo solucionarlos
http://www.tnrelaciones.com/claves_pareja/index.html **
http://mujer.terra.es/muj/articulo/html/mu212531.htm **
http://www.ugr.es/~ve/pdf/pareja.pdf **
http://www.consultasexual.com.mx/Documentos/satisfacci%C3%B3n.htm **
http://www.smartmarriges.com (ver ventana couples workshops)

Atlas del cerebro
http://www.psicoactiva.com/atlas/limbic.htm **
http://psicoteca.blogspot.com/search/label/cerebro **

Tricomonas y transmisión sexual
http://www.msnbc.msn.com/id/16582393/

APÉNDICE 3

¿Te gustaría compartir tu experiencia conmigo?

Hemos llegado juntas hasta aquí; ahora eres parte de mi grupo de mujeres. Hemos compartido la evolución de los conocimientos acerca de la mujer y la comprensión de la menopausia. Este libro es un instante en esa transformación: cada día, tú y el resto de las mujeres estamos escribiendo los capítulos por venir.
¿Te gustaría compartir conmigo tus vivencias de esta etapa vital? ¿Quisieras explayarte con relación a las características de tus vínculos amorosos, cómo te sientes respecto a tu cuerpo y sus posibles cambios, o la manera en la que se desenvuelve tu vida sexual? Siéntete libre de escribir acerca de aquello que desees compartir y que hayas vivido como un beneficio o un impedimento en este momento de tu vida.

Esta información es confidencial. Puedes usar un nombre ficticio que es el que figurará en el caso de que se publique una versión posterior de este libro.

Por favor, envía tus respuestas a:

dsb@doctorasoniablasco.com
www.doctorasoniablasco.com
y en la parte de sujeto del e-mail por favor escribe
"Entrevista del Libro" y tu sobrenombre.

Si lo prefieres, puedo enviarte las preguntas por e-mail
y tú contestarme de igual manera.

Por supuesto puedes elegir este cuestionario sólo como una guía para reflexionar sobre ti misma y guardar las respuestas.

Gracias por tu participación.
Cordialmente,
Sonia.

1. ¿Edad y sobrenombre?
2. ¿Qué característica de tu personalidad consideras la más valiosa para ti? ¿Y la más apreciada por los demás?
3. ¿Cómo es tu cuerpo ahora? ¿Qué te gusta de él? ¿Qué les gusta a los otros de él?
4. ¿Qué buscas para tu bienestar y satisfacción en esta etapa de tu vida? ¿Cómo se ordenan tus intereses en una lista de acuerdo a su importancia?
5. Hay alguna característica de tu físico o de tu personalidad que ha cambiado interfiriendo en tus relaciones sociales, afectivas y/o sexuales? ¿Qué estás haciendo para sobreponerte y solucionarla?
6. ¿Puedes hablar abiertamente con tu pareja, familia y amigos acerca de tus cambios en esta etapa? ¿Cómo responden ellos?
7. ¿Eres seductora? ¿Cómo reaccionas frente a la persona que has seducido?
8. ¿Cómo te gusta ser conquistada? ¿Lo pides claramente?
9. ¿Puedes mostrarle abiertamente a una pareja qué es lo que deseas de ella en la relación amorosa y en el encuentro sexual?
10. ¿Sabes cómo satisfacer a una pareja sexual? ¿Eres comprensiva con sus posibles cambios relacionados con la edad?
11. Describe qué debe ofrecerte una persona para disparar tu placer amoroso y/o sexual. Describe también qué te enfría o te aleja.
12. ¿Utilizas juguetes sexuales? Si es así, ¿lo haces a solas y/o en compañía?
13. Si estás en pareja desde hace tiempo, ¿qué métodos usas para luchar contra la rutina? Si te apetece, expláyate al respecto señalando qué les sirve y qué no les sirve.
14. Si tienes hijos que ya se fueron de la casa familiar, ¿cómo influyó su partida en tu vida?
15. ¿Haces ejercicios físicos o practicas algún deporte con regularidad? ¿Disfrutas de esa actividad?
16. ¿Qué esperabas encontrar en el libro *Menopausia. Una etapa vital*? ¿Qué has encontrado?
17. ¿Cómo te sientes contestando estas preguntas?
18. Siéntete libre de agregar aquello que se te ocurra aunque no figure en el cuestionario.

Libros recomendados

Pat Wingert & Barbara Kantrowithz, *Is it hot in here? Or is it me?* Workman Publishing Company, 2006.

Christiane Northrup, *The Wisdom of Menopause*, Bantam Books, 2003.

John R. Lee, MD, *What your Doctor may not tell you about Menopause*, Warner Books, 2004.

Linda Ojeda, *Menopausia sin medicina*, Hunter House, 2006 **

Gail Sheehy, *Sex and the Seasoned Woman*, Random House, 2006.

Sonia Blasco, *Camino al orgasmo*, Simon & Schuster, 1997.

Erica Jong, *Miedo a los cincuenta*, Alfaguara, 1995.**

Germaine Greer, *El cambio*, Anagrama, 1993.

Helen Fisher, *¿Por qué amamos?*, Punto de lectura, 2005.**

Shere Hite, *Mujeres y amor*, Plaza y Janés, 1988.**

Shere Hite, *The Hite Report, a National Study of Female Sexuality*, Seven Stories Press, 2003.

Loauann Brizendine, *The Female Brain*, Morgan Road Books, 2006.

Joan Price, *Better than I ever Expected, Straight Talk About Sex after Sixty*, Seals Press, 2006.

Suzanne Brain Levine, *Inventing the Rest of our Lives*, Plume, Penguin Group, 2006.

Nora Ephron, *I Feel Bad about my Neck*, Alfred A Knoft, 2006.

Christine Northrup, *Women's Bodies, Women's Wisdom*, Bantam Books.

Harville Hendrix, Ph.D., *Getting the Love you Want*, Henry Holt and Co., 1988.

Norman Doidge, MD, *The Brain that Changes Itself*, Viking Penguin Books, 2007.

Karen Baar, *For my Next Act*, Rodale, 2004.

** En español.

NOTAS

Notas

NOTAS

NOTAS

NOTAS

NOTAS